국제진료 임상증례토의

본 과제(결과물)는 교육과학기술부의 재원으로 한국연구재단의 지원을 받아 수행된 광역경제권 선도산업 인재양성사업의 연구결과입니다.

국제진료 임상증례토의

| 홍경순 외 지음 |

小花

머리말

과학기술, 경제, 무역, 교통의 발달로 세계화가 급속히 진행되면서 각국의 인적 교류도 그 어느 때보다 활발해지고 있다. 의료의 관점에서도 우리나라의 의료수준은 짧은 기간 내에 눈부신 성장을 거듭하여 세계적으로 인정받는 분야가 확대되고 있으며 연구능력도 점차적으로 두각을 나타내고 있다. 이런 즈음 국가에서는 신성장 동력의 하나로 글로벌 헬스케어 콘텐츠를 선정하고 많은 분야에서 지원을 아끼지 않고 있다. 한림대학교 의과대학은 의료관광산업에 주축이 되는 인재 특히 국제 진료를 수행할 수 있는 소양을 갖춘 의료인 양성을 목표로 학생 교육 과정을 개편, 운영하고 있다. 임상진료는 내국인과 외국인이 차이가 있을 수 없으므로 국제 진료 의사를 양성하는 과정은 지금까지의 의학 교육 과정과 크게 다르지 않을 것이다. 그러나 외국인 진료를 수행함에 있어 국제 수준에 부합하는 의학적 지식과 임상수기를 익히고 환자를 우선으로 생각하고 존중하는 태도를 지니기 위해서는 표준화된 지침으로 반복된 학습을 하는 것이 매우 중요할 것이다. 따라서 임상증례를 통하여 진료수행능력을 성취하고 향상시키고자 하였다.

임상증례는 실제 있었던 환자의 이야기를 주제로 내용을 구성하므로 실제로 환자를 대하는 것처럼 흥미롭게 학생들의 의학적 지식과 인간미를 자극하여 중요한 학습과제를 익히는 학습의 한 방법이다. 단순한 의학적 지식의 암기에서 벗어나 환자가 가진 문제에 직면하여 정보를 분석하고 문제에 대한 가설을 수립하고 행동계획을 세워 문제해결의 최선책을 찾는 방법을 배우게 된다. 따라서 증례를 통한 교육의 장점은 흔하고 전형적인 사례를 깊이 있게 공부할 수도 있지만 희귀한 질환이나 인종, 지역에 따라 특징적인 질환을 학습하는 데 유익하다. 환자를 치료하는 과정은 하나의 정답을 요구하는 것이 아니라 현재 이 시점에서 적용할 수 있는 최선의 방법을 제시하는 것이다.

의학은 과학을 바탕으로 한 예술이다. 다시 말해서 훌륭한 의사가 되기 위해서는 과학적 지식을 바탕으로 질병뿐 아니라 환자(human being)를 치유하는 "예술가(an artist)"가 되어야 한다. 강의실에서 많은 땀을 흘리며 익혔던 무수히 많은 조각난 의학적 지식들을 필요한 분야에 적절하게 통합하여 적용하므로 세계를 무대로 훌륭한 하나의 작품을 만들어 나가는 예술가가 되는 과정에 이 책이 조금이나마 도움이 되기를 바란다.

2011년 3월 저자를 대표하여

홍경순

차례

제4장 Approach to the Respiratory Problem

제5장 Approach to the Patient with Gastrointestinal Problem

제6장 Surgical Approach to Acute Abdomen

제7장 Approach to the Patient with Renal Problem

제8장 Approach to the Patient with Weight Gain and Loss

제9장 Approach to Smoking Cessation and Fatigability

제10장 Approach to the Patient with Gynecologic Problem

제11장 Approach to the Newborn Infant

제12장 Approach to the Patient with Arthralgia, Back Pain, Neck Pain

제1장 Approach to the Patient with Mental Problem

-면담 평가를 중심으로-

1. 기분장애 : 우울, 감정변화, 조울증
2. 불안장애 : 불안, 강박, 패닉 장애
3. 수면장애 : 불면증, 이상수면
4. 중독장애 : 알코올 의존
5. 환자-의사 관계(PPI)

1. 기분장애(Mood Change)

1) 기분변화, 우울 기분 환자

〈사례〉

- 45세 여자, 주부
- 주호소 : 우울하고, 기운이 없다
- 2개월 전부터

2) 병력과 정신상태검사

(1) 우울삽화를 확인하고, 과거 조증 삽화 확인
(2) 증상이 언제 시작되었는지
(3) 유발요인이 있었는지
(4) 발병 이후 현재까지의 경과와 그간의 치료과정
(5) 증사의 심각도와 일상생활과 사회생활에 미치는 영향 확인

3) 병력 청취

(1) 기분변화의 양상

- 최근 한 달 정도 기분의 변화 양상은 어떠했나
- 이번 기분의 변화가 갑자기 생겼나 아니면 서서히 생겼나
- 증상의 기간은 얼마나 되는가
- 심한 정도는 어떠한가
- 과거에도 유사한 증상이 있었나
- 약물치료를 고려해야 하는가
- 자살사고가 있는가

(2) 유발요인 및 스트레스 요인

- 기분저하가 발생했을 당시에 유발요인이 있었는가?
- 현재 지속되고 있는 스트레스 요인이 있는가?

(3) 동반 정신질환 증상 유무

- 우울감, 불면, 환각, 망상, 기타 이상 행동 등
- 정신과 치료력은 있는가

(4) 동반 신체질환 유무

- 거동을 불편하게 하는 질환, 만성 통증, 치료가 어려운 암 또는 만성 중증질환, 인지감퇴, 파킨슨병, 갑상선 기능저하 등의 질환 유무

(5) 복용 중인 약물이나 기호 식품

- 스테로이드, 항파킨슨제, 고혈압약, 항암제, 항정신병약물, 비만치료제, 알코올 등

(6) 기분장애 병력청취

1. 환자의 기본적인 정보(예 : 나이, 성별 등)를 파악했는가?	
2. 기분 변화가 언제부터 어떤 양상으로 나타났는지 파악하였는가?	
3. 기분 변화가 환자의 생활에 끼치는 영향을 고려하였는가?	
4. 기분 변화의 심한 정도를 객관적으로 평가하였는가?	
5. 기분 변화와 동반되어 나타난 증상에 대해 질문하였는가?	
6. 정신과적 질환의 가족력을 확인하였는가?	
7. 최근 스트레스 요인이 될 만한 사건에 대해 질문하였는가?	
8. 환자의 과거 질병력에 대해 질문하였는가?	
9. 환자와 가족들과의 관계에 대해 질문하였는가?	
10. 현재 복용하는 약물에는 어떤 것이 있는지 확인하였는가?	
11. 환자의 수술력이나 Trauma Hx. 여부를 확인하였는가?	

4) 감별 진단

(1) 정상적인 애도반응
(2) 다른 정신장애
(3) 기질성 정신장애
(4) 신체질환
(5) 약물 사용

5) 정상적인 애도반응

(1) 감별에 가장 중요한 것

① 증상의 심각도와 기간
② 일반적으로 2개월까지는 주요우울장애로 진단하지 않는다.

(2) 주요우울장애로 진단

① 자신이 죽지 않았다는 것에 관하여 심한 죄책감을 느끼고, 자신이 차라리 죽었어야 한다고 생각하며, 무가치감에 시달리거나,
② 정신운동지체가 심하며, 환각 등 전신병적 증상이 동반되거나,
③ 사회적, 직업적 기능 저하가 심한 경우

6) 다른 정신장애

(1) **양극성장애** : 경조증 혹은 조증, 시기는 병이라고 생각하지 않아 자발적으로 이야기하지 않는 경우가 많고, 의사가 구체적으로 질문하여도 그럴 만한 이유가 있어 그랬다는 식으로 설명하는 경우도 적지 않다. 경조증 혹은 조증삽화를 부인하는 경우도 많다.

(2) **정신분열병** : 사고, 지각, 행동 등 다른 증상들의 내용이나 심한 정도가 정동상태와 일치하지 않는 경우가 많으며, 기분 증상보다 다른 증상들이 선행하거나 오래 지속되는 경우가 많다.

(3) **분열정동장애** : 정신분열병의 증상과 우울증상이 동시에 존재하며, DSM-IV에서는 상당기간 동안 기분증상이 존재하지만, 뚜렷한 기분 증상이 없는 상태에서 최소 2주 동안 망상이나 환각 등이 존재하는 것으로 정의되어 있다.

(4) **불안장애, 신체형장애** : 만성화되면 우울증상을 동반

(5) **식사장애** : 체중감소와 함께 우울증상을 보이는 경우가 많다.

7) 기질성 정신장애

(1) **파킨슨병** : 2/3에서 우울증을 동반하며, 운동증상이 있으나 주요우울장애의 정신운동지체와 비슷하여 감별하기 어려운 경우가 있다.

(2) **측두엽간질** : 부위가 우측인 경우 우울증상을 보이는 경우가 많다.

(3) **치매** : 주요우울장애와 비교하여 서서히 발생하며, 정신상태검사상 인지저하를 부인하고 최선을 다하여 대답하려고 노력한다. 인지저하의 정도도 비교적 일정하다.

8) 신체질환과 약물

- 갑상선기능저하, 항진증
- 고혈압약
- 심장질환 치료제
- 스테로이드
- 항파킨슨약물
- 진통제와 소염제
- 항생제
- 항암제
- 항정신병약물
- 진정제

9) 기분장애 이학적 검사

1. 경부 촉진으로 갑상선 종물이나 압통을 확인하였는가?	
2. 기본적인 신체 검사를 시행하였는가?	

10) 감별 진단 흐름도

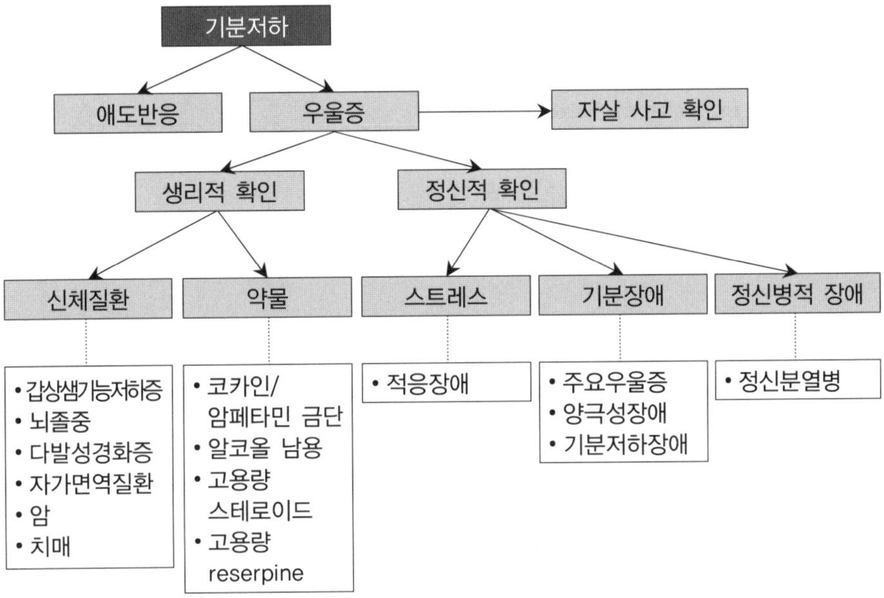

「2010 기본진료수행지침」 인용

[그림 1-1]

11) 환자 교육 관련 사항

(1) 우울증은 단순히 개인의 나약함이나 약한 의지 때문에 생기는 것이 아닌 하나의 '질환'

(2) 자신의 의지만으로 벗어나기는 어렵고 적절한 치료를 통해서만 극복될 수 있다.

(3) 치료를 제대로 받지 못할 경우, 우울증의 증상으로 몇 달 혹은 몇 년간 고통을 받을 수도 있으며 일시적으로 좋아진 후 재발을 하기도 해서 6~9개월의 지속 치료가 필요함

(4) 적절한 치료를 통해 80% 이상이 호전

(5) 약물치료와 인지치료, 정신 상담 치료

(6) 술이나 불법적 약물은 우울 증상을 악화

(7) 걷기, 조깅, 수영 등 자신이 즐길 수 있는 운동 권유

12) 환자 교육하기 체크리스트

1. 기분 변화를 일으킬 수 있는 다양한 원인들에 대해 설명하였는가?	
2. 여러 원인을 감별하기 위해 앞으로 시행할 검사들에 대해 설명하였는가?	
3. 기분 변화를 치료하는 것이 중요한 이유를 설명하였는가?	

13) 우울 평가 도구들

- BDI : Beck Depression Inventory
- Self Rating Depression Scale (Zung)
- SDS : Self Rating Depression Scale
- SGDS : Short Form of Geriatric Depression Scale
- HRSD : Hamilton Rating Scale for Depression

(1) BDI : Beck Depression Inventory

다음 글을 잘 읽고, 3개의 문항에서 요즈음(또는 지난 일주일 동안) 자신의 상태에 가장 적합하다고 생각되는 문항을 골라 그 번호를 ( ) 안에 써넣으시오.

( ) 1. 0) 나는 슬픔을 느끼지 않는다.
1) 나는 슬픔을 느낀다.
2) 나는 항상 슬프고 그것을 떨쳐버릴 수 없다
3) 나는 너무나도 슬프고 불행해서 도저히 견딜 수 없다.

( ) 2. 0) 나는 앞날에 대해서 특별히 낙담하지 않는다.
1) 나는 앞날에 대해서 별로 기대할 것이 없다고 느낀다.
2) 나는 앞날에 대해서 기대할 것이 아무 것도 없다고 느낀다.
3) 나의 앞날은 암담하여 전혀 희망이 없다.

( ) 3. 0) 나는 실패감 같은 것을 느끼지 않는다.
1) 나는 다른 사람들보다 실패의 경험이 더 많다고 느낀다.
2) 나는 살아온 과거를 뒤돌아보면 모든 것이 실패의 연속이었다.
3) 나는 한 인간으로서 완전히 실패했다고 느낀다.

( ) 4. 0) 나는 전과 다름없이 일상생활에서 만족하고 있다.
1) 나의 일상생활은 전처럼 즐겁지가 않다.
2) 나는 요즈음 무엇을 해도 만족을 얻지 못한다.
3) 모든 것이 다 불만스럽고 지겹다.

( ) 5. 0) 나는 특별히 죄의식을 느끼지 않는다.
1) 나는 많은 시간 동안 죄의식을 느낀다.
2) 나는 대부분의 시간 동안 죄의식을 느낀다.
3) 나는 항상 죄의식을 느낀다.

( ) 6. 0) 나는 내가 벌을 받고 있다고 느끼지 않는다.
1) 나는 내가 벌을 받을지도 모른다고 느낀다.
2) 나는 벌을 받아야 한다고 느낀다.
3) 나는 현재 내가 벌을 받고 있다고 느낀다.

( ) 7. 0) 나는 나 자신에 대하여 실망하지 않는다.
1) 나는 자신에 대하여 실망하고 있다.
2) 나는 나 자신을 역겨워하고 있다.
3) 나는 나 자신을 증오한다.

( ) 8. 0) 나는 내가 다른 사람보다 못하다고 생각하지는 않는다.
1) 나는 나의 약점이나 실수에 대하여 나 자신을 비관하는 편이다.
2) 나는 나의 잘못에 대하여 항상 나 자신을 비난한다.
3) 나는 주위에 일어나는 잘못된 일들이 모두 내 탓이라고 자신을 비난한다.

( ) 9. 0) 나는 자살할 생각 같은 것은 하지 않는다.
1) 나는 자살할 생각은 하고 있으나 실제 실행하지는 않을 것이다.
2) 나는 자살하고 싶다.
3) 나는 기회만 있으면 자살하겠다.

( ) 10. 0) 나는 전보다 더 자주 울지는 않는다.
1) 나는 전보다 더 많이 운다.
2) 나는 요즈음 항상 운다.
3) 나는 전에는 자주 울었지만 요즈음은 우려야 울 기력조차 없다.

( ) 11. 0) 나는 전보다 화를 더 내지는 않는다.
1) 나는 전보다 더 쉽게 화가 나고 짜증이 난다.
2) 나는 항상 화가 치민다.
3) 전에는 화를 내게 했던 일인데도 요즈음은 화조차도 나지 않는다.

( ) 12. 0) 나는 다른 사람에 대한 흥미를 잃지 않고 있다.
1) 나는 다른 사람들에게 흥미를 덜 느낀다.
2) 나는 다른 사람들에 대하여 거의 흥미를 잃었다.
3) 나는 다른 사람들에 대하여 완전히 흥미를 잃었다.

( ) 13. 0) 나는 전과 다름없이 결정을 잘 내릴 수 있다.
1) 나는 전에 비하여 결정해야 할 일들을 뒤로 미룬다.
2) 나는 전에 비하여 결정을 내리기가 무척 어렵다.
3) 나는 더 이상 아무 결정도 내릴 수가 없다.

(　) 14. 0) 나는 전보다 내 모습이 나빠졌다고 느끼지 않는다.
1) 나는 내 용모에 대하여 걱정한다.
2) 나는 남들에게 매력을 느끼게 할 용모를 지니고 있지 않다.
3) 나는 내가 추하고 불쾌하게 보인다고 생각한다.

(　) 15. 0) 나는 전과 다름없이 일을 잘 할 수 있다.
1) 어떤 일을 시작하려면 전보다 더 힘이 든다.
2) 어떤 일을 시작하려면 굉장히 힘을 들이지 않으면 안 된다.
3) 나는 너무 지쳐서 아무런 일도 할 수 없다.

(　) 16. 0) 나는 전과 다름없이 잠을 잘 잔다.
1) 나는 전처럼 잠을 자지 못한다.
2) 나는 전보다 한두 시간 더 일찍 잠이 깨며 다시 잠들기가 어렵다.
3) 나는 전보다 훨씬 빨리 잠이 깨며 다시 잠들 수가 없다.

(　) 17. 0) 나는 전보다 더 피곤하지 않다.
1) 나는 전보다 더 쉽게 피곤해진다.
2) 나는 무슨 일을 하든지 곧 피곤해진다.
3) 나는 너무나 피곤해서 아무 일도 할 수가 없다.

(　) 18. 0) 내 입맛은 전보다 나빠지지 않는다.
1) 내 입맛이 전처럼 좋지 않다.
2) 내 입맛은 요즈음 매우 나빠졌다.
3) 요즈음에는 전혀 식욕이 없다.

(　) 19. 0) 요즈음 나는 몸무게가 줄지 않았다.
1) 나는 전보다 몸무게가 줄은 편이다.
2) 나는 전보다 몸무게가 많이 줄었다.
3) 나는 전보다 몸무게가 너무 많이 줄어서 건강에 위협을 느낄 정도이다.

(　) 20. 0) 나는 전보다 건강에 대해 더 걱정하지는 않는다.
1) 나는 두통, 소화불량, 또는 변비 등의 증상 때문에 걱정을 한다.
2) 나는 내 건강에 대하여 매우 염려하기 때문에 제대로 일을 하기가 어렵다.
3) 나는 내 건강에 대하여 너무 염려하기 때문에 다른 일을 거의 생각할 수가 없다.

(　) 21. 0) 나는 요즈음도 이성에 대한 관심에 변화가 없다고 생각한다.
1) 나는 이전보다 이성에 대한 흥미가 적다.
2) 나는 요즈음 이성에 대한 흥미를 상당히 잃었다.
3) 나는 이성에 대한 흥미를 완전히 잃었다.

BDI 점수 : 항목 총 점수

10점-15점 : MILD
16점-23점 : MODERATE
24점 이상 : SEVERE

(2) Zung의 Self Rating Depression Scale

내용	아니다 또는 거의 그렇지 않다	때때로 그렇다	자주 그렇다	거의 항상 그렇다
1. 나는 의욕이 없고, 우울하고 슬프다.	□ 1	□ 2	□ 3	□ 4
2. 나는 하루 중 아침에 가장 기분이 좋다.	□ 4	□ 3	□ 2	□ 1
3. 나는 갑자기 울거나, 울고 싶을 때가 있다.	□ 1	□ 2	□ 3	□ 4
4. 나는 잠을 잘 못 자거나 아침에 일찍 깬다.	□ 1	□ 2	□ 3	□ 4
5. 나는 평상시와 같이 잘 먹는다	□ 4	□ 3	□ 2	□ 1
6. 나는 이성과 이야기하고 함께 있기를 좋아한다.	□ 4	□ 3	□ 2	□ 1
7. 나는 체중이 준 것 같다.	□ 1	□ 2	□ 3	□ 4
8. 나는 변비가 있다.	□ 1	□ 2	□ 3	□ 4
9. 나는 심장이 평상시보다 빨리 뛰거나 두근거린다.	□ 1	□ 2	□ 3	□ 4
10. 나는 별 이유 없이 몸이 나른하고 피곤하다.	□ 1	□ 2	□ 3	□ 4
11. 내 정신은 이전처럼 맑다.	□ 4	□ 3	□ 2	□ 1
12. 나는 어떤 일이든지 전처럼 쉽게 처리한다.	□ 4	□ 3	□ 2	□ 1
13. 나는 안절부절해서 가만히 있을 수가 없다.	□ 1	□ 2	□ 3	□ 4
14. 나는 장래는 희망적이라고 느낀다.	□ 4	□ 3	□ 2	□ 1
15. 나는 평소보다 짜증이 많아졌다.	□ 1	□ 2	□ 3	□ 4
16. 나는 매사에 결단력이 있다고 생각한다.	□ 4	□ 3	□ 2	□ 1
17. 나는 유익하고 필요한 사람이라고 생각한다.	□ 4	□ 3	□ 2	□ 1
18. 나는 내 삶이 충만하고 의의가 있다고 느낀다.	□ 4	□ 3	□ 2	□ 1
19. 내가 죽어야 남들이 편할 것 같다.	□ 1	□ 2	□ 3	□ 4
20. 나는 전과 같이 즐겁게 일한다.	□ 4	□ 3	□ 2	□ 1
합계점수				

표시한 점수를 모두 합산하여, 그 점수에 1.25를 곱한다.
50점 이상 : 우울증 증세를 보임
60점 이상 : 중증 이상의 우울증 증세를 보임
70점 이상 : 약물을 포함한 즉각적인 치료를 요함

(3) SGDS : Short Form of Geriatric Depression Scale

다음 각 문항을 잘 읽고 자신의 상태를 잘 나타내면 '예'에, 잘 나타내지 않으면 '아니오'에 동그라미 해 주십시오.

*1. 현재의 생활에 대체적으로 만족하십니까?	예	아니오
2. 요즈음 들어 활동량이나 의욕이 많이 떨어지셨습니까?	예	아니오
3. 자신이 헛되이 살고 있다고 느끼십니까?	예	아니오
4. 생활이 지루하게 느껴질 때가 많습니까?	예	아니오
*5. 평소에 기분은 상쾌한 편이십니까?	예	아니오
6. 자신에게 불길한 일이 닥칠 것 같아 불안하십니까?	예	아니오
*7. 대체로 마음이 즐거운 편이십니까?	예	아니오
8. 절망적이라는 느낌이 자주 드십니까?	예	아니오
9. 바깥에 나가기가 싫고 집에만 있고 싶습니까?	예	아니오
10. 비슷한 나이의 다른 노인들보다 기억력이 더 나쁘다고 느끼십니까?	예	아니오
*11. 현재 살아 있다는 것이 즐겁게 생각되십니까?	예	아니오
12. 지금의 내 자신이 아무 쓸모 없는 사람이라고 느끼십니까?	예	아니오
*13. 기력이 좋은 편이십니까?	예	아니오
14. 지금 자신의 처지가 아무런 희망도 없다고 느끼십니까?	예	아니오
15. 자신이 다른 사람들의 처지보다 더 못하다고 느끼십니까?	예	아니오

평가자 기록란 : 총점 ______________

평가 ______________

* 아니오 1점

2. 불안장애 (Anxiety)

1) 불안 장애, 불안, 걱정 호소 환자

〈사례〉

- 30세 남성, 직장인
- 주호소 : 불안, 초조하다, 숨이 막히면서 죽을 것 같다.
- 3개월 전부터

2) 병력과 정신상태검사

(1) 불안삽화를 확인, 양상, 동반 증상 확인
(2) 증상이 언제 시작되었는지
(3) 유발요인이 있었는지
(4) 발병 이후 현재까지의 경과와 그간의 치료 과정
(5) 증상의 심각도와 일상생활과 사회생활에 미치는 영향 확인

3) 병력청취

(1) 불안의 양상

- 발생시기
- 갑자기 생겼나 아니면 서서히 생겼나
- 삽화적(episodic)인가, 지속적인가
- 불안증상의 기간은 얼마나 되는가
- 심한 정도는 어떠한가(곧 죽을 것 같이 불안하지는 않은가)
- 과거에도 유사한 증상이 있었나
- 약물치료를 고려해야 하는가
- 자살사고가 있는가
- 불안정도(공황장애, 외상후스트레스 장애 등의 심한 불안과 범불안장애, 적응장애, 공포증 등의 경한 불안증상 구분)
- 증상의 시간적 변화(신체질환 시 지속적인 불안, 심리적인 불안시 상황에 따른 증감이 있음)

(2) 유발요인 및 스트레스 요인

- 불안이 발생했을 당시에 유발요인이 있었는가?
- 현재 지속되고 있는 스트레스 요인이 있는가?
- 외상경험(외상후스트레스 장애)
- 공황발작 상황(공황장애)
- 공포 대상에의 노출(폐쇄공포증, 무대공포증, 뱀공포증)

(3) 불안 증상 병력청취

1. 환자의 기본적인 정보(예 : 나이, 성별 등)를 파악했는가?	
2. 불안의 양상(예 : duration, contents, character 등)에 대해서 파악하였는가?	
3. 불안을 유발시키는 환경이나 원인에 대하여 확인하였는가?	
4. 불안과 동반되는 증상에는 어떤 것이 있는지 조사하였는가?	
5. 현재 복용하는 약물 및 물질에는 어떤 것이 있는지 확인하였는가?	
6. 환자의 과거 질병력(MDD, hyperthyroidism, 기타 질병)에 대해 물어보았는가?	
7. 환자의 Trauma Hx. 여부를 확인하였는가?	

(4) 동반 정신질환 증상 유무

- 우울, 피해망상, 강박행동, 기억력감퇴

(5) 동반 신체질환 유무

- 일반적 증상 : 긴장성 두통, 발한 심계항진, 과호흡증후군
- 신체질환의심 : 흉통
- 갑상선항진증의심 : 피로감, 체중감소, 더위에 대한 내성 감소, 빈맥

(6) 복용 중인 약물이나 기호 식품

- 현재 복용 약물(비만약물, 혈압약, 당뇨약)
- 음주, 흡연, 카페인 등 불안유발 기호품

4) 이학적 검사, 신체 진찰

(1) **신체적 증상 평가** : 구강 점막의 건조, 창백한 결막, 손바닥의 발한, 손가락의 떨림

(2) **심장 질환에 대해 평가** : 청진을 통한 부정맥 여부 확인

(3) **흉부 질환에 대해 평가** : 흉부 청진을 통한 기흉 여부 확인

(4) **내분비 질환에 대해 평가** : 안구돌출 확인, 갑상선 비대 혹은 종양의 촉진, 빈맥

〈표 1-1〉 기분장애 이학적 검사

1. 시진을 통하여 exophthalmous 여부를 확인하였는가	
2. Neck mass 촉진을 제대로 시행하였는가?	

5) 감별 진단

(1) 정상적인 불안

(2) **다른 정신과 질환에 동반된 불안** : 우울장애, 정신분열증, 양극성장애

(3) **신체질환에 의한 불안** : 갑상선 기능항진증, 갈색종, 저혈당, 심실상성 빈맥

(4) **약물 또는 물질에 의한 또는 금단으로 인한 불안**

- 물질에 의한 : 카페인, 알코올, 코카인, 암페타민, 이산화탄소, 휘발유, 중금속, 살충제, 제초제 등
- 물질의 금단으로 인한 : 알코올, 니코틴, 카페인, 코카인, 암페타민, 수면제, 항불안제, 항우울제

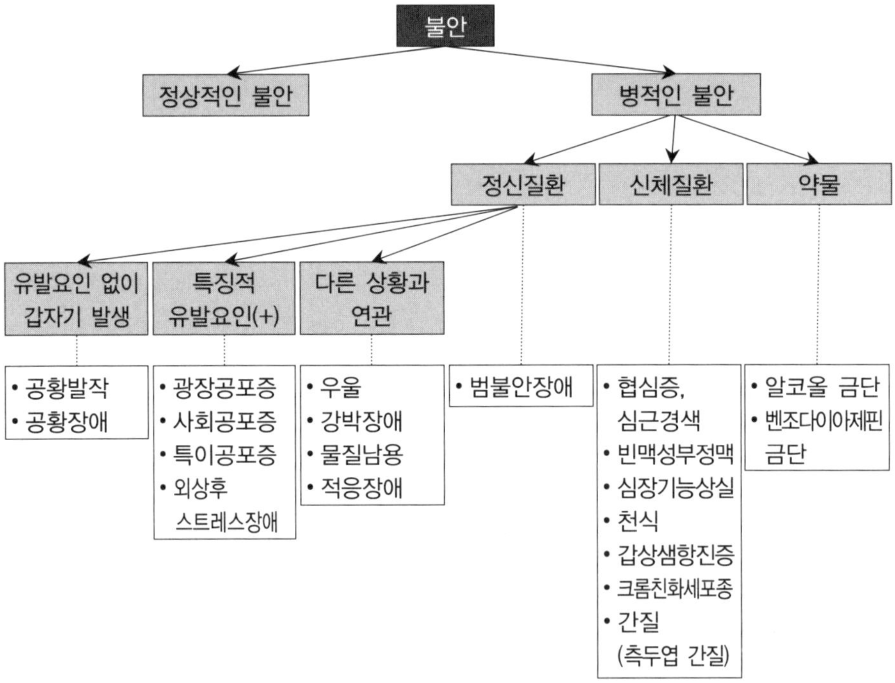

「2010 기본진료수행지침」 인용

[그림 1-2]

6) 환자 교육 설명 내용

(1) **향후 치료계획에 대해 설명** : 진단명, 진단 근거, 확인을 위한 검사 필요성, 현 추정 진단의 치료기간, 예후 및 회복 가능성

(2) **향후 필요 검사에 대해 설명** : 심전도, 흉부방사선, 갑상선호르몬검사, 혈당(저혈당에서 불안증상)

(3) **약물치료 시 약물명, 부작용, 복용기간에 대해 설명** : SSRI 사용시 약물효과가 천천히 나타나며 부작용이 초기에 나타날 수 있는 점, 6개월 이상 지속해야 되는 점 등을 교육, 공황장애에서 벤조디아제핀 사용 시 중독 가능성과 단기간 사용을 설명

(4) **비약물요법**(인지행동치료와 노출요법)**에 대해 설명** : 약물 요법 이외의 치료(불안 증상의 신체기전, 노출요법의 탈감작을 이용한 치료기전 설명 등)가 병행되어야 함을 설명

(5) **일상생활에서 주의할 사항에 대해 평가 교육** : 음주, 커피 등 불안을 악화시키는 기호품에 대한 교육, 과호흡 증후군의 응급처치법

〈표 1-2〉 기분장애 환자 교육하기

1. 앞으로 치료에서의 중요 사항에 대해 교육하였는가?	
2. 질환의 경과 또는 예후에 대하여 설명하였는가?	
3. 일상생활에서 주의할 사항에 대해서 교육하였는가?	

3. 수면장애(Sleep Disturbance)

1) 수면장애, 불면 호소 환자

〈사례〉

- 36세 남성, 회사원
- 주호소 : 잠들기가 어렵다, 자도 금방 깬다.
- 1개월 전부터

2) 병력과 정신상태검사

(1) 불면 양상 구분, 다른 수면 증상 여부
(2) 증상이 언제 시작되었는지
(3) 유발요인이 있었는지, 외부 요인 확인
(4) 발병 이후 현재까지의 경과와 그간의 치료 과정
(5) 증상의 심각도와 일상생활과 사회생활에 미치는 영향 확인

3) 병력청취

(1) 불면의 양상

- 갑자기 생겼나 아니면 서서히 생겼나
- 불면의 기간(며칠 동안인가 아니면 몇 주 또는 몇 개월간 지속되나)
- 잠이 드는 것이 힘든가, 중간에 자주 깨는가, 새벽에 일찍 깨는가, 자도 숙면하지 않은 것 같은가 등
- 낮에 졸립거나 피곤하지는 않은가
- 과거에도 유사한 증상이 있었나
- 증상의 정도가 심한가
- 약물치료를 고려해야 하는가
- 직장생활, 사회생활, 가정생활에 지장을 주는 정도인가

(2) 수면의 특징

- 잠잔 시간(환자 및 함께 자는 사람 모두의 정보 확인)
- 실제 눕는 시간과 침대나 이불 밖으로 나오는 시간
- 침실 환경(온도 및 소음)

(3) 유발요인 및 스트레스 요인

- 불면이 발생했을 당시에 유발요인이 있었는가?
- 현재 지속되고 있는 스트레스 요인이 있는가?

(4) 동반 정신질환 증상 유무

- 우울감, 불안, 조증, 환각, 망상, 기타 이상 행동 등
- 정신과 치료력은 있는가
- 수면제를 복용한 적이 있는가

(5) 동반 신체질환 유무

- 만성통증, 관절염, 빈뇨, 천식, 갑상선 기능항진증, 파킨슨병 등

(6) 복용 중인 약물이나 기호 식품

- 커피 및 카페인 함유식품, 알코올, 비만치료제 등

(7) 코골이 여부

- 코를 심하게 고는가
- 숨을 몰아쉬다가 멈춘 적은 없는가

(8) 사지운동 문제

- 눕거나 잠자는 동안 하지에 감각이 이상하거나 불편한 것은 없는가
- 수면 동안 상지 또는 하지가 반복적으로 움직이는가

(9) 일주기 리듬의 문제

- 교대 근무자인가
- 국외 여행을 많이 하는가

(10) 수면장애 병력청취

1. 환자의 기본적인 정보(예 : 나이, 성별 등)를 파악했는가?	
2. 불면증의 양상을 파악하였는가?	
3. 불면증과 동반되는 증상에는 어떤 것이 있는지 조사하였는가?	
4. 불면증으로 인해 환자가 받는 고통을 파악하였는가?	
5. 신경학적인 증상을 보이는지 확인하였는가?	
6. 환자의 과거 질병력(고혈압, 갑상선 질환, 천식 등)에 대해 물어보았는가?	
7. 임신 가능성에 대해 조사하였는가?	
8. 현재 복용하는 약물에는 어떤 것이 있는지 확인하였는가?	
9. 환자의 수술력이나 Trauma Hx. 여부를 확인하였는가?	

4) P/Ex

(1) Vital sign
(2) 신경학적 검사
(3) 내분비 기능 : 갑상선 기능 항진증에 대한 평가
(4) 폐기능 : 천식 등에 대한 평가
(5) 심혈관계 평가

〈표 1-3〉 수면장애 이학적 검사

1. 흉부 진찰을 시행하여 천식 등을 감별하였는가?	
2. 경부 진찰을 시행하여 갑상선 종물의 여부를 확인하였는가?	
3. 신경학적 검사를 제대로 시행하였는가?	

5) 수면평가 – 수면일지

(1) 지난 밤 몇 시에 잠자리에 들었습니까?
(2) 몇 시에 잠이 들었습니까?
(3) 잠이 들 때까지 얼마나 시간이 걸렸습니까?
(4) 몇 번 깼습니까?
(5) 어떻게 깼습니까?
(6) 잠에서 깬 후 잠자리에 얼마나 있었습니까?
(7) 몇 시에 실제로 깨게 되었습니까?
(8) 오늘 아침 깬 후 기분이 어땠습니까?
(9) 몇 시에 일어났습니까?
(10) 지난밤에 수면은 어떻게 평가하고 싶습니까?
(11) 어제 복용한 약은 무엇입니까?
(12) 어제 술은 얼마만큼 드셨습니까?

6) 수면다원검사

(1) 이차성 원인 감별
(2) 수면과 관련된 호흡장애, 근경축, 간질의 감별진단
(3) 실제적인 수면 양과 수면구조의 측정
(4) 비전형적인 수면뇌파의 확인
(5) 입면잠복시간이나 수면효율과 같은 환자의 주관적인 보고와의 객관적 비교
(6) 첫날밤 효과 유무
(7) 수면 중 환자의 행동 관찰

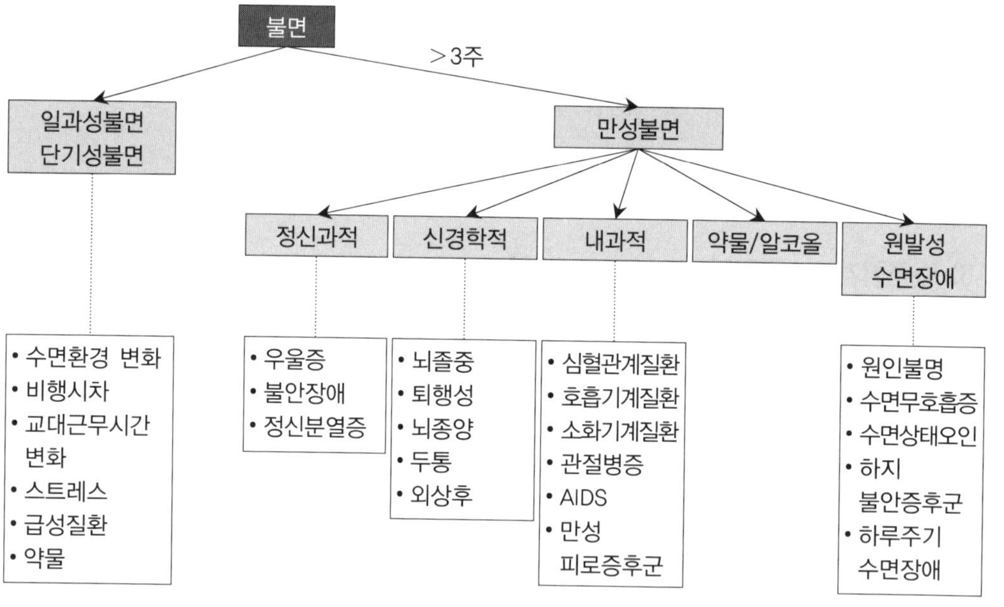

「2010 기본진료수행지침」 인용

[그림 1-3]

7) 정상 수면 및 올바른 수면습관에 대한 교육

(1) 노화에 따른 정상변화를 교육하여 수면에 대한 기대치가 너무 높지 않도록 조정한다.

(2) 적정량의 수면시간은 개인에 따라 차이가 있을 수 있다는 것을 설명한다.

(3) 잠들었다 깨어나면 잠들었던 시간이나 남은 시간을 계산하는 행동이 흔한데, 이는 불안을 증가시키고 교감신경계를 항진시키므로 시간 확인을 하지 않도록 교육한다.

8) 수면 위생 설명 내용

(1) 생활리듬 조절

- 아침 기상시간을 일정하게 유지
- 불규칙한 낮잠을 자지 않음
- 규칙적인 식사

(2) 자극인자 회피

- 자기 전에 과식하지 않음
- 커피 등 카페인 함유 식음료를 끊거나 적어도 오후에는 금함
- 담배와 술을 줄이거나 끊음
- 수면제나 진정제를 장기복용하지 않음
- 저녁에 수분 섭취를 줄임

(3) 수면장소 관리

- 안락하고 따뜻한 침실 환경 조성
- 침실의 소음 정도를 적절하게 조절

(4) 신체상태 관리

- 시장해서 잠이 안 오는 경우 간단한 군것질
- 매일 규칙적으로 적절한 양의 운동
- 자기 전 더운물(따뜻한 물) 목욕 : 뜨거운 물은 오히려 수면을 방해함

(5) 심리, 행동 관리

- 저녁에 이완, 명상
- 시계감추기
- 침실에서 회사 잔무처리와 같은 골치 아픈 일거리를 벌이지 않음

〈표 1-4〉 수면장애 환자 교육하기

1. 정상수면 및 수면위생에 대해 설명하였는가?	
2. 수면제 사용의 가능성과 장단점을 설명하였는가?	
3. 불면증 치료의 중요성에 대해 설명하였는가?	

4. 중독장애(Alcohol Problem)

1) 음주 문제, 폭음, 난폭한 행동을 보이는 환자

〈사례〉

- 40세 남성, 식당영업
- 주호소 : 폭음, 폭력 행동, 금단 증상, 불면
- 폭음시작 : 10년 전
- 폭력행동 : 5년 전
- 금단증상 : 최근 6개월

2) 병력 청취

(1) 음주 양상

① 음주횟수 및 기간

- 일주일에 며칠 또는 한 달에 며칠 정도 술을 마시는가
- 한 번 음주하면 몇 시간 또는 며칠 동안 계속 마시는지
- 음주할 때 식사는 하는지
- 심한 폭음을 시작했던 시기와 그 기간
- 폭음이 생긴 이후 중간에 금주기간도 존재했는지의 여부와 존재했을 경우 그 기간

② 음주량 및 내성

- 일일 평균 마시는 술의 양 : 소주, 맥주, 막걸리, 와인 등으로 구분해서 적음
- 음주량이 지속적으로 증가하는가
- 음주 횟수와 음주로 보내는 시간이 어느 정도 되는가?

③ 금단증상

- 손 떨림, 불면, 빈맥, 식은땀, 불안, 짜증, 섬망, 환각, 망상 등

④ 의지로 조절할 수 있는가?

- 술을 끊으려는 노력을 하는가?
- 중한 신체적, 정신적 질환이 있다고 들었음에도 계속 술을 마시는가?
- 금주 또는 절주 노력이 성과가 있었는가?
- 조절하기 어려운 이유는 무엇인가?

⑤ 병식이 있는가?

- 자신의 음주습관에 문제가 있다고 생각하는가?
- 음주습관을 고치기 위해 도움 또는 치료가 필요하다고 생각하는가?

(2) 유발요인 및 스트레스 요인

- 음주가 심해지는 요인
- 중간에 금주 또는 절주 기간이 있었다면 금주 또는 절주하게 되는 요인

(3) 동반 정신질환 증상 유무

- 우울장애, 불안장애, 불면증, 알코올 외 물질 관련 장애, 정신분열증, 양극성장애, 인지감퇴 및 치매 등

(4) 동반 신체질환 유무

- 간염, 간경화, 췌장염, 식도출혈, 말로리-와이스 파열, 그 외 다양한 신체 질환 유무

(5) 가정, 사회, 직장생활의 문제 유무 및 그 정도

- 가정생활 : 폭력, 학대, 이혼, 별거 등
- 사회생활 : 폭력, 음주운전, 법적 문제, 고립, 위축 등
- 직장생활 : 결근, 업무태만, 병가, 휴직, 퇴직, 사업 중단 등

(6) 중독장애 병력청취

1. 환자의 프라이버시를 존중해 남이 들을 수 없는 환경에서 면담을 시행하였는가?	
2. 면담의 진행과정 및 걸리는 시간, 기록하는 이유에 대한 설명을 하였는가?	
3. 환자의 기본적인 정보(직업, 나이, 결혼 여부 등)를 파악했는가?	
4. 환자의 주소를 적절히 파악하였는가?	
5. CAGE 또는 AUDIT 등의 선별 검사를 적절하게 사용하고 있는가?	
6. 환자의 현 병력에 대한 적절한 병력 청취가 이루어졌는가?	
7. 환자의 과거력에 대한 적절한 병력 청취가 이루어졌는가?	
8. 환자의 가족력에 대한 적절한 병력 청취가 이루어졌는가?	
9. 환자의 동반 증상에 대한 정보를 파악하였는가?	
10. 가족 및 동반자 혹은 정보 제공자에 대한 면담이 적절하게 이루어졌는가?	
11. 환자의 주변 환경에 대한 평가가 적절하게 이루어졌는가?	
12. 비언어적인 대화를 적절하게 이용하였는가?	

(7) 문제 음주 평가 설문지

다음은 지난 1년간 본인의 음주에 관한 질문입니다.

AUDIT-K 문항	번호
1. 얼마나 자주 술을 마십니까? 0) 전혀 안 마심 1) 월 1회 미만 2) 월 2~4회 3) 주 2~3회 4) 주 4회 이상	
2. 술을 마시면 한번에 몇잔 정도 마십니까? 0) 한두 잔 1) 3~4잔 2) 5~6잔 3) 7~9잔 4) 10잔 이상	
3. 한 번에 소주 1병 또는 맥주 4병 이상 마시는 경우는 얼마나 자주 있습니까? 0) 전혀 없다 1) 월 1회 미만 2) 월1회 3) 주 1회 4)거의 매일	
4. 지난 1년간 한 번 술을 마시기 시작하면 멈출 수 없었던 때가 얼마나 자주 있었습니까? 0) 전혀 없다 1) 월 1회 미만 2) 월 1회 3) 주 1회 4) 거의 매일	
5. 지난 1년간 평소 할 수 있었던 일을 음주 때문에 실패한 적이 얼마나 자주 있었습니까? 0) 전혀 없다 1) 월 1회 미만 2) 월 1회 3) 주 1회 4) 거의 매일	
6. 지난 1년간 술을 마신 다음 날, 일을 위해 해장술이 필요했던 적은 얼마나 자주 있었습니까? 0) 전혀 없다 1) 월 1회 미만 2) 월 1회 3) 주 1회 4) 거의 매일	
7. 지난 1년간 음주 후에 죄책감이 들거나 후회를 한 적이 얼마나 자주 있었습니까? 0) 전혀 없다 1) 월 1회 미만 2) 월 1회 3) 주 1회 4) 거의 매일	
8. 지난 1년간 음주 때문에 전날 밤 일이 기억나지 않았던 일이 얼마나 자주 있었습니까? 0) 전혀 없다 1) 월 1회 미만 2) 월 1회 3) 주 1회 4) 거의 매일	
9. 음주로 인해 자신이나 다른 사람이 다친 적이 있습니까? 0) 없었다 2) 있지만, 지난 1년간에는 없었다 3) 지난 1년간 있었다	
10. 가족, 의사 혹은 주변에서, 술 마시는 것을 걱정하거나 술 끊기를 권유한 적이 있었습니까? 0) 없었다 2) 있지만, 지난 1년간은 없었다 3) 지난 1년간 있었다	

남성 : 10점, 여성 : 6점 이상－위험 음주군
남성 : 20점 이상, 여성 : 10점 이상－알코올 사용장애 추정군

(8) 이학적 검사, 신체 진찰

① 자율신경계 기능 항진 유무를 확인하였는가 : 손, 전신 떨림, 초조, 불안, 발한
② 장기간 음주와 관련한 발생가능 신 증상들을 체크하였는가 : 황달, 안구진탕, palmar erythema, 거미상 혈관종, 여성형 유방, 하지 부종, 비대간
③ 다른 신경계 증상 유무를 확인하였는가 : 보행, 기립자세, Rhomberg's test, Tandem walking 등
④ AUDIT-K, CAGE를 시행하였는가?

〈표 1-5 중독장애 진단과 중재〉

진단	
1. 환자에 대한 적절한 진단이 이루어졌는가?	
2. 환자에게 진단에 대한 정보를 적절하게 전달하였는가?	
3. DSM-IV의 알코올 사용 장애(남용/의존) 진단 기준을 잘 이해하고 있는가?	

중재	
1. 환자의 자발적인 참여를 이끌어낼 수 있었는가?	
2. 환자에게 개방적이고 적극적인 태도를 유지하였는가?	
3. 추가 만남에 대한 정보를 제공하였는가?	
4. 자조 집단에 대한 정보를 제공하였는가?	
5. 치료에 대한 동기부여에 성공하였는가?	
6. 적절한 음주 방법에 대한 정보를 제공하였는가?	
7. 음주를 지속할 시 일어날 수 있는 상황에 대한 정보를 제공하였는가?	

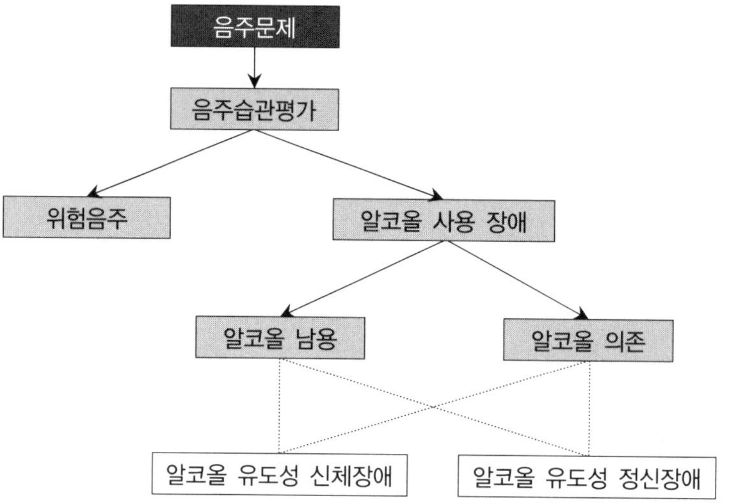

「2010 기본진료수행지침」 인용

[그림 1-4]

3) 치료 과정

단계	치료 목표	치료 방법	치료 시설
문제 확인 중재	문제의 확인 치료로 환자를 유도	부정 심리의 해설 개인 치료	의뢰기관(직장 등) 병원
해독	술로부터의 해독 치료와 재활에 대한 동기 강과	약물 치료 신체 문제 치료	외래 응급 시설 입원 병동
재활	자아 개념의 변화 성격의 변화 삶의 방식의 변화 신체의 건강 회복 음주 충동 조절	개인 카운슬링 재교육을 위한 강의 집단 치료 인지 행동 치료 약물 치료	입원 및 외래 치료
추후 관리	재발 예방 금주 시 새로운 삶의 형태 강화	자조집단 추후관리를 위한 치료 직업재활 약물 치료	외래 시설

4) 환자 교육 설명 내용

(1) **향후 필요 검사에 대해 설명** : 심리검사, 신체질환 검사(간기능, 뇌영상 촬영 등)

(2) **약물치료에 대하여 설명** : 급성초기, 금단 및 해독 치료, 항갈망제치료, 벤조디아제핀계 약물치료, 다른 정신과약물 사용 가능성

(3) **심리사회적 치료**(단주모임, 집단치료, 개인치료, 가족치료 등)**에 대해 설명**

(4) **단주의 경과 및 예후에 대하여 설명** : 절주(건강한 음주), 금주, 단주의 차이, 재발 위험도, 재발시 대처 요령, 재발 방지를 위한 다양한 노력들

5. 환자-의사 관계(PPI, Patient-physical interaction)

1) 환자-의사 상호작용

(1) 효율적으로 잘 물어보았다.

- 개방형질문, 확인, 요약 & 피함 : 유도 질문, 복수 질문

(2) 나의 말을 잘 들어 주었다.

- 대꾸하기, 경청 자세, 눈 맞춤 & 말 가로채지 않기

(3) 나의 입장을 이해하려고 노력하였다.

- 공감 표현 & 나의 입장 파악

(4) 환자가 이해하기 쉽게 설명하였다.

- 간단명료, 이해도 점검, 질문 기회 & 쉬운 용어

(5) 나와 좋은 유대 관계를 형성하려고 했다.

- 자기소개, 일상 대화, 존중, 자신감 & 신뢰감

2) 신체진찰 태도

- 신체 진찰 태도가 좋았다.
  - 손 위생
  - 가려주기
  - 사전설명

3) 환자-의사 관계(PPI) 채점 항목

번호	채점항목	평가			
1	효율적으로 잘 물어보았다. • 효율적 질문 : 개방형 질문 사용, 확인, 중간 요약 • 피할 질문 : 유도 질문, 복수 질문	아주 우수	우수	보통	미흡
2	나의 말을 잘 들어 주었다. • 대꾸하기, 경청 자세, 눈 맞춤 & 말 가로채지 않기	아주 우수	우수	보통	미흡
3	나의 입장을 이해하려고 노력하였다. • 공감 표현, 나의 입장 파악	아주 우수	우수	보통	미흡
4	환자가 이해하기 쉽게 설명하였다. • 간단명료함, 이해도 점검, 질문 기회 & 쉬운 용어	아주 우수	우수	보통	미흡
5	나와 좋은 유대 관계를 형성하려고 했다. • 자기소개, 일상 대화, 존중, 자신감 & 신뢰감	아주 우수	우수	보통	미흡

4) 신체 진찰 태도 채점 항목

번호	채점항목	평가			
1	신체 진찰 태도가 좋았다. • 손 위생, 가려주기, 사전설명	아주 우수	우수	보통	미흡

제2장 Approach to the Patient with Neurologic Problem

1. Memory Impairment
2. Headache
3. Mental Change
4. Dizziness
5. Seizure
6. Tremor
7. Muscle Weakness

1. 기억력 저하

1) CPX Case I

- 주증상 : 기억력이 떨어져서 왔어요
- 진단명 : 알츠하이머병
- 환자이름 : 양춘희
- 환자특성
  나이 : 67세
  성별 : 여
  키 : 보통
  몸무게 : 보통
- 프로필 : 양춘희는 1년 반 전부터 시작된 기억력 저하를 주소로 보호자인 남편과 함께 내원한 67세 여성이다.

2) 증례 요약

양춘희는 기억력 저하를 주소로 내원한 67세 여성 환자이다. 실제 나이보다 더 늙어 보이며 예전에는 동네 슈퍼를 운영하고 있었으나 현재는 건강 문제로 일을 그만둔 상태이다. 그녀의 남편은 그의 부인이 고등학교를 졸업하였으며 지난 25년간 동네 슈퍼를 운영하였으나 1년 반 전부터 약속을 잊어버리고 물건을 어디 두고도 잘 찾지 못하고 손님이 주문한 것을 기억하지 못하였으며 8개월 전부터는 손님들에게 주는 거스름돈 계산에도 어려움을 느끼며 주문하는 것 등을 비롯해 돈 계산에 문제가 있어 최근 1년여 전부터는 혼자 슈퍼를 운영하는 것이 불가능해져 현재는 그녀의 아들이 운영을 도맡아하고 있다.

그녀는 매우 활발했던 성격으로 친구들과의 모임이나 산책 등의 운동도 즐겨하며 교회 예배나 교회 일에도 열심이었으나 1년여 전부터는 일이나 일상생활에도 흥미를 잃고 멍하게 있는 시간이 많아졌다.

친구들과의 모임에 거의 참석하지 않으며 운동도 거의 하지 않으며 하루 종일 집에 멍하니 앉아 있는 것이 식구들에 의해 자주 발견되었다.

요리도 잘하는 편이었으나 수개월 전부터는 양념을 빼먹고 해서 반찬을 해도 맛이 없어지고, 반찬을 사와도 잊어버리고 식탁에 놓지 않는 일이 많았으며 몇 개월 전에는 불에 주

전자를 올려놓고 불 끄는 것을 잊어서 집에 화재가 날 뻔한 적도 있다고 하였다.

요즘에는 1시간 전에 남편과 차를 마시며 대화한 것도 기억하지 못하고 며칠 전에는 근처 동네에 사는 아들 집(아파트) 동/호 수를 찾지 못하고 길을 잃기도 하였다고 하였다.

(1) 과거 병력

① 일반적 건강상태 : 현재까지 특별한 병력 없이 생활하였다

② 복용 약물

- 병원 처방 : 현재 복용중인 약물 없음
- 약국 처방 : 일반적인 감기약을 복용하는 것 외에 어떤 일반 판매약도 사용하지 않는다.
- 한약/민간요법/자가 요법 : 한약도 안 먹고, 일체 민간요법도 안하고 있으며, 개인적으로 임의로 먹는 식품이나 약도 없다.

(2) 생활양식/습관

① 술 : 병전에는 1주일에 한 번 정도는 모임에서 맥주 1병 정도의 술을 마시는 정도였으나 최근 몇 개월 동안은 마신 적 없음

② 담배 : 담배는 피우지 않는다.

③ 커피 : 커피를 1~2잔 마신다.

④ 식습관 : 일반 밥과 반찬, 가끔 외식이나 주문 식사

⑤ 운동 : 병전에는 1주일에 한두 번 정도 산책을 하는 등 건강관리에도 신경을 쓰는 편이었으나 최근에는 거의 하지 않는다.

⑥ 교육정도 : 고등학교 졸업(교육연수 : 12년)

(3) 가족의 병력

① 환자에겐 여자 형제 2명과 남자 형제 1명이 있으며

② 최근 환자의 큰오빠가 치매 증상으로 약을 복용한다는 말을 들었다(보호자 진술).

3) 채점표

(1) 문진

〈인지기능평가〉	
1. 기억장애가 언제부터 생겼는지를 물어본다.	□예 □아니오
2. 기억장애가 서서히 생겼는지, 갑자기 생겼는지를 물어본다.	□예 □아니오
3. 기억장애 발생 이후 기억장애의 경과를 물어야 한다(진행양상).	□예 □아니오
4. 기억장애의 내용을 알아본다. (환자나 환자의 보호자로부터 기억장애에 대한 생생한 예를 들으려고 노력)	□예 □아니오
5. 현재의 기억장애에 대한 정도를 파악한다.	□예 □아니오
6. 기억장애에 대한 환자의 병식이 있는지를 물어본다.	□예 □아니오
7. 환자의 언어장애 정도에 대해 평가하거나 보호자에게 물어본다.	□예 □아니오
8. 시공간 능력에 대해 물어본다. (익숙하지 않은 곳에서 길을 잃은 적이 있나요? 동네에서 길을 잃거나 아파트에서 자기 동이나 호수를 찾지 못한 적이 있나요? 집 안에서 화장실을 못 찾기도 하나요?)	□예 □아니오
9. 계산능력, 전두엽 집행기능에 대해 물어본다. (돈 관리에 실수가 생기거나, 계산을 기피하거나, 잔돈 주고받는 데 실수한 적이 있나요? 이전과 비교해서 성격이 변화되었나요?)	□예 □아니오

〈일상생활능력 평가〉	
10. 일상생활능력 평가를 위하여 하루 일과에 대해 환자와 보호자에게 물어본다.	□예 □아니오
10-1. 기본적인 기능인 세면, 식사, 화장실 사용, 목욕하기, 옷 입기, 보행 및 이동에서 독립적인 수행이 가능한지 도움이 필요한지 전혀 불가능한지에 대하여 질문한다.	□예 □아니오
10-2. 복잡한 일상생활 기능인 전화 사용, 물건사기, 음식장만, 돈 관리, 집안일 하기, 교통수단 이용, 길 찾기, 취미생활, 읽기 등에서 예전과 비슷한 수준의 독립적인 기능이 유지되고 있는지 도움이 필요한지 전혀 불가능한지에 대하여 질문한다.	□예 □아니오

〈이상행동에 대한 평가〉	
11. 망상, 환각, 초조, 공격성, 우울증, 불안, 다행감, 무감동, 탈억제, 쉽게 화냄, 반복적인 행동, 수면, 식습관의 변화 등의 이상행동에 대해 보호자에게 질문한다.	□예 □아니오

〈치매의 원인질환에 대한 평가〉	
12. 인지기능에 영향을 미치는 약물을 복용하고 있는지 약물 복용력에 대해 물어본다.	□예 □아니오
13. 가족력에 대해 물어본다.	□예 □아니오
14. 혈압, 당뇨, 고지혈증, 흡연력, 뇌졸중 과거력 등의 위험인자가 있는지에 대해 물어본다.	□예 □아니오
15. 혈액투석 여부, 방사선 치료 과거력 유무, 알코올 섭취 여부, 과거 뇌 손상 여부 등의 치매 감별진단을 위해 현재와 과거의 병력에 대해 물어본다.	□예 □아니오

(2) 신체 및 신경학적 평가

16. 전반적인 신경학적 검사를 시행한다. (시야결손, 안구운동장애, 구음장애, 연하곤란, 안면마비, 반신마비, 감각장애, 건반사항진, 병적반사 등)	□ 제대로 했음 □ 제대로 못했음 □ 하지 않았음
17. 경축(rigidity), 운동완만(bradykinesia), 보행장애, 짧은 보폭의 걸음 등 파킨슨병 양상과 보행장애를 가지고 있는지 평가한다.	□ 제대로 했음 □ 제대로 못했음 □ 하지 않았음

4) 평가와 계획

앞에서 당신이 보았던 환자의 문제를 SOAP로 요약할 때 평가와 계획을 수립하십시오.

(1) Assessment : (의증) 알츠하이머병

(2) Plan

① 뇌전산화단층촬영, 뇌자기공명영상 등의 뇌영상 검사
② 신경심리검사(기억력검사 등), 보호자 설문지
③ 기본적 혈액검사
- 혈액세포검사, 전해질 검사, 간기능 검사 및 신장기능 검사
- 비타민 B12 및 엽산 농도검사, 매독반응 검사, 갑상샘 기능검사

④ 약물치료
- 콜린분해효소억제제, NMDA수용체 차단제, 신경세포보호효과가 있는 약물들 – 항산화제, 은행잎 추출제, 에스트로겐, 스타틴제제 등

2. 두통

1) CPX Case II

(1) 두통에 대한 환자의 호소

- 25세 여성 환자
- 머리가 자주 아파서 왔어요

(2) 환자 질문

- 두통이 있는 경우에 CT나 MRI 같은 사진을 찍어야 한다고 들었는데 저도 찍어야 하나요?
- 나의 두통을 어떻게 치료해야 좋아지나요?

2) 증례 요약

(1) 환자 답변

- 주로 한쪽 머리가 자주 아픈데요. 양쪽이 다 자주 아프지만 왼쪽이 더 자주 아픈 것 같아요.
- 주로 눈이 빠질 듯이 아프고 심장 뛰듯이 욱신거리게 아파요.
- 대개 1달에 1~2번 아프고요. 한 번 아프면 반나절이나 하루 정도 아파요.
- 일을 못할 정도는 아니지만 짜증이 많이 나고 때로는 너무 아파서 누워 있기도 해요.
- 머리가 아플 때는 체한 것같이 구역이 나요.
- 두통이 있을 때는 밝은 곳이나 시끄러운 곳에 가면 불편해요.
- 두통이 있을 때 콧물, 눈물, 코 막힘, 충혈이 있는 것 같지는 않아요.
- 점차로 두통이 심해지지는 않지만 최근에 두통약(타이레놀)이 안 들어요.
- 두통이 시작할 때 갑자기 내려치듯이 시작하지는 않아요.

3) 채점표

(1) 문진

〈병력〉	
1. 두통의 위치(일측성, 양측성), 특성(박동성/비박동성)을 질문하였다.	□예 □아니오
2. 두통 강도(경도/중등도/중증), aura 유무를 질문하였다.	□예 □아니오
3. 진행양상(변화 없다/악화/호전/악화와 호전 반복)을 질문하였다.	□예 □아니오
4. 동반증상(구역/구토/소리공포증/빛공포증/콧물/눈물/코막힘/눈 충혈)을 질문하였다.	□예 □아니오
5. 두통을 유발할 수 있는 증상(발열/운동마비/감각이상/경련 등)에 대해 질문하였다.	□예 □아니오
6. 벼락두통 여부를 질문하였다.	□예 □아니오
7. 과거 두통병력과 가족력에 대해 질문하였다.	□예 □아니오
8. 신경영상검사가 필요한 경우에 대해 적절히 설명하였다.	□예 □아니오

(2) 신체진찰

9. Neck stiffness를 확인하였다.	□ 제대로 했음 □ 제대로 못했음 □ 하지 않았음
10. 체온을 확인하였다.	□ 제대로 했음 □ 제대로 못했음 □ 하지 않았음
11. 근육통(SCM, trapezius, S.capitus 등)을 확인하였다.	□ 제대로 했음 □ 제대로 못했음 □ 하지 않았음
12. 감각, 운동, 평형감각 등의 신경학적 진찰을 실시하였다.	□ 제대로 했음 □ 제대로 못했음 □ 하지 않았음

4) 평가와 계획

앞에서 당신이 보았던 환자의 문제를 SOAP로 요약할 때 평가와 계획을 수립하십시오.

(1) Assessment : **편두통**

(2) Plan

① 편두통 치료의 일반적인 원칙에 대해 설명한다.
② 편두통의 급성기 약물치료 및 비약물적 치료에 대해 설명한다.
③ 편두통의 예방치료에 대해 설명

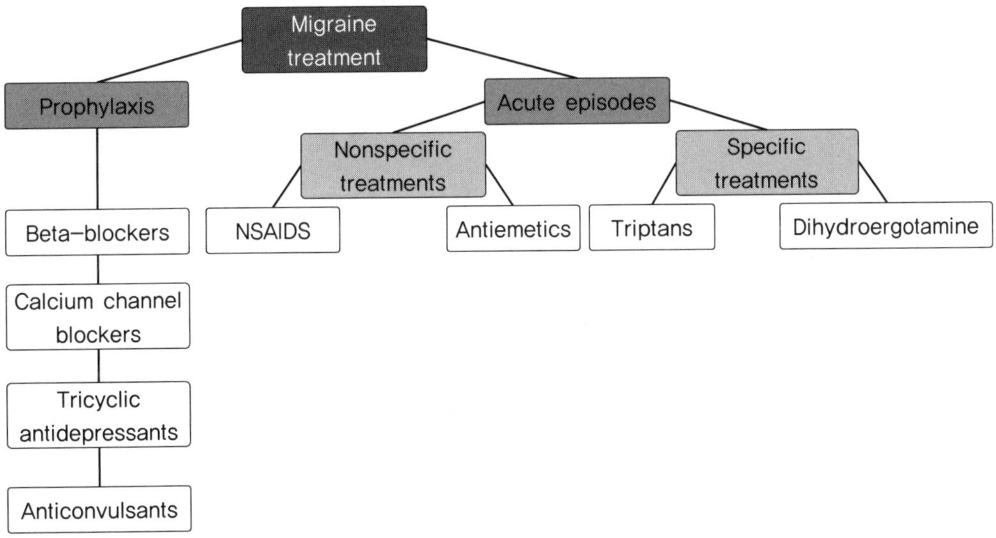

출처: www.pharmacologycorner.com

[그림 2-1]

3. 의식 장애

1) CPX Case III

- 주증상 : 의식이 없어요
- 환자 이름 : 홍길동
- 보호자 이름 : 성춘향, 환자의 부인
- 환자 특성 : 54세 남성, 175cm, 65kg
- 프로필 : 내원 당일 갑자기 화장실에 가려고 일어나는데 쓰러지면서 의식을 잃었다. 환자는 고혈압과 당뇨병으로 5년 전부터 개인 의원에서 치료했었다 한다. 또한 30년간의 흡연력이 있었다. 그 외 특이할 만한 가족력은 없었다.

2) 상황 소개

- 54세 남성 환자로 의식이 없다고 보호자와 함께 119구급차로 응급실에 내원하였다.
- 생명징후

  체온 : 37.2degree of celcius

  맥박 : 85회/분

  호흡수 : 8회/분, 불규칙

  혈압 : 150/90 mmHg

환자는 사지를 쭉 뻗은 상태로 제뇌경직(decerebrate rigidity) 상태, 호흡은 가능하나 불규칙하고 얕은 실조성(ataxic) 호흡, 동공이 확장되어 있고, 눈동자 움직임은 전혀 없는 상태, 인형안반사에도 눈동자의 움직임이 전혀 없는 상태이다.

3) 증례요약

(1) 증상의 시작 시점을 질문하였다.

- 질문(학생) : "언제 의식을 잃었나요?"
- 대답(보호자) : "오늘 아침이요."

(2) 증상이 일어난 상황을 질문하였다.

- 질문 : "어떤 상황에서 의식을 잃었나요?"
- 대답 : "아침에 화장실에 가려고 일어나는데 주저앉았고 의식을 잃었어요."

(3) 환자의 과거병력, 약물복용력, 흡연력, 음주력에 대해 질문하였다.

- 질문 : "환자가 가지고 있는 고혈압, 당뇨병, 심장질환 등의 병이 있습니까?"
  "드시는 약이 있습니까?"
  "흡연이나 음주를 합니까? 한다면 얼마나 하나요?" 등
- 대답 : "고혈압, 당뇨병이 있어 개인 의원에서 약물치료 중입니다."
  "흡연을 하고 하루에 1갑씩 30년간 피웠습니다. 술은 많이 하지 않습니다."

(4) 환자의 직업, 독성물질노출, 외상 등에 대해 질문하였다.

- 질문 : "환자의 직업은 무엇인가요?"
  "혹시 중금속이나 가스 등에 노출되지는 않았나요?"
  "외상은 없었나요?"
  "집에서 혈당을 재나요? 잰다면 당시 혈당은 얼마였나요?" 등
- 대답 : "공무원입니다."
  "중금속, 가스 노출 없습니다."
  "외상 없습니다."
  "집에서 잽니다. 당시 저혈당이 걱정돼서 재보니 187이었습니다."

(5) 의식장애 시에 동반된 증상이 있었는지 질문하였다.

- 질문 : "의식소실 시에 다른 증상을 호소하지는 않았나요?"
  "쓰러져서 팔다리를 쭉 뻗고 떨어지거나 거품침을 내거나 눈이 돌아가는 등의 경기는 없었나요?"
- 대답 : "처음에 어지럽고 물체가 두 개로 아른아른하다고 하면서 어지럽다고 했고 일어서면서 비틀비틀거렸어요."
  "없었습니다."

(6) 의식장애 후 내원 시점까지의 시간경과 및 임상증상의 변동이 있었는지 질문하였다.

- 질문 : "증상 처음 시작 후에 얼마 만에 병원에 도착한 건가요?"
  "병원에 오시는 동안 환자 증상의 변동은 없었나요?"
- 대답 : "병원까지 오는 데 119구급차로 40분 만에 도착했습니다."
  "구급차에서 숨 쉬는 것이 약해지고 불규칙해졌어요."

4) 채점표

(1) 문진

1. 증상의 시작 시점, 일어난 상황, 동반증상을 질문하였다.	□예 □아니오
2. 환자의 과거병력, 약물복용력, 흡연력, 음주력에 대해 질문하였다.	□예 □아니오
3. 환자의 직업, 독성물질노출, 외상 등에 대해 질문하였다.	□예 □아니오
4. 의식장애 후 내원 시점까지의 시간 경과 및 임상증상의 변동이 있었는지 질문하였다.	□예 □아니오

(2) 신체진찰 I

5. 의식수준을 평가하였다(Glasgow coma scale 활용가능).	□ 제대로 했음 □ 제대로 못했음 □ 하지 않았음
6. Pupil size와 Pupil light reflex를 검사하였다.	□ 제대로 했음 □ 제대로 못했음 □ 하지 않았음
7. 안구운동, 안구위치, Oculocephalic reflex(doll's eye maneuver) 등을 검사하였다.	□ 제대로 했음 □ 제대로 못했음 □ 하지 않았음
8. Corneal reflex, Ciliospinal reflex를 검사하였다.	□ 제대로 했음 □ 제대로 못했음 □ 하지 않았음

(3) 신체진찰 II

9. 자발적인 사지운동이 있는지, 어떤 자세를 취하고 있는지를 검사하였다.	□ 제대로 했음 □ 제대로 못했음 □ 하지 않았음
10. 숨쉴 때 입/코 주위에서 냄새를 확인하였다. 호흡음을 청진하고 호흡의 양상을 확인하였다.	□ 제대로 했음 □ 제대로 못했음 □ 하지 않았음
11. 체온을 측정하고, 피부를 살펴보았다.	□ 제대로 했음 □ 제대로 못했음 □ 하지 않았음

5) 평가와 계획

앞에서 당신이 보았던 환자의 문제를 SOAP로 요약할 때 평가와 계획을 수립하십시오.

(1) Assessment : R/O top of the basilar syndrome

(2) Plan

① Care of the comatose patient

- Airway keep and oxygen supply
- IV line keep & blood sampling
- Naloxone(0.5mg)+50% glucose(25-50mL)+thiamine 100mg
  - ICP monitoring & control by mannitol or corticosteroid
  - Lumbar puncture for SAH or meningitis Dx.
  - Seizure control
  - Gastric aspiration & lavage
  - Temperature regulation
  - Bladder & urine maintenance
  - Nutrition & electrolyte balance
  - Prevention of aspiration pneumonia, deep vein thrombosis

② Brain imaging – brain CT, brain MRI

③ IV thrombolytics

4. 어지럼증

1) CPX Case IV

- 주소 : 내원 2일 전부터 발생한 어지럼증
- 환자 : 홍길동(70세, 남성)
- 과거력

  고혈압 : 약 10년 전부터 고혈압 약 복용 중

  흡연 : 50년 전부터 하루에 한 갑씩 피움

  음주 : 일주일에 1번, 2홉 소주 1~2병씩

  그 밖의 특이한 병력, 약물복용은 없음

2) 증례요약

평소에 건강하던 70세 남자 환자가 2일 전 아침에 일어날 때부터 생긴 어지럼증을 주소로 내원하였다.

처음에는 주변이 돌아가는 느낌이었는데 지금은 내 자신이 도는 느낌이라고 하였고, 가만히 있을 때는 별로 어지럽지 않지만 누워 있다가 일어날 때, 걸을 때, 고개를 돌릴 때 많이 어지럽다고 하였다. 어지럼증과 함께 울렁거리고 토하는 증상이 있어서 식사를 제대로 못했고, 식사할 때 젓가락질이 잘 안 된다고 하였다. 걸을 때 어지러워서 평소보다 옆으로 벌린 엉거주춤한 상태로 걸었고, 자꾸 오른쪽으로 넘어진다고 하였다.

이학적 검사에서 활력징후를 비롯한 특별한 소견은 없었다.

신경학적 검사에서 의식수준을 비롯한 정신상태검사는 정상이었다.

뇌신경검사에서도 경미한 발음장애가 의심됐지만 환자는 평소와 비슷하다고 하였고, 복시, 눈떨림 등의 소견도 없었다. 운동계, 감각계, 심부건반사 검사에서도 정상이었다.

소뇌기능검사에서 오른팔의 겨냥이상증(dysmetria), 의도떨림(intention tremor), 상반운동되풀이장애(dysdiadochokinesia)가 관찰됐다. 걸을 때 다리를 옆으로 벌린 상태로 조심스럽게 걸었고, 자주 오른쪽으로 넘어지려고 하였다. 일자보행을 시켰을 때도 자주 양쪽으로 넘어졌지만 오른쪽으로 더 많이 넘어졌다.

Romberg검사는 눈을 뜰 때와 감을 때 모두 균형을 잡지 못했다.

3) 채점표

(1) 문진

1. 어지럼증(dizziness)의 유형이 어떤지 질문하였다.	□예 □아니오
2. 어지럼증이 발생한 시기, 유발/완화요인, 지속시간, 발생빈도, 약물복용, 외상 여부 등의 일반적인 특징을 질문하였다.	□예 □아니오
3. 뇌졸중 위험인자(고혈압, 당뇨, 고지혈증, 심장병, 흡연, 비만 등)가 있는지 질문하였다.	□예 □아니오
4. 어지럼증이 움직임과 관련돼 나타나는지 질문하였다.	□예 □아니오
5. 어지럼증이 있을 때의 동반증상(울렁거림/구토, 복시, 발음장애, 실조증 등)이 있는지 질문하였다.	□예 □아니오

(2) 신체진찰

6. 뇌신경검사(눈떨림 포함), 운동 및 감각검사(진동 및 위치감각 포함)를 확인하였다.	□ 제대로 했음 □ 제대로 못했음 □ 하지 않았음
7. 소뇌검사(조화, 균형검사)를 확인하였다.	□ 제대로 했음 □ 제대로 못했음 □ 하지 않았음
8. 환자 자신이 어지럼증을 유발할 수 있는 방법이 있으면 하도록 시킨다.	□ 제대로 했음 □ 제대로 못했음 □ 하지 않았음
9. 위의 방법으로 유발되지 않으면 stimulation test를 실시한다. (예 : head thrust test, head shaking nystagmus, hyperventilation stimulation test, Valsalva maneuver, standing, walking with turn)	□ 제대로 했음 □ 제대로 못했음 □ 하지 않았음

4) 평가와 계획

앞에서 당신이 보았던 환자의 문제를 SOAP로 요약할 때 평가와 계획을 수립하십시오.

(1) Assessment : R/O right cerebellar infarction

(2) Plan

① 뇌영상검사(CT, MRI)를 실시한다.
② 혈전용해제, 항혈소판제를 투여한다.
③ 뇌졸중 위험인자에 대한 검사를 실시한다.
④ 뇌졸중 위험인자에 대한 치료도 병행한다.

5. 경련

1) CPX Case V

39세 여성 환자가 응급실로 내원하였다. 환자와 같은 식당에 있던 목격자에 따르면, 혼자 식사 중이던 환자가 음식을 엎지른 채로 넘어져 있었으며 언제 쓰러졌는지는 정확히 알기 힘들었다. 환자를 흔들어 깨워도 눈 감은 채 아무런 반응이 없었다. 양손이 굳어져 있는 듯하였으나 경련을 하지는 않았다. 머리나 얼굴 등에 다친 흔적은 없었고 숨은 잘 쉬고 있었다.

구급차 안에서 환자가 눈을 감은 채 잠자는 것처럼 보였으며 동공반사는 정상이었고 호흡, 맥박은 규칙적이었다. 구조사가 꼬집자 환자가 몸을 비틀면서 피하는 모습 보였으나 묻는 말에는 대답하지 않고 신음소리만 냈다.

응급실 도착 수분 후 환자는 의식을 되찾고 자발적으로 눈을 떴으나 "여기가 어디지" "다들 그만 좀 해라"라고 말하였으며 "지금 집에 가야겠다"라고 했다가 "회사에 가야겠다"라고 하는 등 상황에 대한 인식이 부족하였다.

약 삼십 분 후 남편이 도착했으며 곧 남편을 알아보았다. 환자는 남편의 설명을 듣고 놀라는 듯하며 입원을 결정하였다.

2) 증례요약

- 보통의 가정환경에서 고등학교 졸업 후 현재의 직장(회사 경리, 비서직)에서 현재의 남편을 만남
- 직장은 업무과 과로 스트레스가 많은 곳이었음
- 현재는 전업주부임
- 8년 전 남편과 연애시절 대화 도중 갑자기 엉뚱한 소리를 해서 치매 아니냐고 핀잔들은 적이 있음. 한 번은 '염소가 보인다'고 한 적이 있어 남편이 이상하게 여겼으나 곧 자신의 실수를 눈치 챈 환자가 장난인 것처럼 얼버무려서 넘어간 적 있음
- 가족 중에 특이한 병력 가진 사람 없음
- 6년 전 직장에서 동료들과 대화하는데 자꾸 말의 흐름을 끊고 혼자 갑자기 딴 주제의 내용을 펼치곤 해서 동료들의 권유로 brain MRI 시행함. 그 당시 특이소견 없다고 들었음

- 재작년에 시어머니와 대화 중 갑자기 엉뚱한 소리(내용은 있으나 현재 대화 중인 내용과 맞지 않는)를 하여 딴생각한다고 꾸중을 들은 적 있음
- 가족(어머니)에 따르면 결혼 전 한 차례 '기절'한 적이 있음. 당시 물 마시러 거실에 나갔다가 수분 후 바닥에 쓰러진 채 발견. 의식을 곧 회복하였고 스트레스 및 불면 등으로 인한 것으로 생각하고 집에서 쉬면서 경과 관찰함
- 최근 한 달 사이 속이 안 좋다, 울렁거리는 듯한 느낌이 자주 든다. 예전에는 수개월에 한 번씩 그랬던 것 같음
- 최근에는 특별히 가족(부부)관계가 안 좋다거나 사적인 스트레스를 받은 적은 없음. 그러나 불면 증세는 여전히 있어서 잠이 잘 오지 않는 날은 새벽 1시를 넘길 때도 있음

3) 질문/관찰사항

(1) 증상/상황에 대해

① 어디까지가 기억이 나는지(당시 상황)
② 동반 증상(두통, 심계 항진, 복부 증상, 마비, 근육통, 현기증 등)의 유무
③ 쓰러지기 직전의 느낌
④ 경련 유무와 양상(목격자에게)
⑤ Tongue bite, urination/defecation, head or neck, eyeball deviation(목격자에게)
⑥ 환자가 금방 깨어났는지/의식이 천천히 회복되었는지(목격자에게)
⑦ 환자의 안색이 창백해졌는지, 손발이 차가웠는지(목격자에게)

(2) 병력 청취

① 과거 동일한 경험(LOC) 유무
② 남들이 (외모나 행동, 표정 등이) 이상해 보인다고 한 적 있는지
③ 과거력이 의심된다면, 몇 살 때부터인지(언제부터인지)
④ 최근 들어 빈도는 어떠한지
⑤ 가족력
⑥ 열성 경련의 과거력

⑦ 두부 손상력
⑧ 음주력
⑨ 현재 복용 중인 약물(수면제, 정신과 처방약 등)
⑩ 수면 상태
⑪ 현재 직업 및 과로 여부
⑫ 정신적 스트레스

4) 채점표

(1) 문진

1. 증상의 시작 시점, 경과, 빈도, 동일한 증상 여부를 질문하였다.	□예 □아니오
2. 남들이 (외모나 행동, 멍한 표정 등) 이상해 보인다고 한 적 있는지 질문하였다.	□예 □아니오
3. 가족력, 열성 경련의 과거력을 질문하였다.	□예 □아니오
4. 음주력, 두부 손상력을 질문하였다.	□예 □아니오
5. 정신적 스트레스, 수면 상태를 질문하였다.	□예 □아니오
6. 현재 복용 중인 약물(수면제, 정신과 처방약 등)에 관하여 질문하였다.	□예 □아니오
7. 쓰러지기 직전의 느낌, 당시 상황, 동반 증상(두통, 심계 항진, 복부 증상, 마비, 현기증 등), 의식을 회복한 뒤의 증상(두통, 근육통) 유무에 대해 질문하였다.	□예 □아니오
8. 목격자가 있다면 경련 유무와 양상, 동반증상(안색 창백, 손발이 차가웠는지, tongue bite, urination/defecation, head/neck, eyeball deviation), 의식회복 속도를 질문하였다.	□예 □아니오

(2) 신체진찰

9. 동반 손상(두부 외상, 열상, tongue bite) 유무를 확인하였다.	☐ 제대로 했음 ☐ 제대로 못했음 ☐ 하지 않았음
10. neck stiffness, muscle pain/tenderness, febrile sensation, 체온을 확인하였다.	☐ 제대로 했음 ☐ 제대로 못했음 ☐ 하지 않았음
11. 신경학적 검사를 하였다. (attention/orientation, memory impairment, weakness/gait, sensory test 등)	☐ 제대로 했음 ☐ 제대로 못했음 ☐ 하지 않았음
12. 혈압, EKG, Chest pain을 확인하였다.	☐ 제대로 했음 ☐ 제대로 못했음 ☐ 하지 않았음

5) 평가와 계획

환자의 문제를 SOAP로 요약할 때 평가와 계획을 수립하십시오.

(1) Assessment : R/O temporal lobe epilepsy

(2) Plan

① Structural lesion의 감별을 위해 brain MRI의 시행을 설명한다.
② 뇌파 검사를 recommend한다.
- 만일 환자가 두통 및 열감을 호소한다면 encephalitis의 가능성을 설명하고 CSF tapping을 recommend한다.
- 만일 환자가 정신과 약물을 복용 중이라면 성분 확인의 필요성과 상기 증상의 유발 가능성을 설명한다.
- 만일 환자가 chronic alcoholics라면 금주 교육의 필요성도 설명한다.
- 만일 환자가 onset 당시 chest discomfort를 호소했다면 cardiologic evaluation의 필요성을 설명한다.

③ AED medication이 필요할 수 있음을 설명한다.
④ 재발 및 재발시의 위험(외상 등) 가능성을 설명한다.

6. 손떨림

1) CPX Case Ⅵ

- 주증상 : 양쪽 손떨림
- 환자특성 : 53세 여성

53세 여자(남자)가 수전증을 주소로 내원하였다. 수전증은 20년 되었으며 점차 진행한다고 하였다. 일정한 자세를 취할 때 수전증이 심하여졌으며 환자는 글씨를 쓰거나 식사를 할 때 수저로 국물을 먹을 때 불편함을 느끼고 있다. 평소 특이질환은 없었으며 직업은 없다.

2) 상황 소개

(1) 환자는 상황에 따라 손을 적절하게 떨고 있어야 한다. 처음에는 떨지 않고 특정 상황에서만 떨리는 것을 보여 주어야 한다.
(2) 예를 들어 가만히 있는 경우에는 손을 떨고 있지 않다가 "앞으로 나란히"를 하거나 손으로 물건을 잡거나 손가락으로 어느 점을 가리킬 때 손을 떨고 있어야 한다.
(3) 걸을 때는 떨림이 없어야 한다. 글씨를 쓰게 하는 경우에는 글씨체가 떨려야 한다. 손을 떠는 부위는 전체적인 것이 아니라 주로 손목을 눈에 보일 정도로 심하지 않게 위아래로 떨고 있어야 한다.
(4) 병력을 물을 때 특이한 병은 없었다고 말하고 다른 특별한 약물복용을 하지 않는다고 말한다. 술과의 관계를 물으면 술을 마셨을 때는(취하였을 때) 떨림이 줄어들었다고 말한다.
(5) 가족력을 물어보면 아버지가 수전증이 있었다고 말해야 하고 조부모는 확실하지 않다고 말한다. 형제는 3남매로 맏이고 동생 중 한명이 수전증이 있는 것 같다고 말한다.
(6) 신경학적 검사에서 모두 정상으로 행하나 언급하였듯이 finger to nose test에서는 (손가락으로 코를 집어 보는 검사) 검사하는 손을 손목 위주로 떨면 된다.
(7) 글씨를 쓰게 할 때도 손목을 떨어 글씨체가 떨리게 만든다. 앞으로 나란히를 시키면 양쪽 손목을 떤다.

3) 채점표

(1) 병력

1. 수전증의 가족력을 질문하였다.	□예 □아니오
2. 약물 복용 여부를 질문하였다.	□예 □아니오
3. 감별진단을 위해 파킨슨병 증상(resting tremor, rigidity, bradykinesia, postural instability, masked face 등)을 질문하였다.	□예 □아니오
4. 갑상선 기능 이상증(의심증상, 과거력 등)에 대해 질문하였다	□예 □아니오
5. 주로 언제 나타나는지(가만히 있을 때, 행동을 하거나 자세를 취할 때)에 대해 질문하였다.	□예 □아니오
6. 완화요인(술 등), 악화요인(스트레스 등)에 대해 질문하였다.	□예 □아니오

(2) 신체진찰

7. 특정 자세를 유지하여 진전의 정도를 검사하였다.	□ 제대로 했음 □ 제대로 못했음 □ 하지 않았음
8. 특정 행동을 하게 하여 action tremor를 검사하였다. (e.g. Finger to nose test)	□ 제대로 했음 □ 제대로 못했음 □ 하지 않았음
9. 나선형 동그라미를 그리게 시켜서 확인하였다.	□ 제대로 했음 □ 제대로 못했음 □ 하지 않았음
10. 파킨슨병 증상(rigidity, bradykinesia, 보행장애, 짧은 보폭의 걸음 등)을 확인하였다.	□ 제대로 했음 □ 제대로 못했음 □ 하지 않았음

4) 평가와 계획

환자의 문제를 SOAP로 요약할 때 평가와 계획을 수립하십시오.

(1) Assessment : **본태성 진전**

(2) Plan

① 갑상선 기능검사
② 필요시 약물복용으로 증상을 조절할 수 있음을 설명함

(3) **감별진단 및 설명**

① 환자가 질문한 것에 대해 적절하게 대답해야 한다. 파킨슨병과의 감별점을 이야기해 주어야 한다. 파킨슨병과의 차이점은 resting tremor, rigidity, bradykinesia가 없으므로 아니라고 설명한다. 이 중 하나라도 언급되어야 한다.
② 자연병력에 대해서 환자에게 설명하여야 한다(크게 변화가 없거나 서서히 악화될 수 있다).

7. 팔다리 근육힘 약화

1) CPX Case VII

- 주증상 : 사지에 힘이 없어요
- 환자특성 : 45세 남성, 175cm, 65kg
- 프로필 : 6주 전부터 의자에서 일어나기가 힘들었고, 4주 전부터는 상지에도 증상이 생겨 선반 위로 물건을 들어올리기가 힘들어졌다. 사지 증상이 발생하기 약 3개월 전부터 간헐적으로 안검하수 및 복시가 있었으며 피로하거나 몸에 열이 날 때 심해지고 오후보다는 오전에 호전되는 소견을 보였다고 한다. 사지의 근력쇠약과 동시에 말을 할 때 어둔함을 느꼈고 음식을 씹거나 삼키기도 힘이 든다고 한다. 숨은 차지 않다고 한다. 신경이나 근육을 침범하는 질환의 가족력도 없었다.

2) 병력청취

(1) 증상의 시작 시점을 질문하였다.
(2) 질병의 경과를 질문하였다.
(3) 사지마비로 특별히 지장을 느끼는 일상생활 동작에 대한 질문을 하였다.
(4) 안검하수 및 복시가 있는지 질문하였다.
(5) 구마비(구음장애, 저작장애, 연하장애)가 있는지 질문하였다.
(6) 숨이 찬지 질문하였다.
(7) 증상의 하루 중 변동 유무에 관하여 질문하였다.
(8) 감각증상 유무에 대해 질문하였다.
(9) 다른 동반 질환에 대해 질문하였다.
(10) 가족 중 신경 및 근육질환이 있는지 질문하였다.

3) 신체진찰

(1) 사지의 원위부 및 근위부 근의 근력검사를 하였다.
(2) 안검하수 및 외안근 마비를 확인하였다.
(3) 안검하수의 피로현상(fatigability)을 확인하였다.

(4) 구마비(어금니를 깨물고 입을 벌리고 말을 시켜 보고 물을 삼켜 보고)를 확인하였다.
(5) 호흡음을 청진하고 흉벽의 이상 운동(paradoxical movement, suprclavicular retraction)을 관찰하였다.
(6) 감각검사를 하였다.
(7) 신부건반사 검사를 하였다.
(8) 근육의 위축이나 비대, 근육의 압통, 근육의 딱딱함 등을 확인하였다.
(9) 갑상선을 촉지하였다.

4) 상황소개

(1) 문진

항목 01 증상의 시작 시점을 질문하였다.

- 질문 : "언제부터 팔, 다리에 힘이 빠졌나요?
- 대답 : "6주 전부터."

항목 02 질병의 경과를 질문하였다.

- 질문 : "증상이 시작된 6주 전보다 지금 증상이 더 심합니까?" "6주 전보다 증상이 호전되고 있습니까?" "6주 전이나 지금이나 증상이 비슷합니까?" 등
- 대답 : "6주 전에는 다리에 힘이 빠졌는데 4주 전부터는 팔에도 힘이 없다."

항목 03 사지마비로 특별히 지장을 느끼는 일상생활 동작에 대해 질문하였다.

- 질문 : "의자에서 일어나기가 어렵습니까?" "계단 오르기가 힘듭니까?" "머리감기 혹은 머리 빗기가 힘듭니까?" "선반 위에 물건 올리기가 어렵습니까?" "설거지 할 때 그릇을 자주 떨어뜨려 깹니까?" "글씨 쓰기가 어렵습니까?" "걸음을 걸을 때 자주 걸려 넘어집니까?" 등
- 대답 : "의자에서 일어나기가 힘들고 계단 오르기가 힘들다. 선반 위에 물건 올리기도 힘들다."

항목 04 안검하수 및 복시가 있는지 질문하였다.

- 질문 : "눈꺼풀이 내려옵니까?" "물체가 둘로 보입니까?"

- 대답 : "가끔 좌측 눈꺼풀이 내려오고 가끔 물체가 둘로 보입니다."

항목 05 구마비(구음장애, 저작장애, 연하장애)가 있는지 질문하였다.

- 질문 : "음식을 씹거나 삼키는 데 지장이 있습니까?" "말이 어둔합니까?"
- 대답 : "말을 할 때 어둔함을 느끼고 음식을 씹거나 삼키기도 힘이 든다."

항목 06 숨이 찬지 질문하였다.

- 질문 : "숨 쉬기는 괜찮나요?" "숨차지 않으세요?"
- 대답 : "숨차지는 않습니다."

항목 07 증상의 하루 중 변동 유무에 관하여 질문하였다.

- 질문 : "아침에 자고 난 후 혹은 휴식을 취한 후에 증상이 호전이 되나요?" "운동을 하거나 많이 움직이면 증상이 나빠지나요?" "몸에 열이 나면 증상이 나빠지나요?"
- 대답 : "아침에 자고 나거나 휴식 후에 힘이 생기는 것 같아요."

항목 08 감각증상 유무에 대해 질문하였다.

- 질문 : "팔다리가 저리거나 아픕니까?" "팔다리에 감각이 무딥니까?"
- 대답 : "감각은 이상이 없습니다."

항목 09 다른 동반 질환에 대해 질문하였다.

- 질문 : "갑상선 질환은 없나요?" "빈혈은 없나요?" "류머티스 관절염은 없나요?"
- 대답 : "다른 병은 없습니다."

항목 10 가족 중 신경 및 근육질환이 있는지 질문하였다.

- 질문 : "가족 중 비슷한 증상을 갖는 사람은 없나요?" "가족 중 팔다리에 변형이 있는 사람은 없나요? 가족 중 일찍 돌아가신 분은 없나요?" "일찍 돌아가셨으면 무슨 이유로 돌아가셨나요?"
- 대답 : "없습니다."

(2) 신체검사

항목 11 사지의 원위부 및 근위부 근의 근력검사를 하였다.

제대로 했음 : 좌우 팔과 다리를 각각 검사를 하였고 팔과 다리의 몸통 쪽 (팔 : 어깨를 들어 올리거나 팔꿈치를 굽히고 펴는 힘을 검사, 다리 : 대퇴부를 굽혀 몸통에 붙이는 힘을 보거나 무릎을 펴거나 굽히는 힘을 검사)과 몸통에서 먼 쪽(팔 : 손목을 굽히거나 뒤로 젖히는 힘을 검사하거나 주먹을 쥐거나 손가락을 뒤로 젖히고 손가락을 벌리는 힘을 검사. 다리 : 발목을 뒤로 젖히거나 앞으로 굽히는 힘을 검사)을 모두 검사하였다.

항목 12 안검하수 및 외안근 마비를 확인하였다.

제대로 했음 : 위쪽 눈꺼풀(상안검)과 검은 눈동자의 가장자리와의 관계를 관찰하였고 6개의 안구 운동방향으로 안구 운동의 제한을 관찰하였다.

항목 13 안검하수의 피로현상(fatigability)을 확인하였다.

제대로 했음 : 눈을 떠 위를 쳐다보게 하고 약 30초 이상 유지하게 해서 위쪽 눈꺼풀이 시간이 지나감에 따라 점차 내려오는 현상을 관찰하였다.

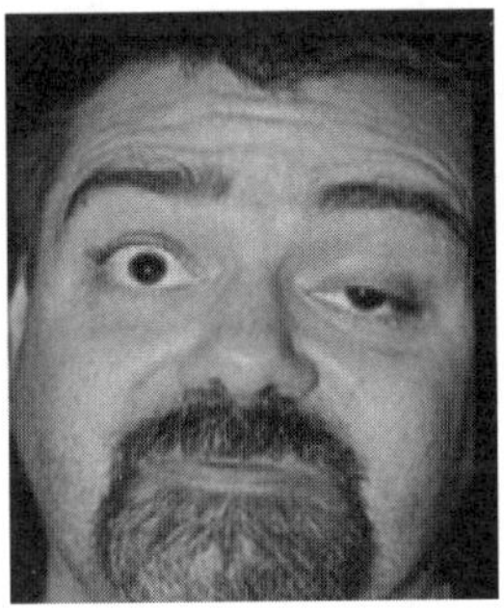

출처: www.nasoweb.org

[그림 2-2]

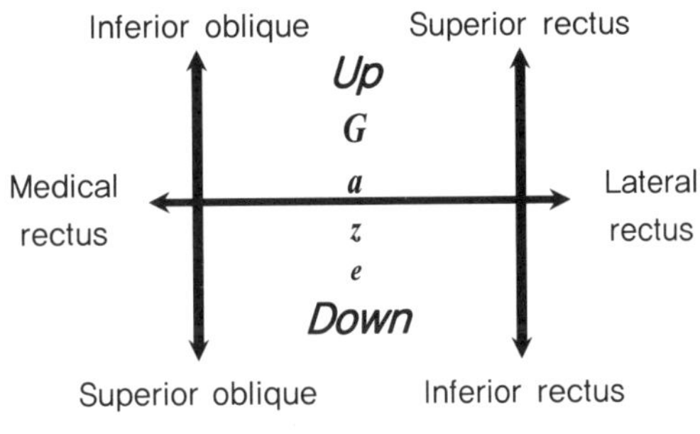

출처: image.google.com

[그림 2-3]

항목 14 구마비(어금니를 깨물고 입을 벌리고 말을 시켜 보고 물을 삼켜 보고)를 확인하였다.

제대로 했음 : 어금니를 깨물고 말을 시켜 보고 물을 삼키는 것을 모두 실시하였다.

항목 15 호흡음을 청진하고 흉벽의 이상 운동(paradoxical movement, suprclavicular retraction)을 관찰하였다.

제대로 했음 : 좌우 호흡음을 청진하고 흉벽의 움직임 특히 쇄골 위 부분의 함몰이나 숨을 들이마실 때 흉벽의 움직임은 없고 복부가 팽창하는가에 대한 관찰을 하였다.

항목 16 감각검사를 하였다.

제대로 했음 : 좌우 팔다리의 감각이상 유무를 safety pin과 tunning pork 등을 사용하여 검사하였다.

항목 17 심부 건반사 검사를 하였다.

제대로 했음 : 좌우 biceps jerk, triceps jerk, knee jerk, ankle jerk을 검사하고 유발할 수 있었다.

항목 18 근육의 위축이나 비대, 근육의 압통, 근육의 딱딱함 등을 확인하였다.

제대로 했음 : 사지의 근육을 관찰하여 위축이나 비대를 확인하고 근육을 만져 압통이 있는지 물어보고 딱딱함 등을 느껴 보았다.

항목 19 갑상선을 촉지하였다.

제대로 했음 : 환자의 등 뒤에서 손으로 만져 갑상선 비대 유무를 확인하였다.

5) 채점표

(1) 병력청취

1. 증상의 시작 시점, 경과를 질문하였다.	□예 □아니오
2. 사지마비나 근력저하로 일상생활에 지장을 느끼는지 질문하였다.	□예 □아니오
3. 안검하수 및 복시가 있는지 질문하였다.	□예 □아니오
4. 구마비(구음장애, 저작장애, 연하장애)가 있는지 질문하였다.	□예 □아니오
5. 숨이 찬지 질문하였다.	□예 □아니오
6. 증상의 하루 중 변동 유무에 관하여 질문하였다.	□예 □아니오
7. 동반 질환(갑상선질환, 류머티스 관절염, 빈혈)에 대해 질문하였다.	□예 □아니오
8. 감각증상 유무에 대해 질문하였다.	□예 □아니오

(2) 신체진찰

9. 안검하수 및 외안근 마비를 확인하였다.	□ 제대로 했음 □ 제대로 못했음 □ 하지 않았음
10. 안검하수의 피로현상(fatigability)을 확인하였다.	□ 제대로 했음 □ 제대로 못했음 □ 하지 않았음
11. 구마비(어금니를 깨물기, 입 벌리고 말하기, 물/침 삼키기)를 확인하였다.	□ 제대로 했음 □ 제대로 못했음 □ 하지 않았음
12. 사지의 원위부 및 근위부 근력검사를 하였다.	□ 제대로 했음 □ 제대로 못했음 □ 하지 않았음
13. 감각검사를 하였다.	□ 제대로 했음 □ 제대로 못했음 □ 하지 않았음
14. 심부건반사를 하였다.	□ 제대로 했음 □ 제대로 못했음 □ 하지 않았음

6) 평가와 계획

환자의 문제를 SOAP로 요약할 때 평가와 계획을 수립하십시오.

(1) Assessment : R/O 중증근무력증

(2) Plan

① 검사

- Repetitive nerve stimulation test,
- Neostmine or edrophonium test,
- Achr antibody test,
- Chest ct with enhancement

② 치료

- Anticholinesterase, steroid,
- Other immunosuppressants,
- Thymectomy

제3장 Approach to the Patient with Cardiac Problem

1. Chest Pain (1)
2. Chest Pain (2)
3. Dyspnea (1)
4. Dyspnea (2)
5. Palpitation (1)
6. Palpitation (2)
7. Hypertension (1)
8. Hypertension (2)
9. Syncope (1)
10. Syncope (2)

1. Chest Pain (1)

1) History

- 64세, 여자
- Chief complaint : effort chest pain
- Present illness : 3주 전 아침 운동시 발생, 이후 계단을 오를 때 또는 집안 청소 때 발생, 쉬면 호전됨
- Past medical history : hypertension, 약 복용
- Social history : never-smoker, 술-맥주 한 잔
- Physical exam : not pale, regular heart beat without murmur

2) ECG

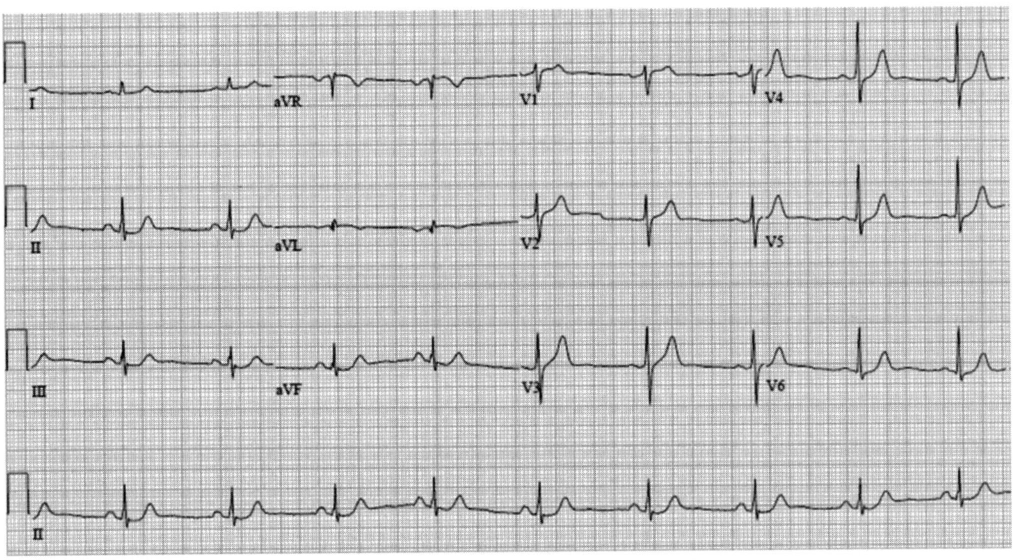

3) Chest PA

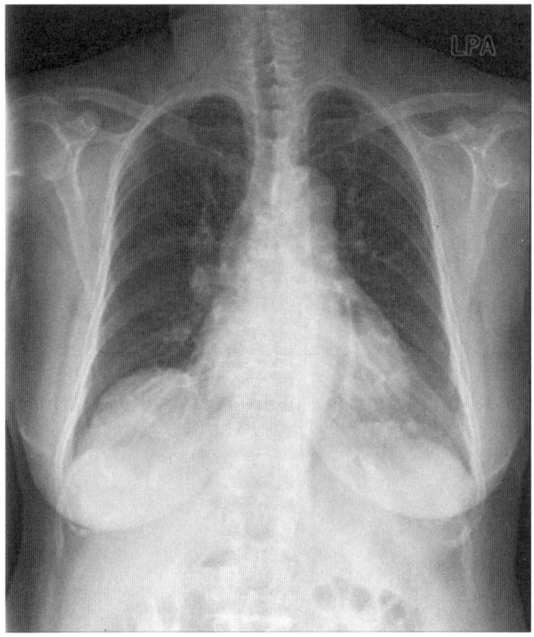

4) Exercise Stress Test

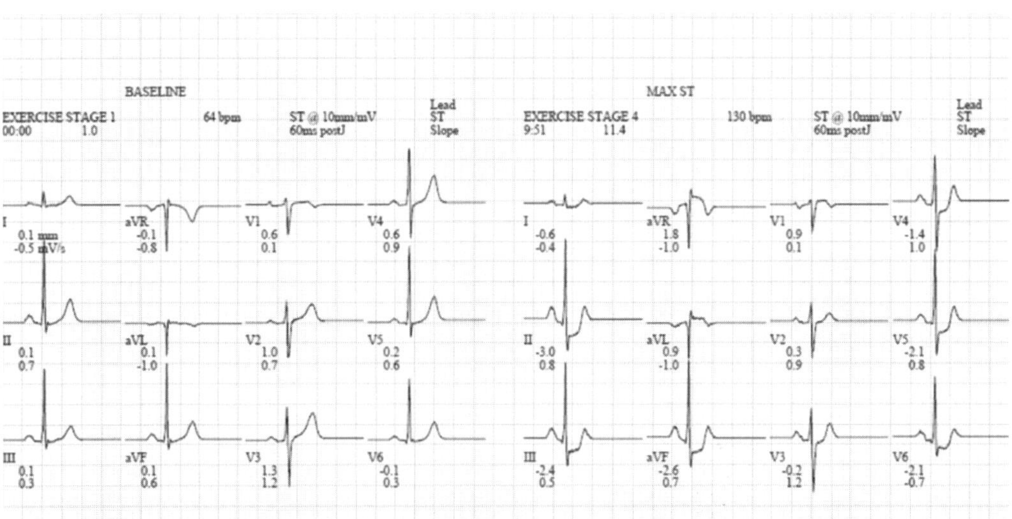

5) CAG

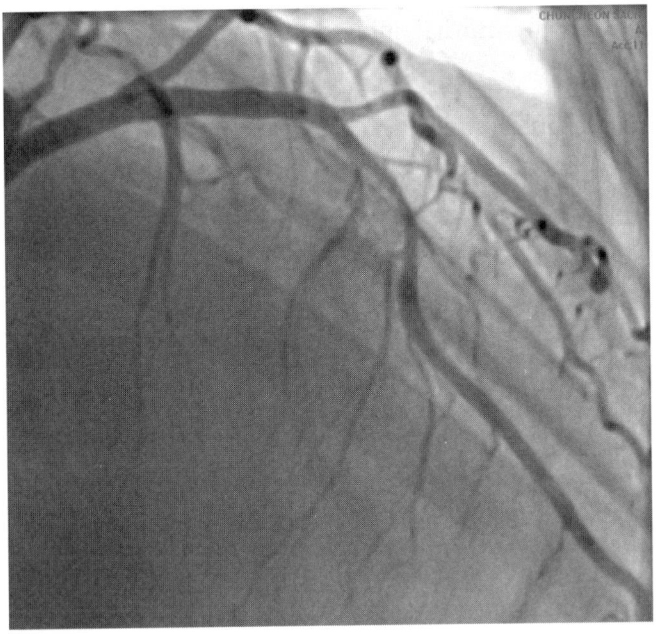

6) Contents of History Taking

부위(Location/Radiation)	
양상(nature)	
지속시간/발현시간	
동반증상	
악화인자	
완화인자	
음주/흡연력	
위험인자	
약 복용력	
경피적관상동맥시술 유무	

7) Differential Diagnosis

(1) Angina pectoris/myocardial infarction

(2) Other cardiovascular causes

① Likely ischemic in origin

[1] Aortic stenosis

[2] Hypertrophic cardiomyopathy

[3] Severe systemic hypertension

[4] Severe right ventricular hypertension

[5] Aortic regurgitation

[6] Severe anemia/hypoxia

② Nonischemic in origin

[1] Aortic dissection

[2] Pericarditis

[3] Mitral valve prolapse

(3) Gastrointestinal

① Esophageal spasm

② Esophageal reflux

③ Esophageal rupture

④ Peptic ulcer disease

(4) Psychogenic

① Anxiety

② Depression

③ Cardiac psychosis

④ Self-gain

(5) Neuromusculoskeletal

① Thoracic outlet syndrome
② Degenerative joint disease of cervical/thoracic spine
③ Costochondritis(Tietze's syndrome)
④ Herpes zoster
⑤ Chest wall pain and tenderness

(6) Pulmonary

① Pulmonary embolus with or without pulmonary infarction
② Pneumothorax
③ Pneumonia with pleural involvement
④ Pleurisy

8) Diagnostic Test

(1) ECG
(2) Chest X-ray
(3) CBC, lipid profile, cardiac enzyme
(4) Echocardiogram
(5) Exercise stress test
(6) Coronary angiogram
(7) Endoscopy
(8) Chest CT

9) Treatment

(1) Drug

① Antianginal drug
② Antiplatelet agent
③ Statins
④ Beta-blockers, calcium channel blockers

(2) Percutaneous Coronary Intervention

2. Chest Pain (2)

1) History

- 38세, 남자
- Chief complaint : resting chest pain
- Present illness : 자다가 체한 듯 가슴이 아파서 일어남. 소화제를 먹었으나 통증이 점점 더 심해지고 식은땀이 나며 숨이 차서 119 타고 응급실 내원함
- Past medical history : none
- Social history : current smoker, alcohol 2회/주(소주 1병/회)

2) Physical Examamination

- BP 70/50mmHg, PR 54/min
- Acutely ill in appearance
- Cold skin with sweating
- Neck vein distension
- Heart : reguar and slow HB without murmur, S3(+)
- Lung : crackles on both lower lungs

3) ECG

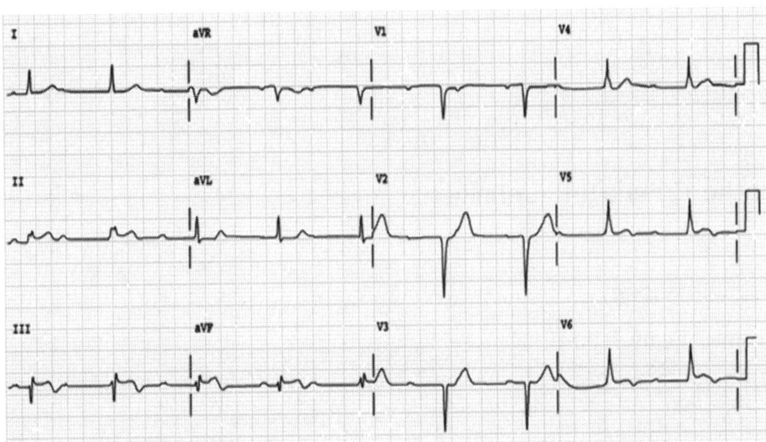

4) CAG

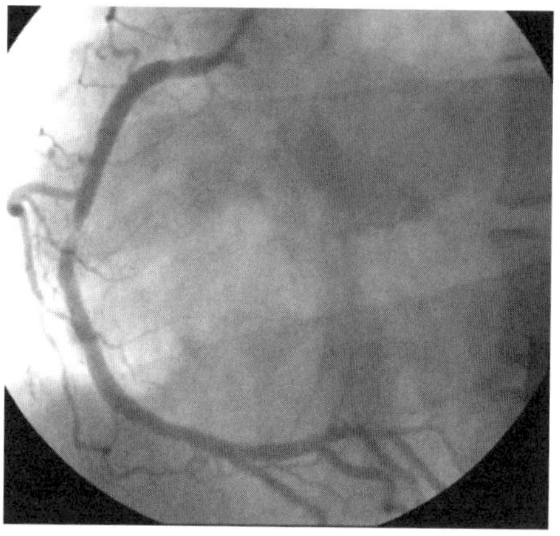

Pre-primary PCI

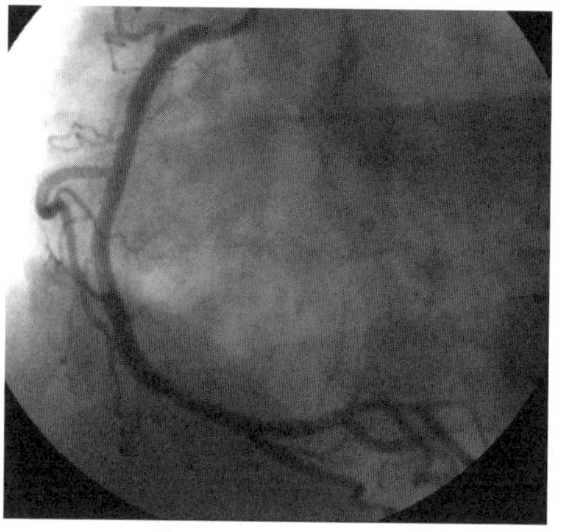

Post-primary PCI

5) Diagnosis

- ST-elevation myocardial infarction(STEMI)
- Complete AV block
- Cardiogenic shock
- Congestive heart failure

6) Diagnostic Criteria (I) : Definition

- STEMI
- Complete AV block

7) Diagnostic Criteria (II) : Definition

- Cardiogenic shock
- Congestive heart failure

8) Pathophysiology

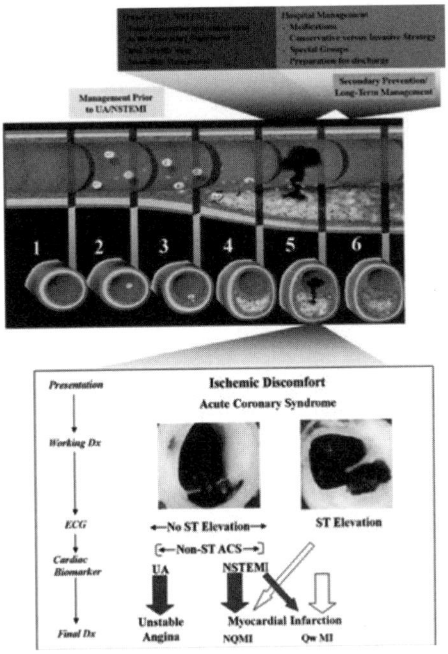

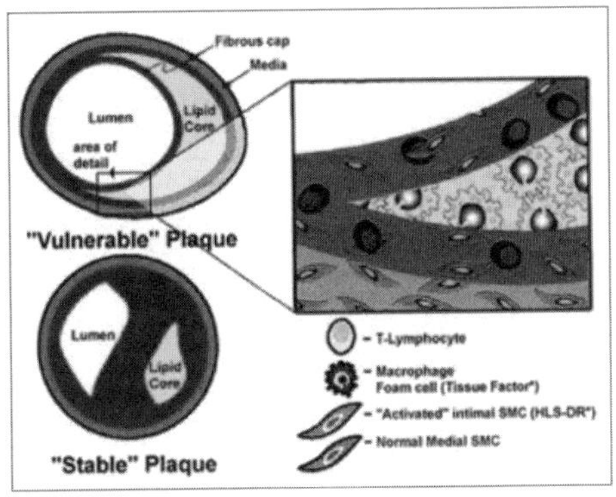

9) Treatment

- Primary PCI vs Thrombolysis
- Antithrombotic agents
- Antiplatelet agents
- Statin
- Beta-blokers
- ACEI/ARBs
- For symptom relief : antianginal effect

3. Dyspnea (1)

1) History

- 77세, 여자
- Chief complaint : orthopnea for 3 days
- Present illness : 1주일 전부터 허리 통증으로 약 복용. 갑자기 숨이 차면서 누워서 잠을 잘 수 없어 응급실 내원
- Past medical history : old pulmonary TB

2) Physical Examination

- BP 150/76mmHg, PR 80bpm
- Dyspneic
- Neck vein distension
- Heart : regular HB with Gr III pansystolic murmur, S3, lateralized apical impulse
- Lung : crackles on both lower lungs
- Pretibial pitting edema
- BNP 2324.45pg/mL

3) Chest X-ray

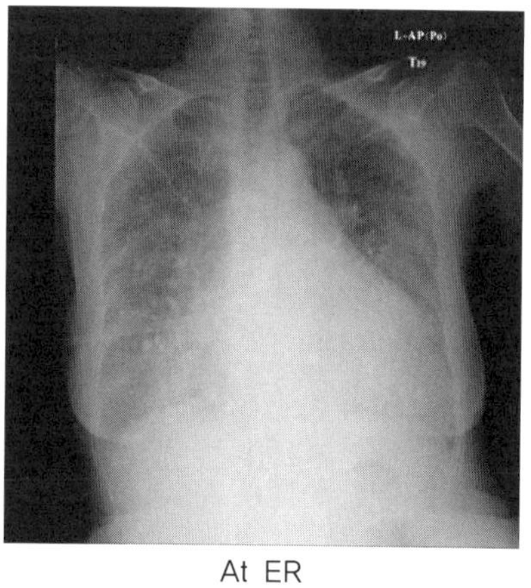

At ER

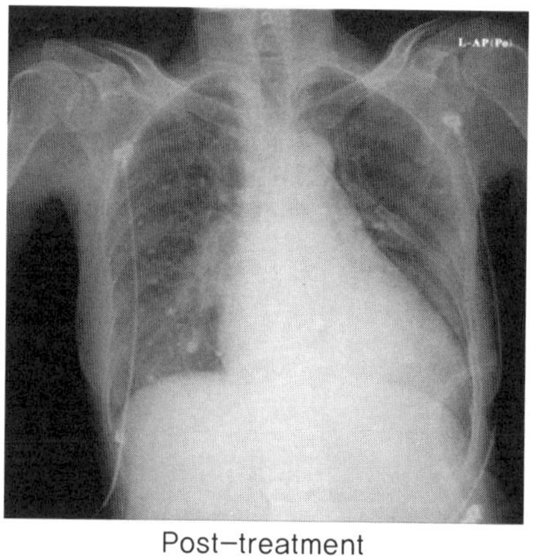

Post-treatment

4) ECG

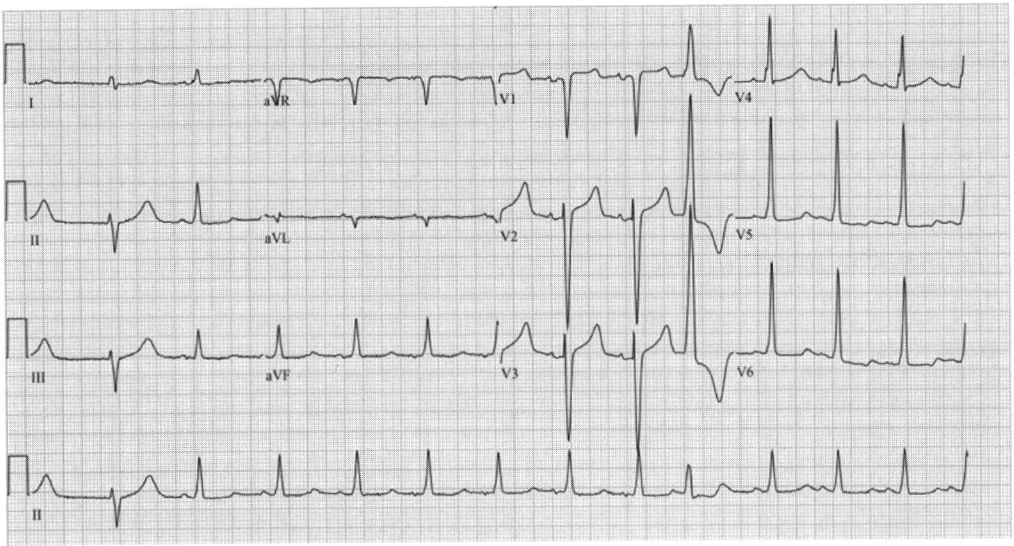

5) Echocardiogram

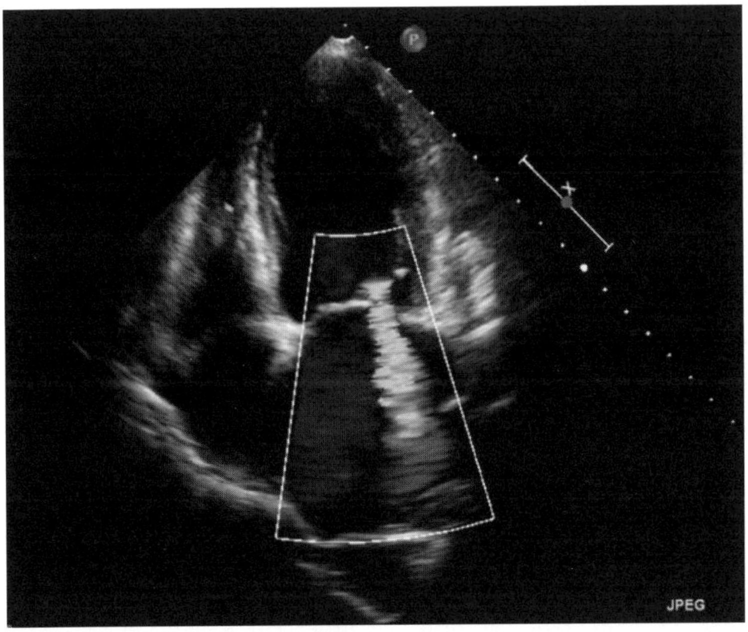

6) NYHA Classification

Class 1 : 일상 신체 활동 시에는 증상 없음
Class 2 : 일상 활동 시 증상 발생. 활동에 약간의 제한
Class 3 : 일상 활동보다 가벼운 활동 시 증상 발생. 현저한 활동의 제한
Class 4 : 모든 신체 활동뿐 아니라 휴식 시에도 증상 발생

7) Characterization

시기	수축기, 확장기, 연속성
고저	고음, 중음, 저음
크기	grade I~VI
부위	심첨부, 심기저부, 좌측흉골가장자리…
형상적 특징	점강성, 점약성, 다이아몬드형, 편평형
전파/방사	혈류의 방향을 따라
역동적 변화	자세, 호흡에 따른 변화

8) Precipitating Factors

- Disease progression
- Poor compliance
- Drug : NSAID, steroid etc.
- Anemia, infection, pregnancy
- Hypertension
- Myocardial ischemia
- Atrial fibrillation
- Diet : high salt, hydration
- Sleep apnea

9) Brain Natriuretic Peptide (BNP)

- Biochemistry
- Clinical use

10) Treatment

(1) Sx relief

- Diuretics
- Oxygen

(2) Mortality Reduction

- ACEI/ARB
- Beta-blockers
- Spironolactone
- CRT(cardiac resynchronization therapy)
- AICD(automatic implantable cardioverter-defibrillator)

4. Dyspnea (2)

1) History

- 51세, 남자
- Chief complaint : exertional dyspnea for 1 year
- Present illness : 언덕을 오를 때 숨이 차고 가슴이 짓누르듯이 아파서 의원 방문. 혈압이 높아서 의뢰됨
- Past medical history : hypertension, 투약은 받지 않음
- Family history for hypertension (+), 부모

2) Physical Examination

- BP 190/114mmHg, PR 78bpm
- Heart : regular HB with Gr II systolic murmur at apex and aortic area, S4
- Lung : clear breath sound
- Bruit on renal arteries : none
- No palpable abdominal mass

3) Chest PA

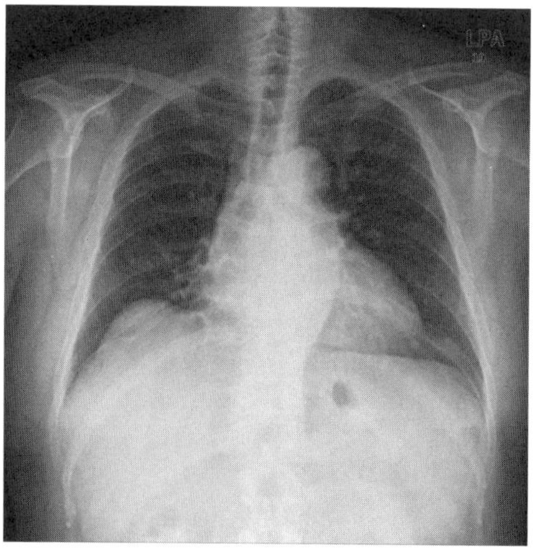

4) ECG

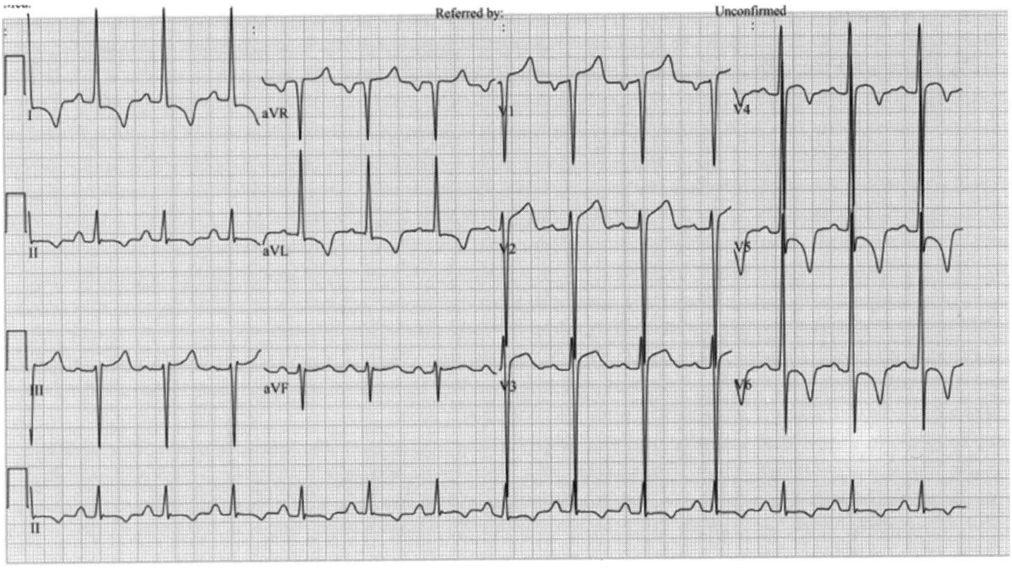

5) Echocardiogram

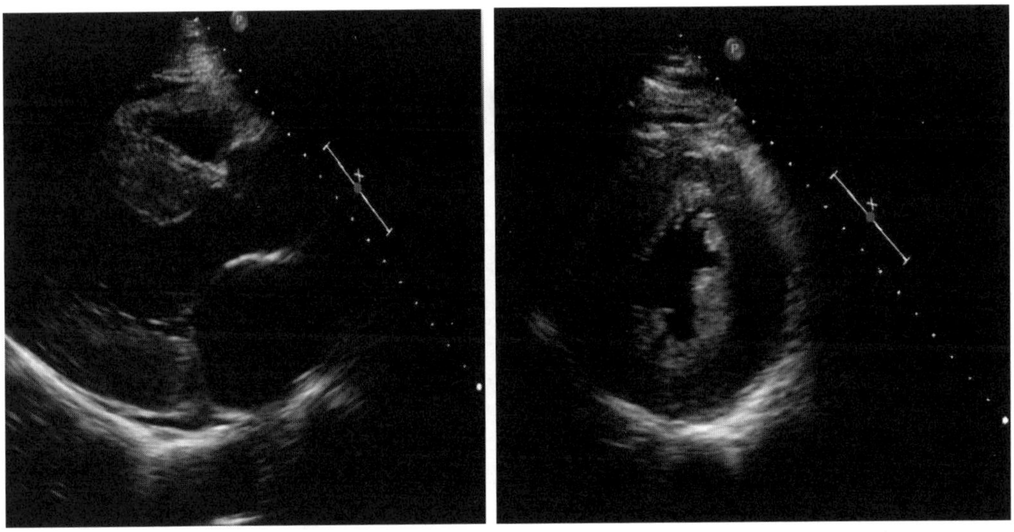

Left ventricular ejection fraction 68%

6) Diastolic Heart Failure

- Definition
- Pathophysiology

5. Palpitation (1)

1) History

- 56세, 남자
- Chief complaint : palpitation
- Present illness : 부인과 심하게 다툰 후 갑자기 발생. 수시간 이상 지속. 힘이 없고 숨이 차서 내원
- Past medical history : hypertension, DM, hyperthyroidism
- Current smoker, heavy alcoholics

2) Physical Examination

- BP 90/64mmHg, PR 128bpm
- Heart : irregularly irregular HB without murmur
- Lung : clear breath sound

3) ECG

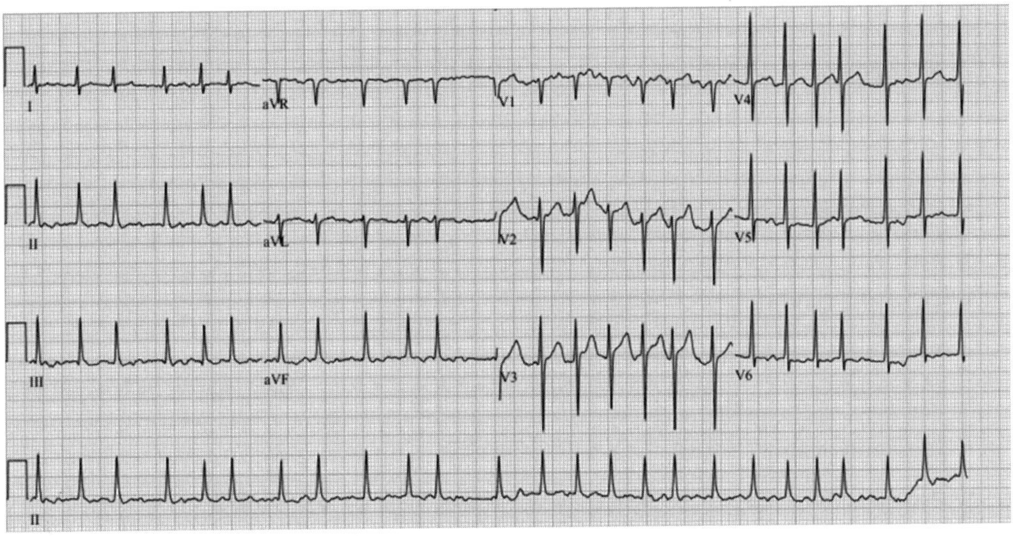

4) Chest PA

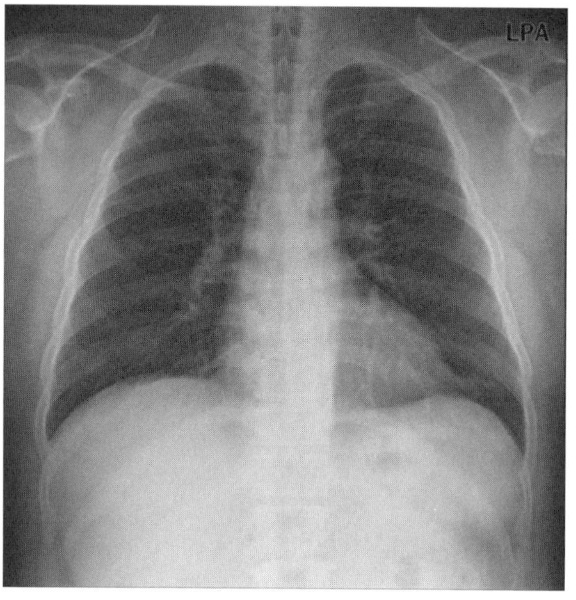

5) Atrial Fibrillation

(1) ECG Criteria

(2) Predisposing Conditions

- Aging
- Hypertension
- DM
- Hyperthyroidism
- Ischemic heart disease
- Valvular heart disease
- Cardiomyopathy
- Alcohol etc.

6) 심방세동에 대한 임상 평가

(1) 최소평가

① 병력 청취 및 신체검사

- 심방세동과 관련된 증상의 유무와 특징
- 심방세동의 임상 유형(최초 발병, 발작성, 지속성, 영구형)
- 심방세동의 최초 발병 시작 또는 발견 일자
- 심장세동의 빈도, 지속 시간, 유발인자 및 종료 양상
- 투여된 약물에 대한 반응
- 기저 심장질환 또는 기타 가역적인 질환의 유무
  (예 : 갑상선 기능 항진증이나 알코올 소비량)

② 심전도

- 심방세동 확인, 조기흥분 유무

③ 경흉부 심초음파

④ 갑상선 기능, 신기능 및 간기능 혈액검사

- 심실 박동수 조절이 어려운 처음 발병한 심방세동인 경우

7) CHADS2 Index에 따른 비판막성 심방세동 환자에서 뇌졸중 위험도

CHADS2 Risk Criteria	Score
Prior stroke or TIA	2
Age > 75y	1
Hypertension	1
Diabetes mellitus	1
Heart failure	1

8) 심방세동 환자에서 항혈전 치료법

Risk Category	Recommended Therapy
No risk factors	Aspirin, 81-325mg daily
One moderate-risk factor	Aspirin, 81-325mg daily, or warfarin(INR 2.0~3.0, target 2.5)
Any high-risk factor or > 1 moderate-risk factor	Warfarin(INR 2.0~3.0, target 2.5)

Less Validated or Weaker Risk Factors	Moderate-Risk Factors	High-Risk Factors
– Female gender – Age 65-74 y – Coronary artery disease – Thyrotoxicosis	– Age 75 y – Hypertension – Heart failure – LV ejection fraction < 35% – Diabetes mellitus	– Previous stroke, TIA, or embolism – Mitral stenosis – Prosthetic heart valve

9) Treatment

- Rate control vs rhythm control
- Anticoagulation
  - Aspirin
  - Warfarin
- Control underlying disease or conditions

6. Palpitation (2)

1) History

- 65세, 남자
- Chief complaint : sudden attack of palpitation
- Present illness : 식사 도중 갑자기. 10년 전부터 한 달에 한두 번 5분 정도 지속되는 증상이 있었으나 이번에는 1시간 이상 지속
- Past medical history : type 2 DM, Parkinson's disease
- PE : none

2) Chest PA

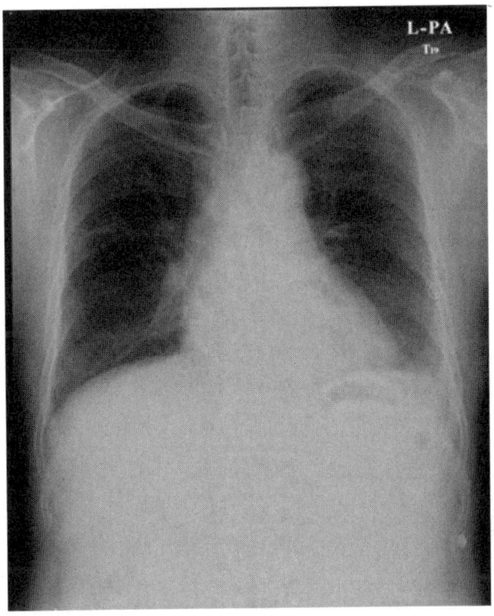

3) ECG

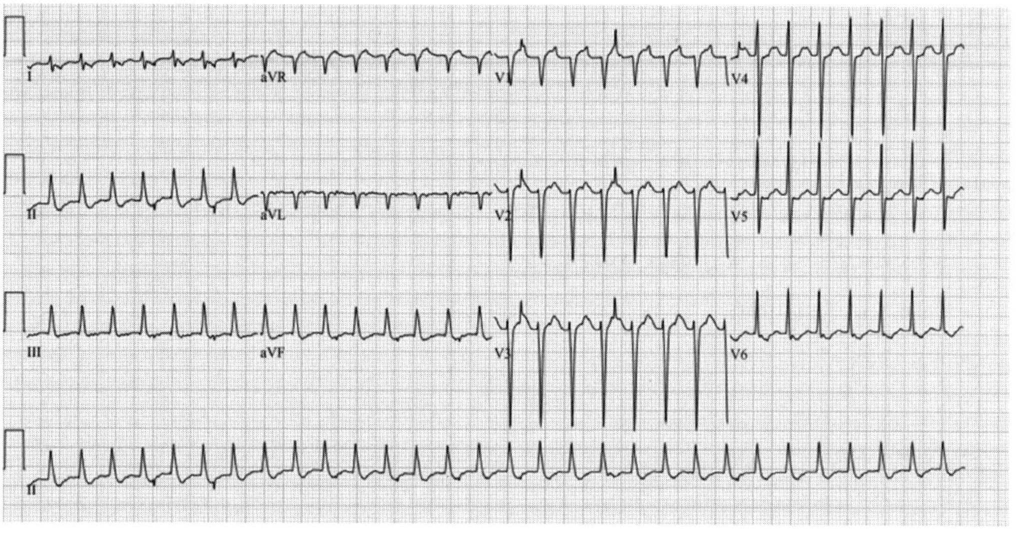

4) After Carotid Massage

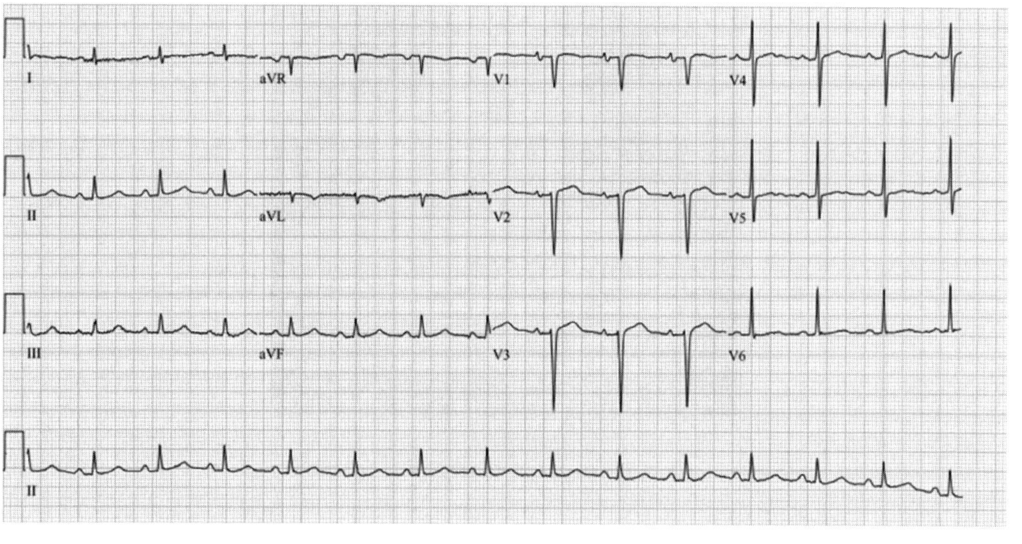

5) Differential Diagnosis

- PSVT
  - AVRT, AVNRT
- Atrial flutter
- Atrial tachycardia
- Sinus tachycardia

6) Treatment

- Carotid sinus massage
- Drug and ablation

7. Hypertension (1)

1) History

- 56/F
- Chief complaint : high blood pressure
- Present illness : 건강검진 때마다 혈압이 높다고 들었으나 치료는 하지 않았음. 자각증상 없음
- Medical history : type 2 DM

2) ECG

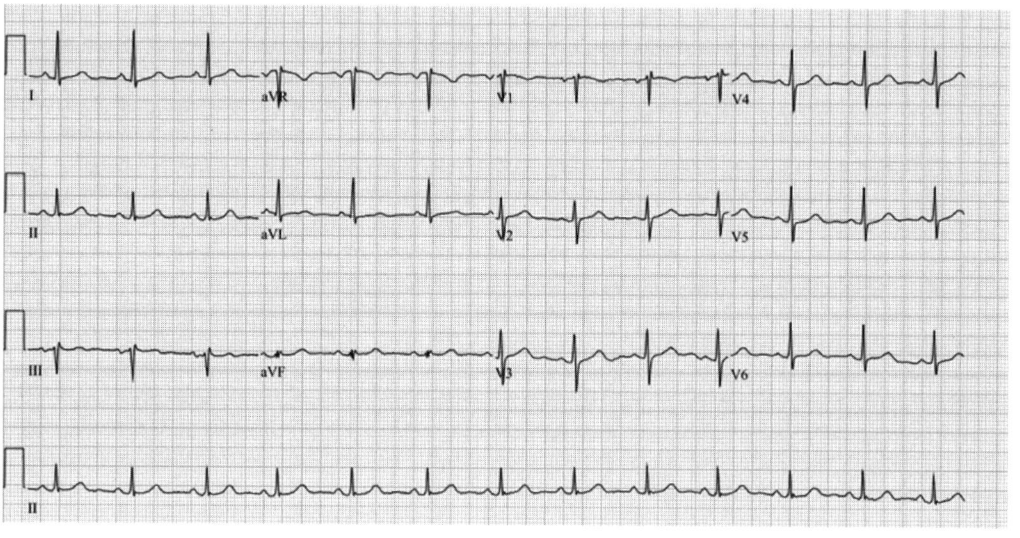

3) Chest PA

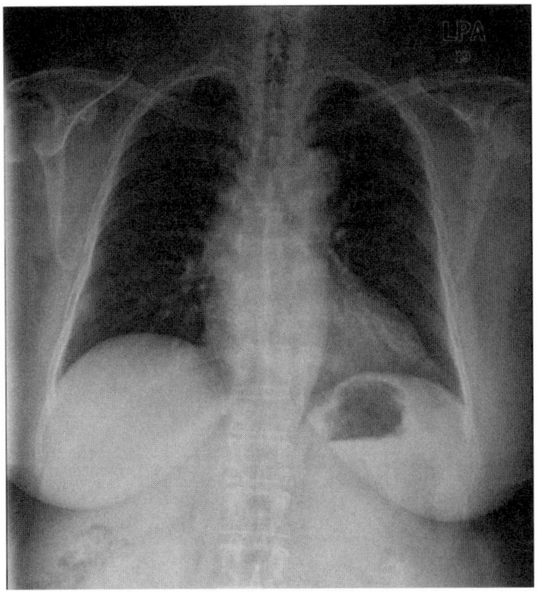

4) Contents of History Taking

진단시기	
동기	
증상	
약 복용력	
가족력	
위험인자/동반질환	
음주/흡연력	
기왕력	
신체 계측치	
혈압(number)	

5) Physical Examination

외모	
결막검사	
갑상선	
경동맥	
심장	
복부	
말초혈관	
하지	
혈압측정	

6) 심혈관질환의 위험인자

	위험인자	2003 ESH
주위험 인자	– 흡연 – 고혈압 – 당뇨병 – 지질대사 이상 – 비만(BMI > 25) – 육체적 비활동 – 미세단백뇨 – 연령(남 > 55세, 여 > 65세) – 조기 심혈관계 질환의 가족력	– CRP ≥ 1mg/dL 추가
표적 장기장애	– 심장 : 좌심실비대, 협심증, 관상동맥질환, 심부전 등 – 뇌 : 뇌졸중, TIA – 만성신질환 – 폐쇄성 말초동맥질환 – 동맥류 – 망막병증	– 경동맥 IMT ≥ 0.9mm 혹은 동맥경화반 – 미세단백뇨 포함

7) 고혈압 치료 전 시행할 검사

분류	세부내역
기본검사	– 혈액검사 : FBS, lipid, 요산, Cr, K, Hb – 요검사 : 단백뇨, 당뇨, 침전물 – 심전도, 흉부 X선
보충검사	– 심초음파, 경동맥초음파, CRP, 미세단백뇨 – 24시간 소변 단백뇨 – 안저검사(중증고혈압)
확대검사	– 합병증이 있는 경우 뇌, 심장, 신장기능 검사

8) 고혈압의 분류

Blood Pressure Classification	Systolic Blood Pressure (mmHg)		Diastolic Blood Pressure (mmHg)
Normal	<120	and	<80
Prehypertension	120-139	or	80-89
Stage 1 hypertension	140-159	or	90-99
Stage 2 hypertension	≥ 160	or	≥ 100

9) 고혈압 예방과 치료를 위한 생활습관 개선

Modification	Recommendation	Approximate SBP Reduction(Range)
– 체중 감량	– 정상 체중 유지(BMI 18.5~24.9Kg/m^2)	5~20mmHg/10Kg
– DASH(Dietary Approaches to Stop Hypertension) 항고혈압 식이	– 과일, 채소, 포화 지방 및 지방 함유량이 낮은 저지방 유제품 섭취	8~14mmHg
– 저염식이	– 염분 섭취를 100mmol/d(2.4g의 나트륨 또는 6g의 소금)이하로 제한	2~8mmHg
– 육체 활동	– 규칙적인 유산소 운동 (예, 빠르게 걷기 : 적어도 하루 30분 이상, 거의 매일)	4~9mmHg
– 절주	– 알코올성 음료의 경우 남성은 각각의 잔으로 2잔 이하, 여성 또는 저체중일 경우 1잔 이하 섭취	2~4mmHg

8. Hypertension (2)

1) History

- 18세, 여자
- Chief complaint : Palpitation
- Associated symptoms : chest tightness, sweating, headache
- Blood pressure : 200/110mmHg

2) ECG

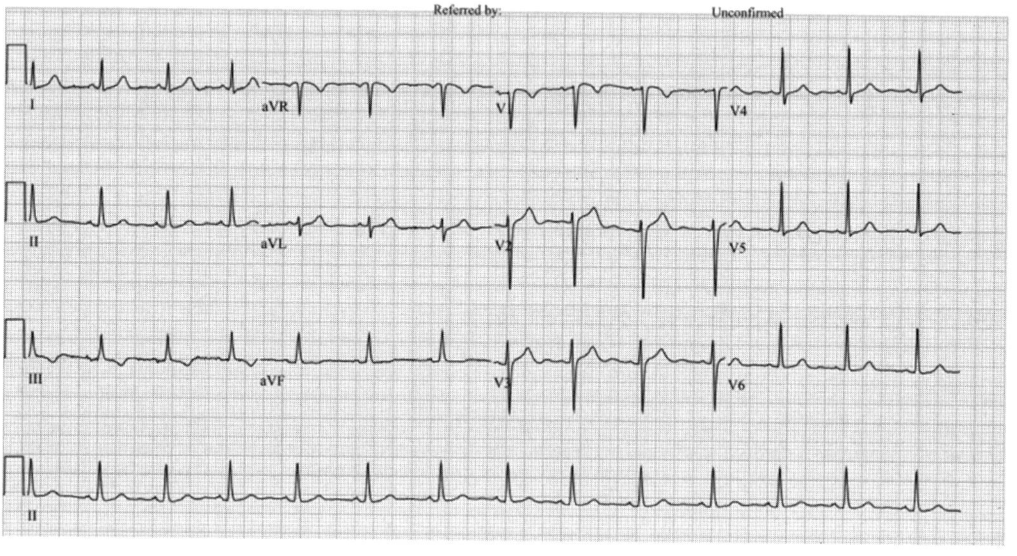

3) Chest PA

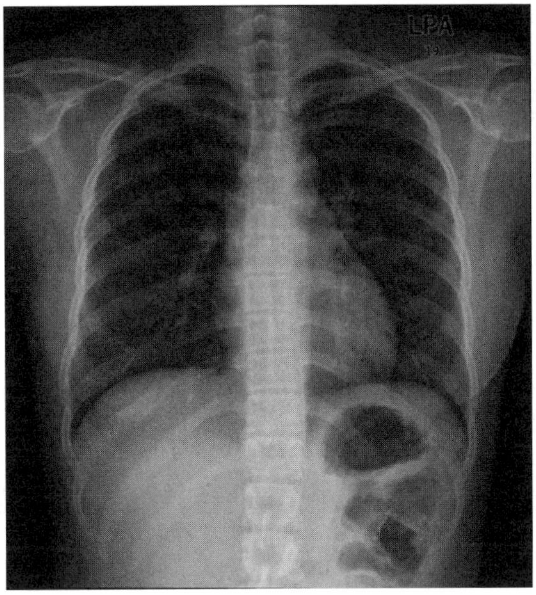

4) 24 Hour Urine, Renin-aldosterone

검사항목	2010-09-13 10 : 02	2010-09-13 07 : 30	2010-09-11 17 : 31	Min	Max	단위
Cortisol(24hr U)	136.00			20	90	ug/day
Aldosterone	82.0					pg/mL
VMA		31.6		0.0	8.0	mg/day
Metanephrine		8.8			0.8	mg/day
Norepinephrine		13.2		15	80	ug/day
Dopamine		34.8		0	30	pg/mL
Epinephrine		3.7		0	20	ug/day
Renin			5.2	0.84	1.36	ng/mL/hr
ACTH			24.1	0	80	pg/mL

5) Abdominal CT

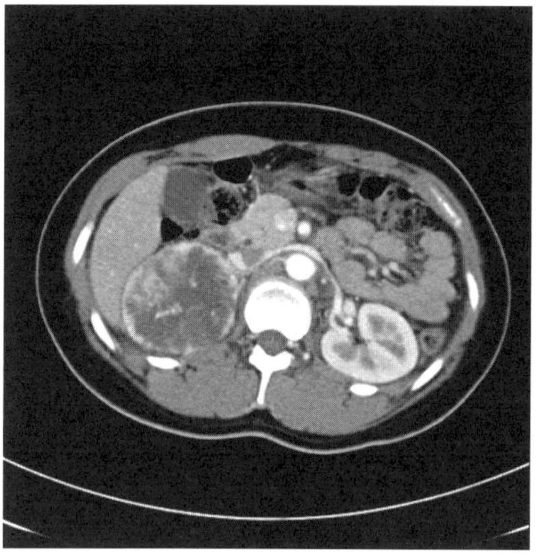 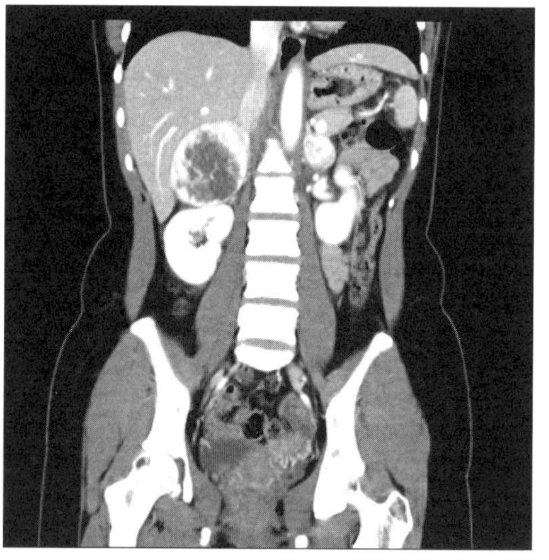

6) Pheochromocytoma

- Clinical characteristics
- Pre-operative management

7) 이차성 고혈압 또는 말초장기손상 진단 시 유용한 신체검사상 주요 소견

	Finding	Significance
Vital sign	– Pulse pressure > 60mmHg – Tachycardia	– ↑ CVD risk – Hyperthyroid, pheochromocytoma, HF
Body habitus Skin Skin	– Cushingoid – Oral-facial tumors Neurofibromas, caféau-lait spots	– Cushing syndrome – MEN-2A/2B(pheochromocytoma) – Pheochromocytoma
Eyes	– AV nicking, hemorrhages, exudates	– Hypertensive retinopathy
Neck	– Bruits Thyroid	– Carotid disease – Hypothyroid MEN-2A
Chest wall	– Rib bruits – Renal bruits heard over the Kidneys	– Coarctation of aorta – Renal artery stenosis
Lungs	– Crackles, wheezes	– Heart failure
Cardiac	– Gallops, LVH, murmur	– Heart failure, valvular disease
Abdomen	– Palpable kidneys, bruit, epigastric and post	– Polycystic kidneys, renal artery stenosis
Extremities	– Diminished pulses, femoral pulse delay – Bruits	– Coarctation of aorta – Vascular damage

8) 이차성 고혈압 진단을 위한 임상 및 검사실 검사상 단서

Cause	Clues
신혈관성 고혈압	– 30세 이전에 갑자기 발생하거나 55세 이후에 악화 : 이완기 신동맥의 잡음 또는 한 쪽 복부에서만 들리는 잡음 : 치료에 대한 저항 : ACE 억제제 치료 개시 후 지속적인 크레아티닌 상승 : 원인 불명의 신부전 : 망막 출혈, 삼출물, 유두부종 : 반복적으로 잠깐씩 나타나는 폐부종 : 미만성 죽상동맥 경화성 혈관질환의 동반
신실질 질환	– 소변검사 이상(단백뇨, 혈뇨) : 혈청 크레아티닌 상승 : 신장 초음파검사 이상
수면무호흡	– 비만, 코골이가 두드러진 야간 호흡 곤란
원발성 고알도스테론혈증	– 설명되지 않는 저칼륨혈증, 대사성 알칼리증
쿠싱증후군	– 중심성 비만, 여드름, 다혈증(plethora), striae, 멍, 고혈당
갈색세포종	– 불안정한 혈압. 갑작스럽게 발생하는 심계항진, 창백, 발한, 두통(통증)

9. Syncope (1)

1) History

- 28세, 여자
- Chief complaint : recurrent syncope
- Prodromal symptoms : weakness, nausea, dizziness, cold sweating, facial pallor
- Predisposing conditions : 지하철에 서 있을 때, 긴장된 순간, 고등학교 때 조회시간
- PE : no abnormal findings

2) ECG

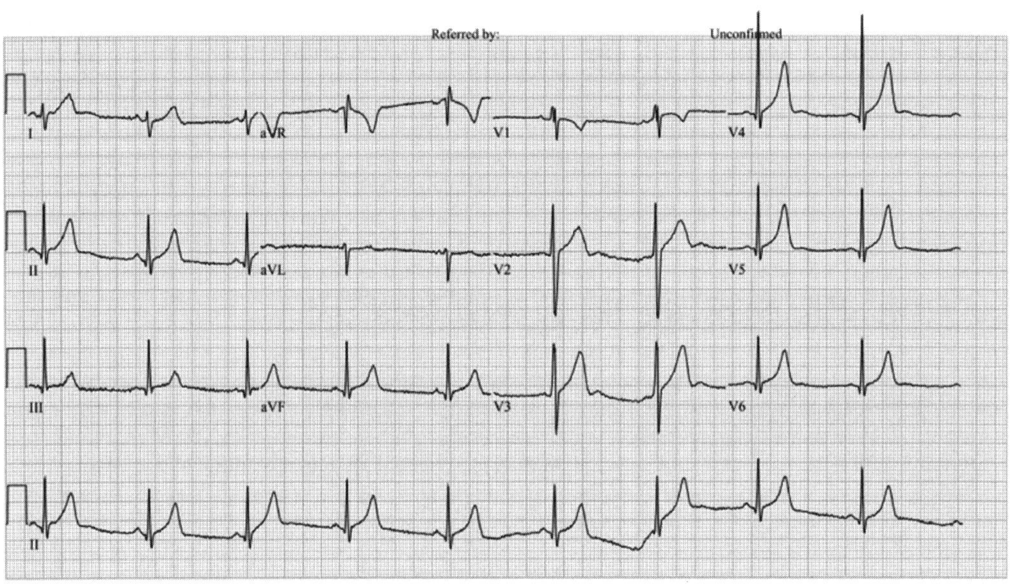

3) Head-up Tilt Table Test

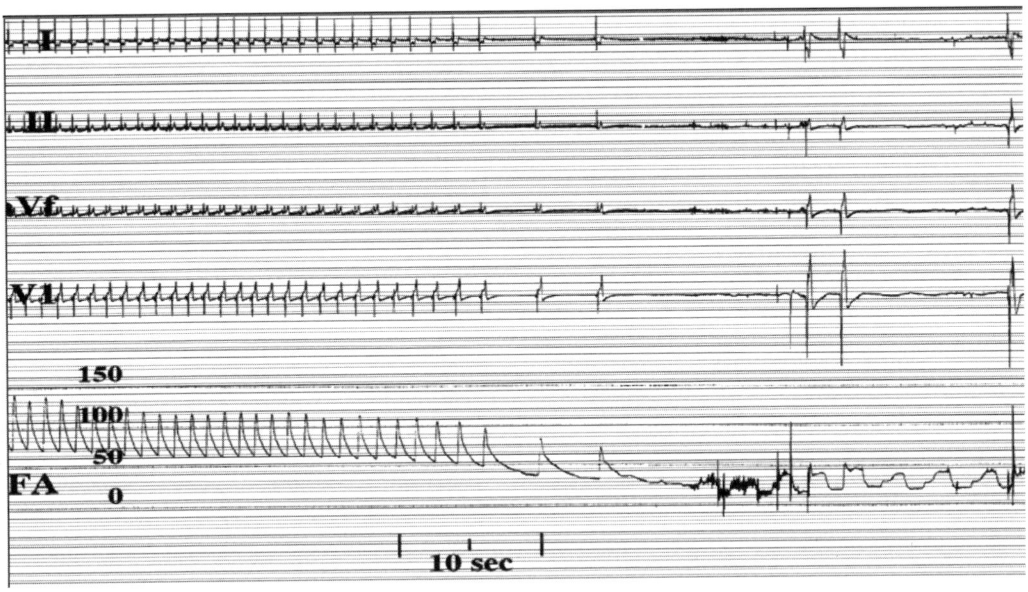

BP 60/40 mmHg, with near syncope

- Indication
- Criteria for positive test

4) Management

- Physiotherapy
- Drug and device

10. Syncope (2)

1) History

- 68세, 남자
- Chief complaint : syncope after exercise
- Present illness : 지하철을 타려고 급하게 걸은 후 발생. 가슴을 짓누르는 흉통 느낌
- Hypertension, Unstable angina

2) Physical Examination

- BP 90/60mmHg
- Heart
  - Gr IV systolic ejection murmur at apex and aortic area
  - S4
  - Radiation to both carotid area
- Carotid arterial pulse
  - weak

3) ECG

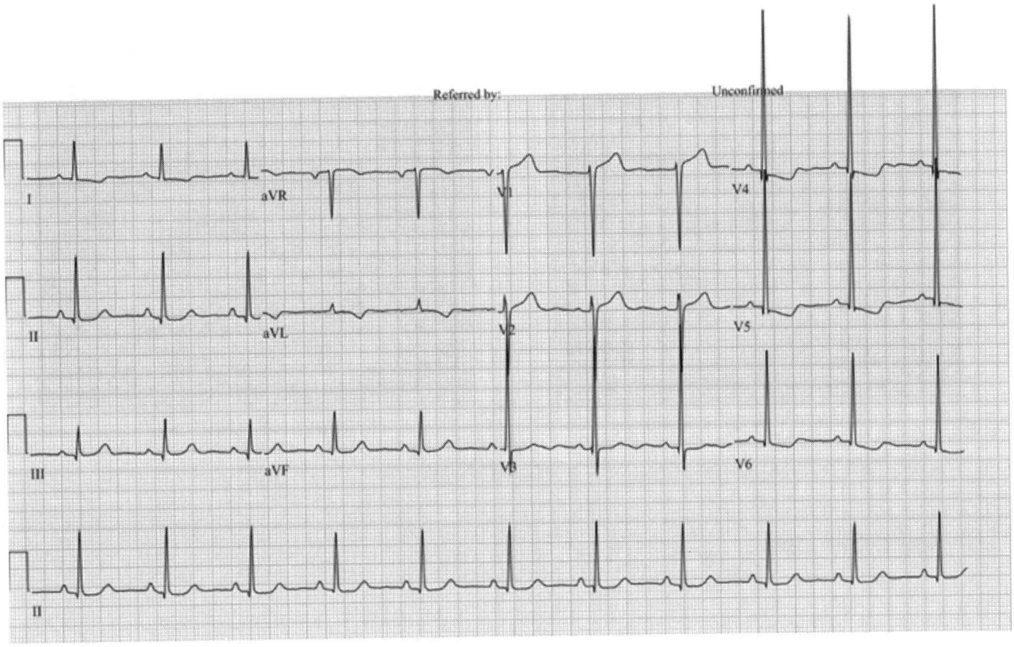

4) Chest X-ray

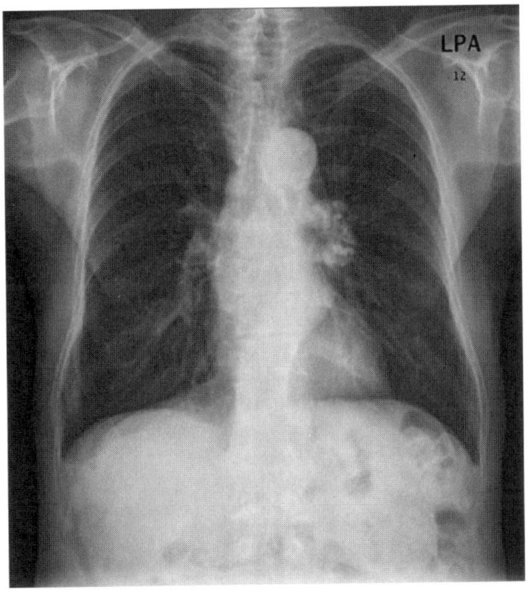

5) Echocardiogram

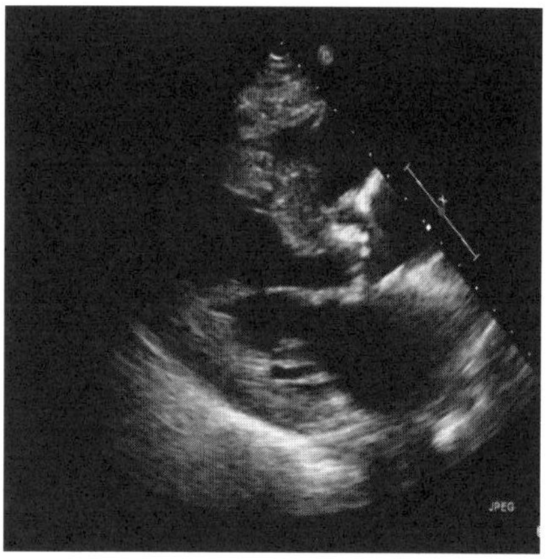

Parasternal long axis

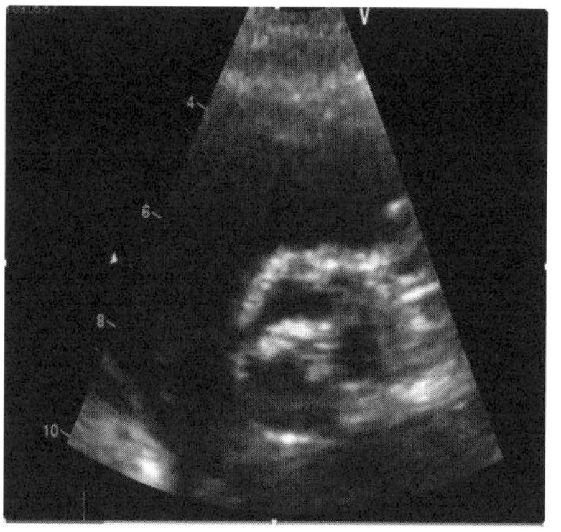

Parasternal short axis

Thicked and calcified aortic valve with restricted motion

6) Aortic Stenosis

- Pathophysiology
- Treatment

7) 실신과 관련된 심혈관질환

Obstructive;

Aortic stenosis
Hypertrophic cardiomyopathy
Mitral stenosis
Prosthetic mitral or aortic valve malfunction
Atrial myxoma
Pulmonary embolism
Pulmonary hypertension
Tetralogy of fallot
Cardiac tamponade

Arrhythmic;

Sinoatrial disease
Atrioventricular block
Supraventricular tachyarrhythmias
Ventricular tachycardia
Pacemaker disorders

제4장 Approach to the Respiratory Problem

1. Approach to the Patient with Respiratory Problem
2. 의심되는 진단과 그 이유
3. 다음으로 해야 할 검사
4. 치료와 원칙
5. Disease Review Pulmonary Embolism
6. Pleural Effusion
7. 문제
8. 객혈

1. Approach to the Patient with Respiratory Problem

1) Chief Complaint

- 호흡곤란(발생시점 : 1시간 전)

2) Chief Complaint and Present Illness

- 61세 남자
- 대장암으로 수술받은 후 3일째에 갑작스런 호흡곤란과 흉부 압박감을 호소

3) Past History

- 고혈압(+) : 5년 전부터 amlodipine 1정 복약
- 당뇨(−)
- 결핵(−)
- 간염(+)

4) Family and Social History

- Family History 특이 사항 없음
- Social History
  - smoking (+) : 40 pack years
  - alcohol (+) : 3~4회/주, 소주 1~2병/회

5) Review of System

General		Gastrointestinal	
General weakness	Yes	Anorexia	Yes
Fatigue	Yes	Nausea	Yes
Weight change	No	Vomiting	No
Fever	No	Constipation	Yes
Chill	No	Diarrhea	No
HEENT		Abdominal pain	Yes
Headache	No	Hematemesis	No
Dizziness	No	Melena	No
Rhinorrhea	No	Hematochezia	No
Sore throat	No	Genitonurinary	
Cardiopulmonary		Flank pain	No
Cough	Dry	Dysuria	No
Sputum	No	Urinary frequency	No
Hemoptysis	No	Hematuria	No
Chest pain or discomfort	Yes	Hesitancy	No
Dyspnea	Yes	Musculoskeletal	
Orthopnea	Yes	Back pain	No
Palpitation	Yes	Rt leg swelling and pain	Yes
		Joint swelling	No
		Tingling sensation	No
		Muscle weakness	No

6) Physical Examination

(1) 급성병색

- 혈압 130/90mmHg, 맥박 120/분, 체온 36.5°C
- 호흡수 25/분

(2) 흉부 진찰

- 규칙적 심박동, 심잡음(−)
- Vesicular breathing sound
- Wheezing(−), Crackles (−)

(3) 우측 대퇴부 Swelling and Tenderness (+)

7) Lab Finding

- CBC(WBC-Hb-Hct-PLT) : 12600 − 13.2 − 40.0 − 220K(neutrophil ; 62%)
- LFT : normal range
- BUN/Cr : 15/0.9mg/dL
- Glucose : 108
- PT/aPTT : 10.6sec / 25.7sec
- ABGA : 7.47 − 32.6 − 64.1 − (1.8) − 93.7%
- D-dimer : 1000ng/mL(ELISA)
- Troponin T and I : 0.01/0.1ng/mL
  (Normal range 0 - 0.1/0 - 0.78)
- ECG는 sinus tachycardia

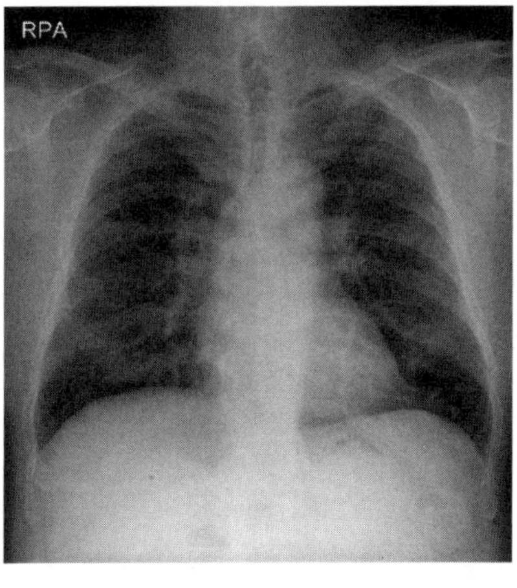

[그림 4-1] 흉부 방사선

2. 의심되는 진단과 그 이유

1) Pulmonary Embolism d/t DVT

(1) 이유

- Hx : Op., Cancer
- Clinical Sx : abrupt dyspnea, dry cough
- P/E : tachypnea, tachycardia, Rt. leg swelling, tenderness
- Lab : PaO2 ↓ , PaCO2 ↓ , D-dimer ↑

2) 감별진단 병명을 열거하시오.

- Myocardial infarction
- Pericarditis
- Heart failure
- Pneumonia
- Asthma
- Chronic obstructive pulmonary disease
- Pneumothorax
- Pleurodynia
- Pleuritis from connective tissue disease
- Thoracic herpes zoster (“shingles”)
- Rib fracture
- Musculoskeletal pain
- Primary or metastatic intrathoracic cancer
- Infradiaphragmatic processes (e.g., acute cholecystitis, splenic infarction)
- Hyperventilation syndrome

3. 다음으로 해야 할 검사

1) Algorithm for Diagnostic Imaging

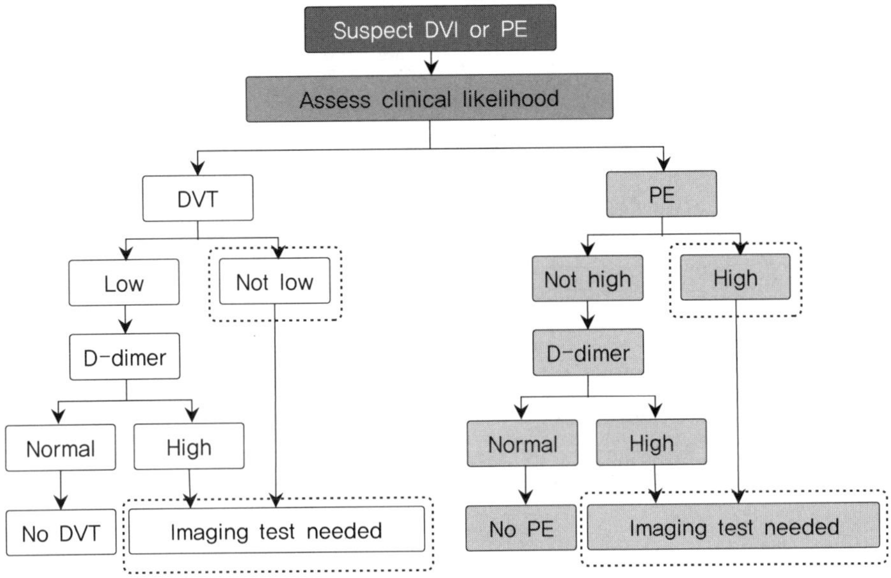

2) Clinical Decision Rules

Low Clinical Likelihood of DVT If the Point Score Is Zero or Less	
Clinical Variable	Score
Active cancer	1
Paralysis, paresis, or recent cast	1
Bedridden for > 3 days; major surgery < 12 weeks	1
Tenderness along distribution of deep veins	1
Entire leg swelling	1
Unilateral calf swelling > 3cm	1
Pitting edema	1
Collateral superficial nonvaricose veins	1
Alternative diagnosis at least as likely as DVT	-2
High Clinical Likelihood of PE if the Point Score Exceeds 4	
Clinical Variable	Score
Signs and symptoms of DVT	3.0
Alternative diagnosis less likely than PE	3.0
Heart rate > 100/min	1.5
Immobilization > 3 days; surgery within 4 weeks	1.5
Prior PE or DVT	1.5
Hemoptysis	1.0
Cancer	1.0

3) Algorithm for DVT and PE Diagnosis

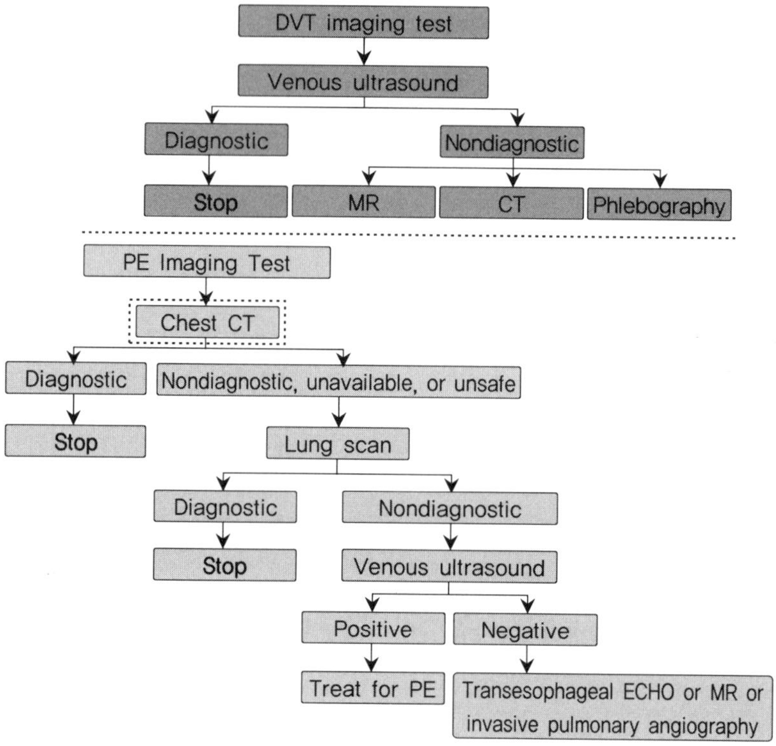

4) CT 소견

(1) Chest CT and pelvic CT 소견은 다음과 같다.

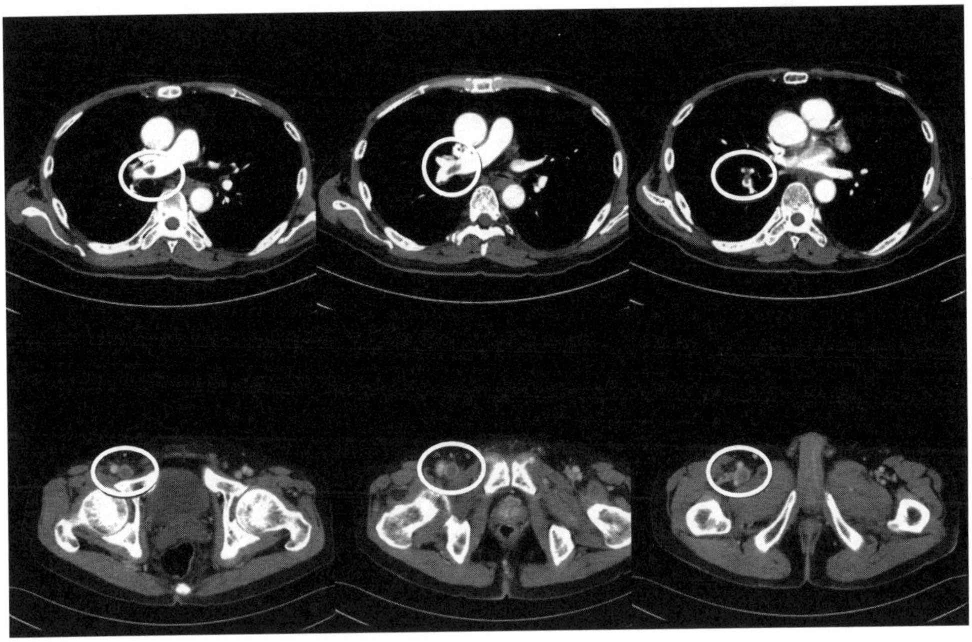

[그림 4-2]

(2) Echocardiography 결과

- RV hypokinesis (−)
- Regional wall motion abnormality (+)
- Ejection fraction : 56%

4. 치료와 원칙

1) Algorithm for PE Management

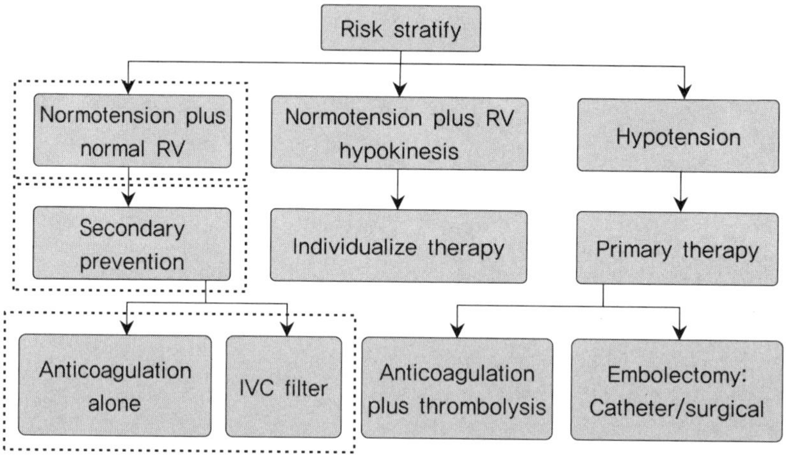

2) Anticoagulation of VTE

Immediate Parenteral Anticoagulation
– Unfractionated heparin, bolus and continuous infusion, to achieve aPTT 2–3 times the upper limit of the laboratory normal, or
– Enoxaparin 1 mg/kg twice daily with normal renal function, or
– Tinzaparin 175 units/kg once daily with normal renal function, or
– Fondaparinux weight based once daily; adjust for impaired renal function
Warfarin Anticoagulation
– Usual start dose is 5-10 mg
– Titrate to INR, target 2.0-3.0
– Continue parenteral anticoagulation for a minimum of 5 days and until 2 sequential INR values, at least 1 day apart, return in the target range.

3) IVC Filter

(1) Ix

- Active bleeding that precludes anticoagulation
- Recurrent venous thrombosis despite intensive anticoagulation

(2) If clinically safe, patients receiving IVC filters should also receive concomitant anticoagulation.

5. Disease Review Pulmonary Embolism

1) Disease Review Pulmonary Embolism

(1) Pulmonary embolism은 폐동맥 혈관의 분지 내에 어떤 물질이 막혀서 발생하는 질환이다.

(2) PE의 원인

- 폐색전증의 90% 이상 → 심부정맥 혈전증(DVT)
- Virchow's triad : stasis, vessel wall의 injury, hypercoagulability
- Symptoms of DVT : calf pain, heat, unilateral swelling(initially 50%-no symptom)

2) PE의 위험인자

(1) 이전의 DVT병력
(2) 수술(30분 이상의 전신마취)
(3) 골반이나 하지의 수술/외상
(4) CHF, MI, HTN, COPD
(5) 장기간의 부동자세 : 비행기여행, 침상안정
(6) 중심 정맥도관 유치
(7) 악성종양이나 항암 화학요법 후
(8) 임신
(9) 비만, 흡연, 고령

3) 임상양상

(1) Symptom

- 갑자기 발생하는 호흡곤란과 흉부 통증 : m/c
- Massive Pulmonary Embolism : severe dyspnea, syncope, hypotension, cyanosis, edema

(2) Physical examination

- Tachypnea(hyperventilation), tachycardia, diaphoresis, low - grade fever
- Massive Pulmonary Embolism : RV gallop, RV lift, increased P2, JVP - prominent a wave, dilated carotid vein
- DVT : Leg swelling or pain with palpation

(3) Clinical Decision Rules

Low Clinical Likelihood of DVT If the Point Score Is Zero or Less	
Clinical Variable	Score
Active cancer	1
Paralysis, paresis, or recent cast	1
Bedridden for > 3 days; major surgery < 12 weeks	1
Tenderness along distribution of deep veins	1
Entire leg swelling	1
Unilateral calf swelling > 3cm	1
Pitting edema	1
Collateral superficial nonvaricose veins	1
Alternative diagnosis at least as likely as DVT	-2
High Clinical Likelihood of PE if the Point Score Exceeds 4	
Clinical Variable	Score
Signs and symptoms of DVT	3.0
Alternative diagnosis less likely than PE	3.0
Heart rate > 100/min	1.5
Immobilization > 3 days; surgery within 4 weeks	1.5
Prior PE or DVT	1.5
Hemoptysis	1.0
Cancer	1.0

4) 검사 소견/진단

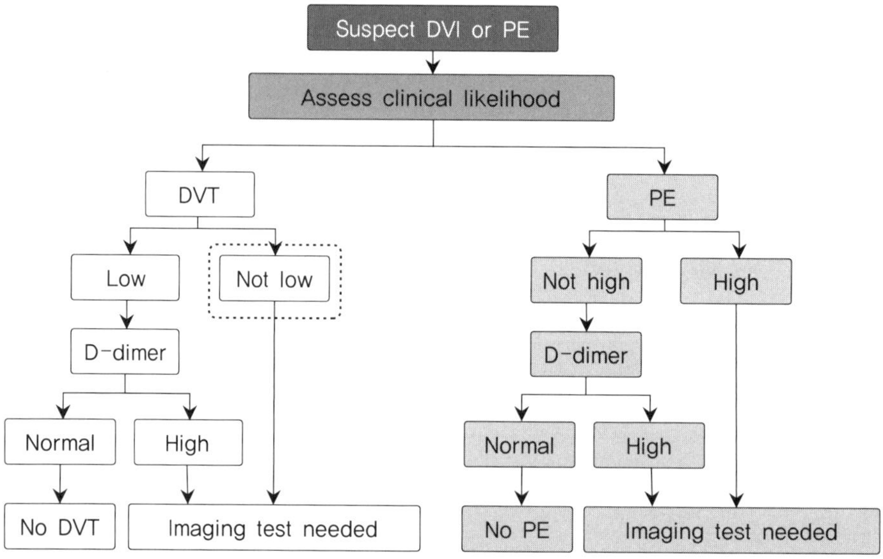

[그림 4-3]

(1) EKG → sinus tachycardia 외엔 대부분에서 정상으로 나타난다. 심근경색이나, 심낭염과 감별하기 위해 이용된다.

(2) ABGA : 진단에는 도움이 되지 않는다.

(3) D-dimer

- Cross-linked fibrin의 분해산물이다. 500ng/mL 이상이면 PE 진단에 sensitive하다(95% 이상). 하지만 specific하지는 않다.
- Negative predictive value는 매우 높아서(99.5%), 음성일 경우 PE을 R/O하는 것이 가능하다.
- 임상적으로 Pulomonary Embolism이 의심될 경우에는 D-dimer 검사를 하면 안 되고 바로 영상의학적 검사를 해야 한다.

5) Image Study

(1) MRI – Renal insufficiency or contrast dye allergy

(2) Chest X-ray : almost normal→in Dyspnea & hypoxemia patients, if CXR is normal, can doubt PE

(3) Chest CT

- Contrast enhanced spiral CT : principal imaging test (sensitivity 90%, specificity 90%)
- Diagnosis for Large, central PE(low sensitivity on small vessel clot)

(4) Ventilation-Perfusion Lung Scan

- 과거에는 PE 진단에 가장 많이 이용되었으나, 대부분 spiral CT로 대체되었다.

(5) Pulmonary Angiography

- Most specific diagnostic tool (gold standard) : 1~2mm

(6) Echocardiography

- Acute PE : normal
- 심혈관 질환과의 감별을 위해 사용한다.
- RV function : 치료방침과 예후결정에 중요하다.

6) 치료

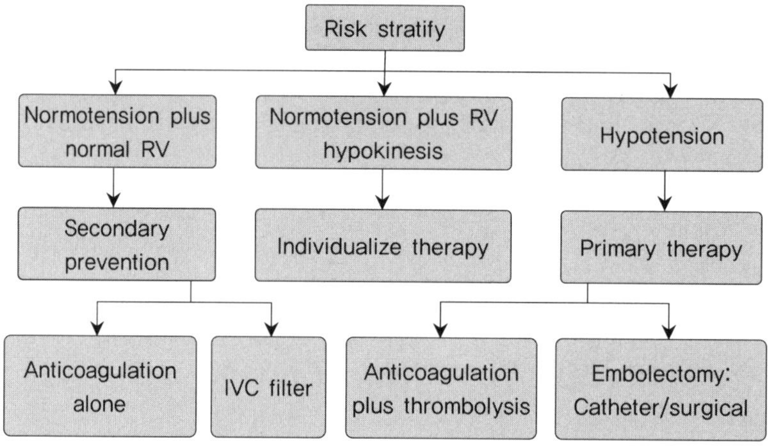

Risk stratification
1. 혈역학적으로 불안정(저혈압)
2. RV dysfunction(심초음파에서 RV hypokinesis)
3. RV microinfarction(troponin 증가)

[그림 4-4] Algorithm for PE Management

(1) 항응고제(Anti coagulation)

- 새로운 혈전발생을 억제함으로써 혈전색전증의 재발을 방지
- Heparin : DVT or PE 의심 환자 모두에서 금기가 아닐 시엔 즉시 투여 – aPTT 1.5~2.5배로 유지
- Unfractionated Heparin과 LMWH의 DVT 예방효과는 동일하다(편하고 부작용이 적어서 LMWH를 선호한다).
- Oral Warfarin : 5~6일간은 Heparin과 병용(항응고 효과가 나오기까지 3~4일이 필요하다)

(2) IVC Filter

- Anticoagulation의 금기 시에 사용한다. 또는 충분한 anticoagulation을 하고 있는데도 불구하고 PE가 재발할 때 쓴다.
- Filter 자체가 혈전을 형상할 수 있으므로 IVC Filter 장착 시 anticoagulation을 해주어야 한다.

(3) Thrombolytic therapy

- Recombinant t-PA(m/c)를 IV로 infusion : PE 발생 14일까지 효과가 있다. RV failure를 단기간에 호전시켜서 PE에 의한 사망 및 재발을 감소시킨다.
- Indication : 혈역학적으로 불안정한 massive PE
- Submassive PE : 혈전으로 인해 생길 수 있는 위험과 Bleeding risk 비교했을 때 혈전 용해의 이득이 크다고 판단되는 경우
- RV Fuction이 악화될 때
- Contraindication : Intracranial Disease. recent surgery, Trauma

(4) Embolectomy

- Indication : 생명이 위험한 혈역학적으로 불안정한 massive PE 환자에서 혈전용해제가 사용이 불가능하거나, 다른 모든 내과적 치료에 실패했을 때 시도한다.

6. Pleural Effusion

1) Fever and Pleuritic Chest Pain, Lt Onset 내원 7일 전

(1) Onset : 내원 7일 전

(2) 58세 남자로 알코올성 간경변증과 당뇨병이 있는 환자로 매일 소주 2~3병씩 음주하며 지내던 중 내원 1주일 전부터 식사를 거의 못하고 general weakness가 심하여 누워서 지냈으며, 이때부터 호흡과 기침할 때 발생하는 어깨부위 통증과 기침 및 발열이 있어서 내원함

(3) Past Medical History

- DM(+) : glimepiride 2mg qd
- HTN/Pul.Tbc/hepatitis (−/−/−)
- Alcoholic LC : 2005년 진단, 당시 황달(+)
  - varix bleeding : 2006년 4월 입원치료
  - 환자는 계속 음주함

(4) Social and Familial History

- Alcohol(+) : 소주 2~3병 /daily
- Ex-smoker : 4년 전 중지 30pack years
- 직업 : 무직
- Familial History : 특이사항 없음

2) Review of System

전신	fever / chills (+/+) body weight loss (−) fatigue / general weakness (−/−)
두경부	dizziness / headache (−/−/−) hearing loss (−) eye / ear discharge (−/−) sore throat (−)
흉부	cough / sputum (+/+) : thick, yellowish DOE(Dyspnea on exertion) (+) : ATS II, orthopnea (−) palpitation (−) chest pain / chest discomfort (−/−) pleuritic pain Lt. (+) : cough와 deep inspiration시 악화
복부	anorexia / nausea / vomiting (+/−/−) diarrhea / constipation (−/−) abdominal pain (−)
비뇨기	oliguria / hematuria / dysuria (−/−/−) frequency / residual urine sense (−/−)

3) Physical Examination

Vital sign	80/50mmHg, 105회/min, 30회/min, 38.8도 Height : 167cm Bwt : 65kg
G/A	alert mental state, acute ill-looking appearance
H/N	LAP (−/−)
Eye	isocoric with L/R (+/+), clear sclerae and pinkish conjunctivae
Chest	LLLF − decreased chest excursion decreased breath sound decreased vocal fremitus percussion : flat regular heart beat without murmurs
Abdomen	soft & obese, no tender point bowel sound : normoactive no palpable organomegaly
Back	CVA tenderness (−/−)

7. 문제

1) 문제 1

- Pleuritic chest pain이란?
- Pleuritic chest pain이 동반될 수 있는 질환은?
- 이 환자에서처럼 호흡음이 감소될 수 있는 경우는?
- 신체검사 상 감별점은?

(1) Pleuritic chest pain이란?

① Generally unilateral and sharp and worsens with inspiration or cough
② It may radiate to the shoulder, neck, or abdomen.
(출처 : Goldman : Cecil Medicine, 23rd ed.)

(2) Pleuritic chest pain이 동반될 수 있는 질환은?

- Pleuritis
- Pneumonia
- Pulmonary embolism
- Pneumothorax
- Diaphragm disorder
- SLE
- Blastomycosis
- Sarcoidosis
- Asbestosis
- Silicosis
- Pleural tumor
- Pericarditis

(3) 이 환자에서처럼 호흡음이 감소될 수 있는 경우는?

① 음의 발생원 자체의 장애가 많음

② 즉, 공기의 출입이 원활하지 못하기 때문에 음량이 감소

③ 폐실질의 병변

- 폐렴의 초기, 폐부종, 폐색전, 무기폐, 폐기종

④ 호흡운동의 제한

- 흉통 : 흉막염, 늑간 신경통
- 호흡근 마비 : 중증 근무력증
- 횡격막 운동장애 : 횡격신경 마비
- 천식

⑤ 흉막의 병변 (전달경로의 장애)

- 삼출성 흉막염, 흉수, 기흉, 유미흉(chylothorax), 흉막의 비후 등

⑥ 기도협착

- 후두폐쇄, 기관지폐쇄 등

⑦ 기타

- 비만

(4) 신체검사상 감별점은?

Typical Chest Examination Findings in Selected Clinical Conditions					
Condition	Percussion	Fremitus	Breath Sounds	Voice Transmission	Adventitious Sounds
Normal	Resonant	Normal	Vesicular (at lung bases)	Normal	Absent
Consolidation or atelectasis (with patent airway)	Dull	Increased	Bronchial	Bronchophony, whispered pectoriloquy, egophony	Crackles
Consolidation or atelectasis (with blocked airway)	Dull	Decreased	Decreased	Decreased	Absent
Asthma	Resonant	Normal	Vesicular	Normal	Wheezing
Interstitial lung disease	Resonant	Normal	Vesicular	Normal	Crackles
Emphysema	Hyperresonant	Decreased	Decreased	Decreased	Absent or wheezing
Pneumothorax	Hyperresonant	Decreased	Decreased	Decreased	Absent
Pleural effusion	Dull	Decreased	Decreased	Decreased	Absent or pleural friction rub

2) 문제 2

- 환자의 chest AP를 보고 흉수의 원인을 감별하기 위해 가장 먼저 시행해야 할 검사는?

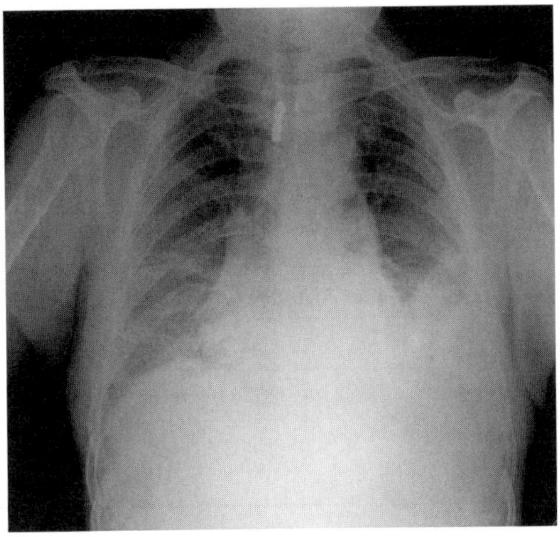

[그림 4-5] Chest AP

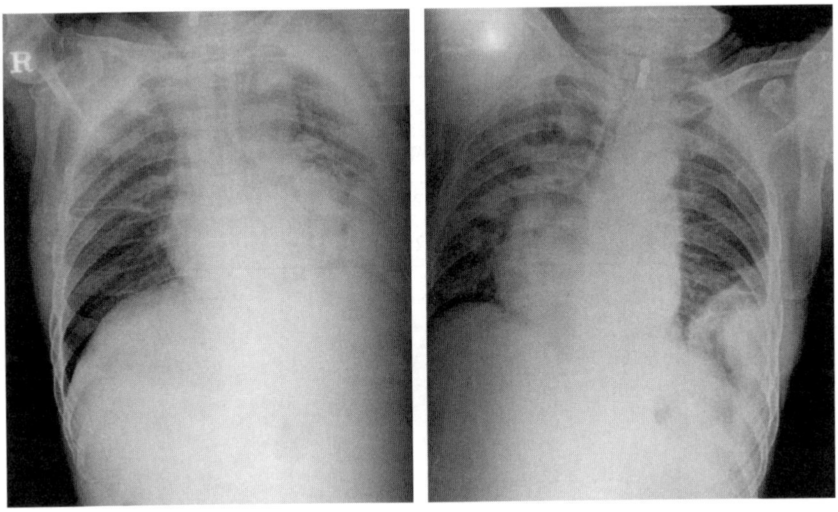

[그림 4-6] Chest Both Decubitus

→ Diagnostic Thoracentesis : 30~50ml

– Lateral decubitus view에서 fluid가 1cm 이상 고이면 시행

(1) Lab finding

CBC	26400 – 10.7 – 82k	seg : 91.6%
Chemistry	TP/Alb 5.0 / 2.4 BUN/Cr 28.2 / 3.5 Ca/P 8.9/2.5 ALP : 469.5	AST/ALT 90.8 /41.0 TB 3.4 Na/K/Cl 118.8/4.7/86.9 LDH : 1822 GLU : 141.6 Amylase/lipase : 48/19
PT(INR)/aPTT	16.6(1.3) / 39.3	
U/A	SG : 1.020 / protein – / RBC 0–1 / WBC 3–5	
ABGA	7.36–21 / 62 –11.9 –90% (room air) Anion gap : 20	

(2) Pleural effusion study

	Pleurel effusion	Serum
Total protein	4.4g/dL	5.0g/dL
Albumin	1.8g/dL	2.4g/dL
Glucose	39mg/dL	141.6mg/dL
LDH	1822IU/L	281.6IU/L

cell & differentiation : pH 7.10, RBC : 3000
WBC : 3300(poly : 90%)
Turbid, foul – smell (–) : 500cc 배액

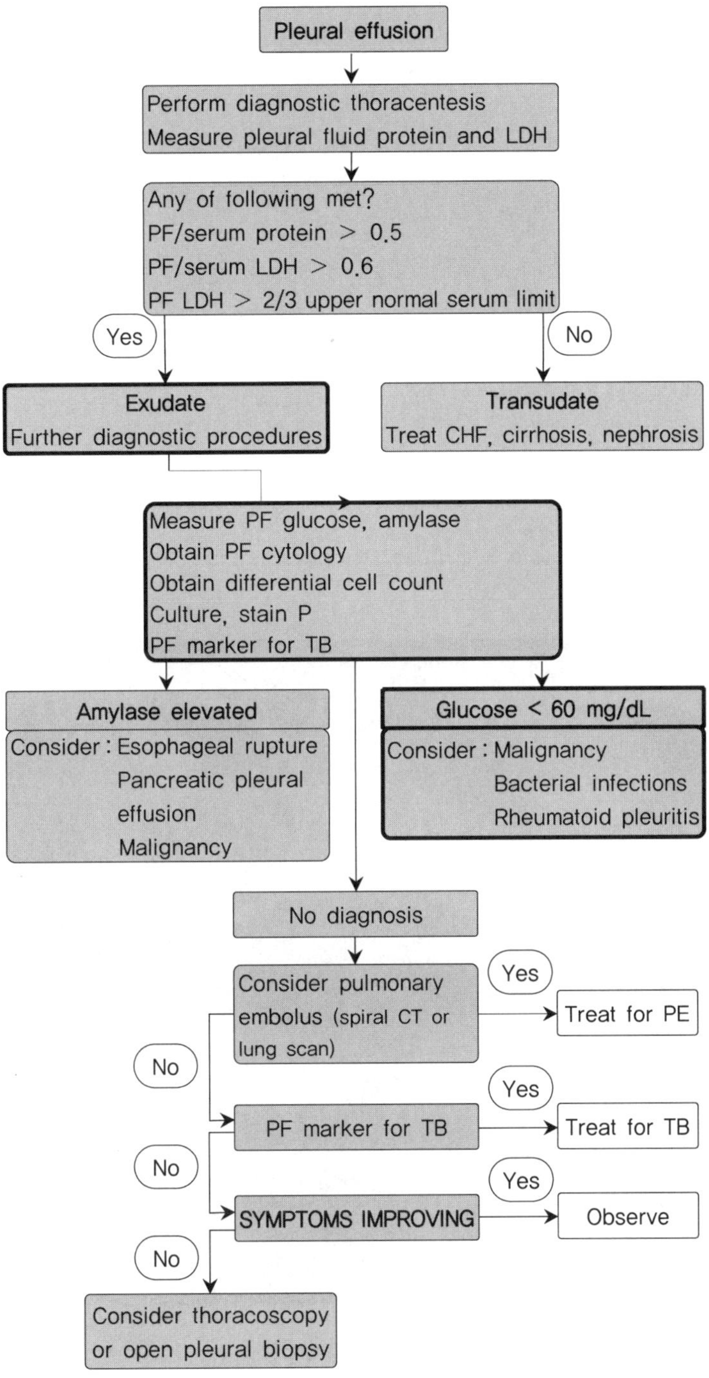

[그림 4-7] Diagnostic Algorithm of Pleural Effusion

Total protein : PF/serum ⇒ 4.4/5.0 (0.9)

LDH : PF/serum ⇒ 182.2/281.6 (0.64)

Pleural fluid LDH ⇒ 182.2

Amlase ⇒ 48

PF glucose ⇒ 39mg/dL

3) 문제 3

(1) 진단은?

→ Parapneumonic effusion secondary to pneumonia

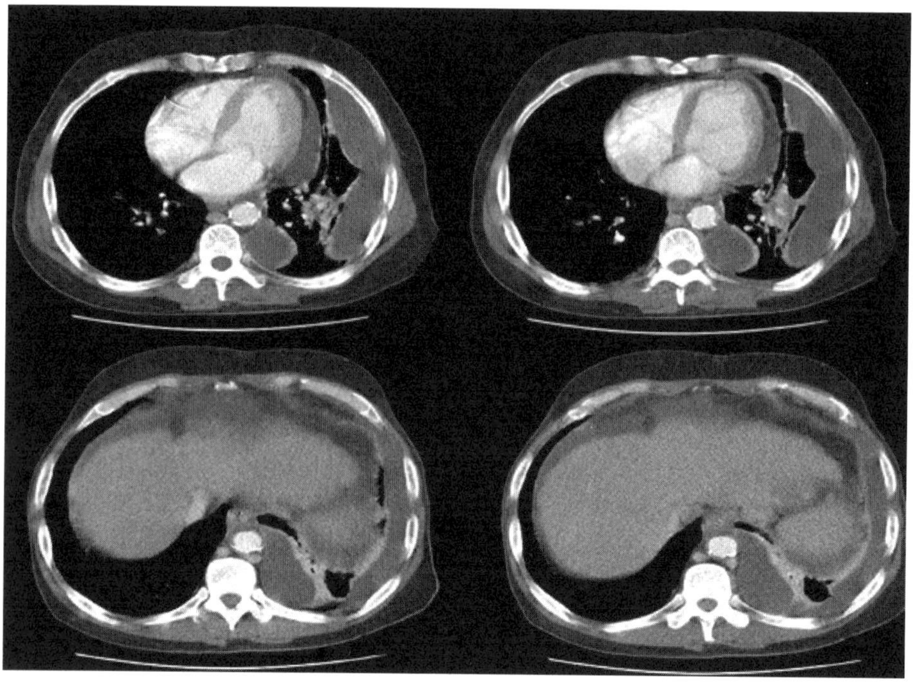

[그림 4-8] Chest CT

(2) 즉각적인 흉관삽관이 필요한 흉수 소견은?

① 다음 중 어느 하나라도 나타날 시

- Loculated pleural effusion
- pH < 7.2
- Glucose < 60mg/dL
- Gram stain or culture에서 균이 발견될 때
- Gross pus의 존재

② Initial therapeutic thoracentesis 후에 fluid가 재발

③ 반복적으로 thoracentesis가 필요

4) 문제 4

(1) Parapneumonic effusion : 3 stage는?

- The exudative stage
- The fibropurulent stage
- The organizational stage

(2) Parapneumonic effusion 치료 원칙은?

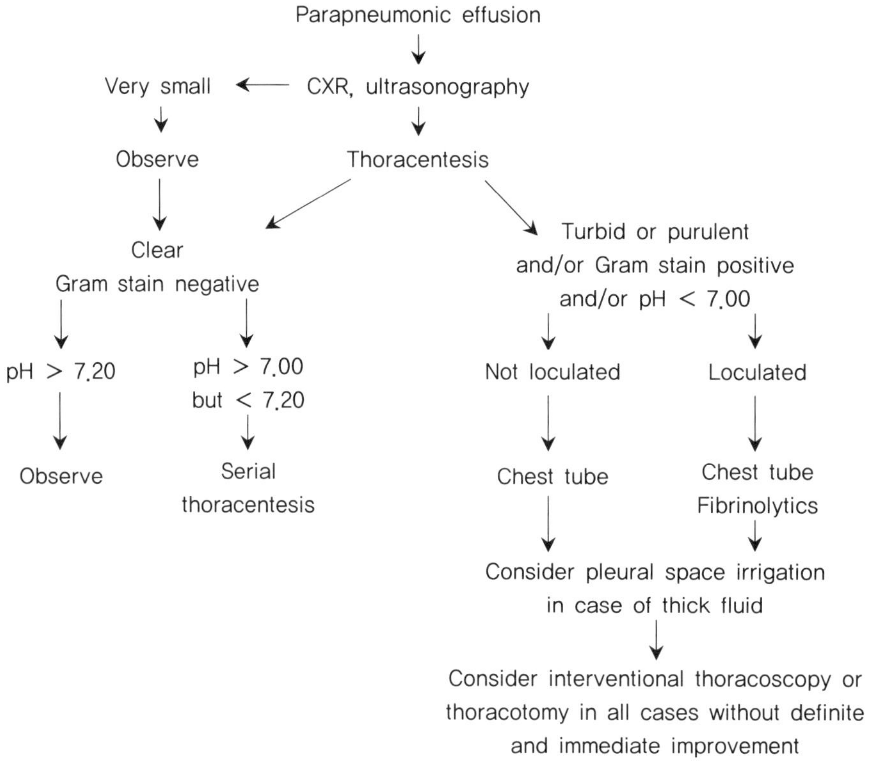

CXR : chest radiography

[그림 4-9] Approach to Rational Management of Parapneumonic Effusions and Empyemas

① Appearance of the pleural fluid
- Putrid, fetid odor : empyema/anaerobic
- Bloody, Hct. > 50% : hemothorax
- Turbid, milky : empyema, chylothorax

② Pleural fluid smears and cultures
- Gram-stain and culture for bacteria

③ Differential cell count on the pleural fluid

- PMN dominant/parenchymal infiltrates
  - parapneumonic effusion, pulmonary embolus, bronchogenic carcinoma
- PMN dominant/no parenchymal infiltrates
  - Pulmonary embolus, viral infection, gastrointestinal disease, asbestos pleural effusion, acute tuberculous pleuritis
- Mononuclear cell dominant
  - Malignancy, tuberculosis, pulmonary embolization
- Eosinophil dominant(>10%)
  - Air or blood in the pleural space, asbestos pleural effusion, paragonimiasis, Churg-Strauss syndrome, drug-induced pleuritis (dantrolene, bromocriptine, nitrofurantoin)

④ Cytology of the pleural fluid

- Malignancy

⑤ Pleural fluid adenosine deaminase(ADA) level

- High(>40U/mL)
  - tuberculous pleural effusion, empyema, rheumatoid pleuritis

⑥ Pleural fluid glucose level

- Low(<60mg/dL)
  - Tuberculosis, malignancy, rheumatiod disease, complicated parapneumonic effusion
  - Paragonimiasis, hemothorax, Churg-Strauss syndrome, lupus pleuritis

⑦ Pleural fluid amylase level

- Due to pancreatic disease, metastatic adenocarcinoma, esophageal rupture

⑧ Pleural fluid LDH level

- Indicator of the degree of pleural inflammation

⑨ Needle biopsy of the pleura

- Tuberculosis, malignancy

⑩ Thoracoscopy

- Pleural malignancy, pleural tuberculosis

8. 객혈

(1) Identification

- 18세, 여자
- C.C
  - 약 200mL 정도의 객혈로 응급실을 방문하였다.

(2) Present illness

- 평소에 특별한 병은 없었으며 전날 밤 TV를 시청하다가 목에 간질간질한 느낌이 들면서 기침을 하였고 그때 객혈을 하였다고 한다.
- Past Medical History
  - N-S
- Family history
  - N-S

1) 객혈의 정의

(1) 혈액이 기도로부터 배출되는 상황(expectoration of blood from the respiratory tract)

(2) 대량 객혈(massive hemoptysis)

- 일반적으로 생명을 위협하는 객혈
- 보통 24시간에 100~600mL 이상의 객혈

(3) 객혈의 임상적 중요성

① 잠재적으로 생명의 위협을 초래할 수 있는 중요 질환의 한 징후(예 : 폐암 환자에서의 혈담)

② 객혈(특히 대량 객혈의 경우)을 적절히 치료하지 않을 경우 그 자체로 생명을 잃을 수 있다는 응급 상황

2) 증례

(1) Physical Exam

- 신장 160cm, 체중 40kg
- 활력징후(혈압/맥박/호흡수/체온)
- 104/68 – 88 – 16 – 37.2℃
- 급성 병색, 불안
- 동공반사 : 정상, JVP : 정상
- 호흡음, 심음 : 정상
- 복부 : 정상
- 사지 : 정상 (멍, 점상출혈 없음)

(2) Laboratory finding

- CBC : 11650 (69.3)/13.7/309
- PT / aPTT : 10.8 sec / 31.2 sec
- ABGA : 7.44/36/92/24.5
- Blood chemistry

  AST/ALT 18/7

  BUN/Cr 8.2/0.6
- U/A : RBC 0-1/HPF
- Chest X-ray

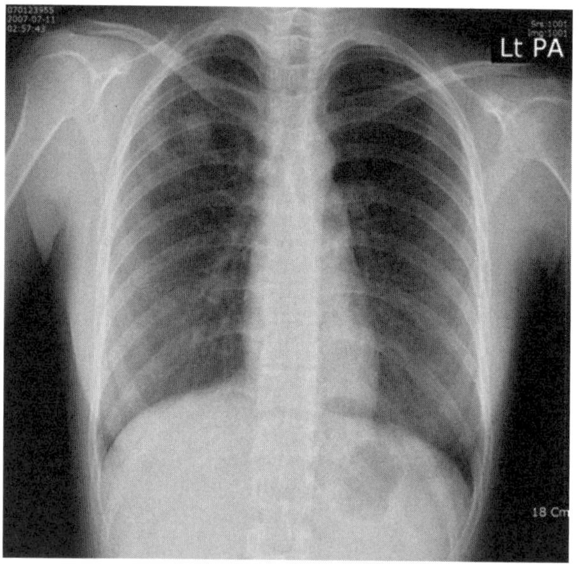

[그림 4-10] Chest PA

(3) 다음으로 시행하여야 할 검사나 치료는?

① Diagnostic plan

- CT
- BAL
- Bronchial arterial angiography
- 투베르쿨린검사(PPD 피부검사)
- 객담 도말검사(AFB smear) : 아침에 3회 채취, 객담 1mL당, 5,000~10,000개의 균이 있어야 양성 판정
- 객담 배양검사(AFB culture)

② Therapeutic plan

- Bronchial alveolar embolization
- HREZ

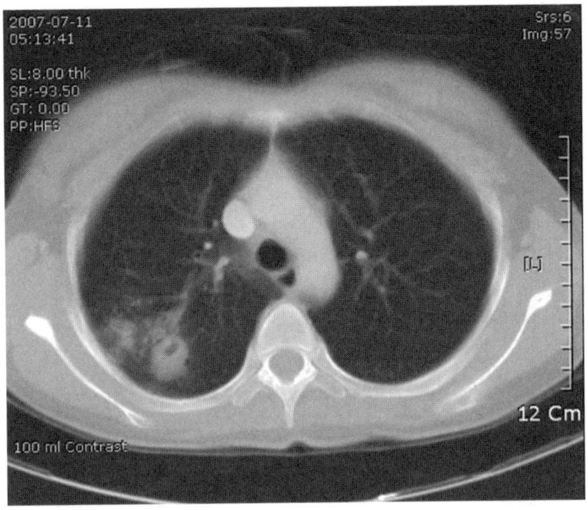

[그림 4-11] Chest CT

(4) 폐결핵 공동(cavity)의 임상적 의의

- 관련 기관지를 통한 전파의 가능성이 높다.
- 공동 벽을 통하여 항결핵제의 통과가 어렵다.
- 공동 안으로 공기가 잘 통과하므로 호기성 결핵균이 잘 자란다.
  - 약제 내성균이 잘 생김
- 대량 출혈 또는 진균종 발생 가능

3) Bronchial Angiogram

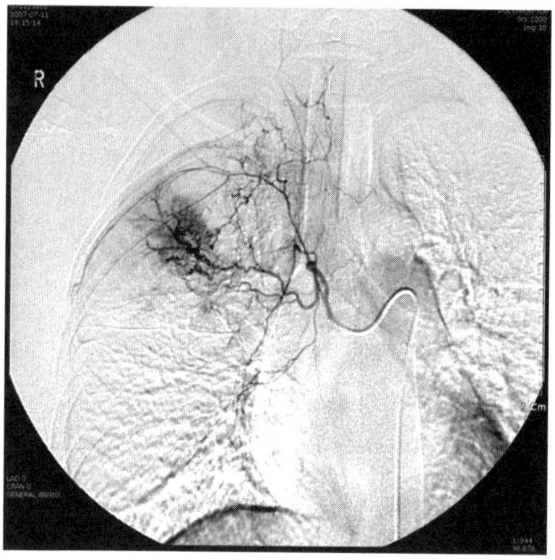

(1) Embolization 후 중환자실에서 하루 경과를 관찰하였는데 환자 상태는 안정적이었다. 다음으로 해야 할 조치와 치료는 항결핵 화학요법 시행이다.

(2) 항결핵약제의 투여 요법과 용량

① 초치료 병합요법
- 4제병용(2HREZ/4HR(E)) 6개월 단기요법을 시행
- 단, PZA 사용하지 못하는 경우 HRE로 9개월 치료

② 균이 배양되는 모든 경우 약제감수성 검사를 시행

③ 1일 1회 투여

④ 감수성 약제 선택(재치료 시)

⑤ 가능한 살균제 사용
- 살균제 : INH, RFP, PZA, SM
- 정균제 : EMB, PAS, CS, PTA, ETH

약제의 종류	용량(매일 요법)			투여방법	부작용**
	체중당	권고량	최대량		
1차 약제					
Isoniazid	5mg/kg	300mg	400mg	qd, 식후	간독성, 말초신경염, 피부과민반응
Rifampicin	10mg/kg	450mg(<50kg) 600mg(≥50kg)		qd, 식전	간독성, 독감양 증후군, 피부반응, 위장장애, 혈소판 감소증, 자반증
Pyrazinamide	20~30mg/kg	1500mg(≥50kg)	2000mg	qd, 식후	간독성, 고요산혈증, 위장장애, 관절통
Ethambutol	15~25mg/kg	800mg(<50kg) 1200mg(≥50kg) 2달 이후 800mg		qd, 식후	시신경염 (시력 및 색각의 변화), 관절통
Streptomycin	15mg/kg	1000mg		주로 IM	이독성, 신독성, 입주위 저린 증상
2차 약제					
Kanamycin	15mg/kg	1000mg		IM 또는 IV	이독성, 신독성
Amikacin	15mg/kg	1000mg		IM 또는 IV	이독성, 신독성
Capreomycin	15mg/kg	1000mg		IM 또는 IV	이독성, 신독성
Ofloxacin	7.5~15mg/kg	800mg		300~400mg bid	
Ciprofloxacin	10~20mg/kg	1500mg		500~750mg bid	
Levofloxacin		1000mg		500~1000mg qd	
Moxifloxacin		400mg		400mg qd	
Gatifloxacin		400mg		400mg qd	
Prothionamide	15~20mg/kg	500mg	1000mg	<50kg, 250mg bid ≥50kg, 500mg bid	위장장애, 간독성
Cycloserine	10~15mg/kg	500mg	1000mg	250~500mg bid	어지럼, 지남력 장애, 우울, 발작
Para-aminosalicyclic acid	150mg/kg	10g	12g	4g bid-tid	위장장애, 간독성, 피부발진, 갑상선기능저하증

4) 상기 환자에게 시행한 시술

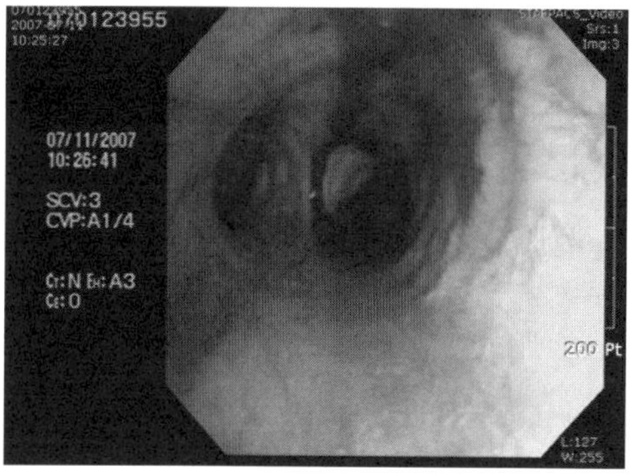

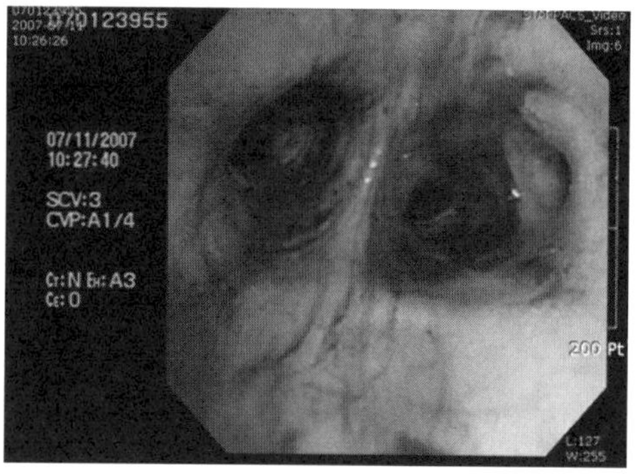

[그림 4-12]

(1) Bronchoscopy

- Indication
  - 폐야의 고립성 음영의 확진 (특히 폐암과 감별진단시)
  - 무기폐 음영의 확인
  - 기관, 기관지 결핵의 확인
  - 객혈 발생시

(2) 객담 AFB가 3회 음성이었고 TB PCR 결과도 음성이었다. 다음 조치는?

① 격리 해제, 항결핵제 지속
② 격리 해제, 항결핵제 중단
③ 격리 지속, 항결핵제 지속
④ 격리 지속, 항결핵제 중단
⑤ 수술 시행

(3) 입원 10일 후 환자는 퇴원하였다. 이후 정기적으로 통원치료 하였으며, 약 40여 일 후 AFB 배양검사가 양성으로 보고되었다. 6개월간 치료하였고 추적관찰 한 흉부X선 사진이다. 옳은 판단은?

① 치료를 종결한다.
② 수술을 시행한다.
③ 조직검사를 시행한다.
④ 3개월 치료를 연장한다.
⑤ 치료 요법(regimen)을 변경한다.

5) 폐결핵의 치료기간

		치료기간
표준치료	HRZ(E) HR(E)	6개월 9개월
특수상황, HRZ(E)	규폐증 동반 HIV 감염자 도말 및 배양 음성 공동과 2개월 치료 후 배양 양성 감수성 재발	8개월 6개월[1] 6개월 6개월[1] 9개월[2]

[1] 치료반응이 느리면 9개월로 연장 가능. 소아에서 HIV 감염자는 최소 9개월 치료

[2] 최근 1~2년 내의 재발은 9개월 치료. 오래전 결핵치료 후의 재발은 기본 6개월 치료하나 치료반응에 따라 9개월로 연장 가능

6) Treatment Failure and Relapse

(1) 치료 실패의 재치료

- 단기요법 4개월 치료 후에도 4개월 시점에서 채취한 검체의 균 배양이 음전되지 않았을 경우
- 약제감수성 검사 시행
  - 약제내성 결핵의 가능성을 고려
- 감수성 결과에 따라 처방 재조정(감수성 있더라도 6개월 이상 사용한 약제는 제외)
- 약제 변경시 4가지 이상, 과거에 사용하지 않았던 약으로 구성
- 18개월 이상 치료 권고(세계 보건 기구)

(2) Etiology

- Mycobacterium tuberculosis
- 항산균(Mycobacterium)
- NTM(non-tuberculous Mycobacterium)
  - 결핵균과 나균을 제외한 항산균
  - AIDS 환자에서 호발, 전체 mycobacteria의 10%(우리나라)

(3) Pathophysiology

- 비말핵이 기침/재채기, 말할 때 전파됨
  - Respiratory route

(4) Clinical features

- 80~90%가 폐결핵의 형태로 발병
- 전신 증상
  - 발열(미열), 전신 쇠약감…
- 호흡기 증상
  - 기침(m/c) – 마른 기침 → 객담 동반
  - 혈담/객혈, 호흡곤란, 흉막삼출

(5) Diagnosis

- Chest X-ray
  - 결핵의 진단, severity 및 치료효과 판정에 유용
  - Primary TB

    하엽에 호발, lymphadenopathy, pleural effusion…
  - 재활성화 결핵

    임상에서 경험하는 폐결핵의 대부분

    Irregular reticulonodular or patchy infiltration(m/c)

상엽의 apical & post. segment(m/c)

공동화(cavitation)

→ 50%에서 발생, air-fluid level, 주위의 침윤성 병변

– 단점 : 활동성과 비활동성(치유된 병변)을 구별하기 어렵다.

(6) CT(HRCT)

- CXR의 소견이 애매하고, 객담도말검사에서 결핵균이 검출되지 않았으면서, 폐암 등 다른 폐질환의 가능성이 있을 유용
- Endotracheal spread 양상이 중요함
  – Tree-in-bud

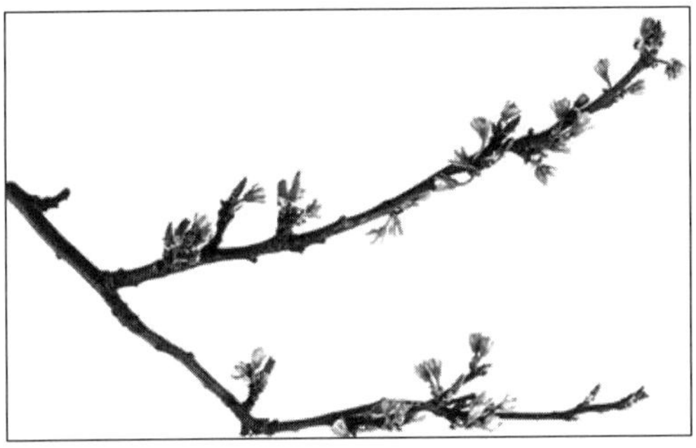

[그림 4-13]

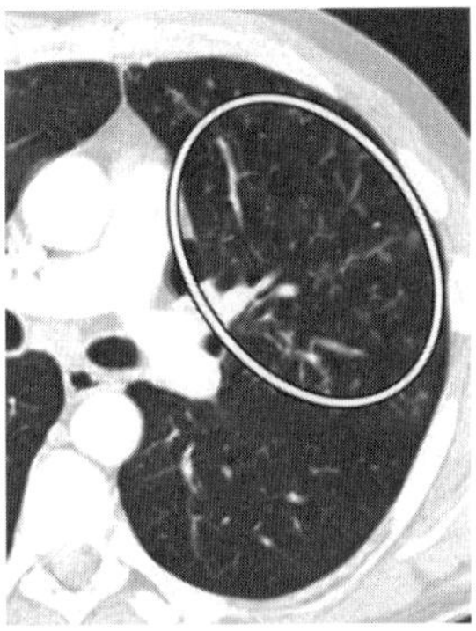

[그림 4-14]

(7) 투베르쿨린검사(PPD 피부검사)

- 감염 여부를 판정
- 예방화학치료 대상자 선정
- 양성
  - 감염 후 발병이 안 된 경우
  - 비정형미코박테륨에 감염된 경우
  - BCG 백신 접종

(8) 객담 결핵균 검사

- 객담의 채취
  - 아침 공복상태에서 양치질 후 채취하는 것이 좋음
  - 2~3회 채취가 원칙
  - 유도 객담, 위액 채취, 기관지내시경(BAL)
- 종류
  - 도말검사(AFB stain)
  - 배양검사
  - 핵산증폭검사

(9) 객담 도말검사(AFB smear)

- Presumptive diagnosis
- Ziehl-Neelsen, auramine-rhodamine stain, fluorescence microscopy
- 아침에 3회 채취
- 객담 1mL당 5,000~10,000개의 균이 있어야 양성 판정

(10) 객담 배양검사(AFB culture)

- Definite diagnosis
- 결핵균 10마리/ml
- 고체배지, 약 3~4주에서 8주
- 약제 감수성 검사 가능
- 배양양성이 M. tuberculosis 인지
  NTM(Nontuberculous mycobacteria)까지 포함하는지 파악이 필요

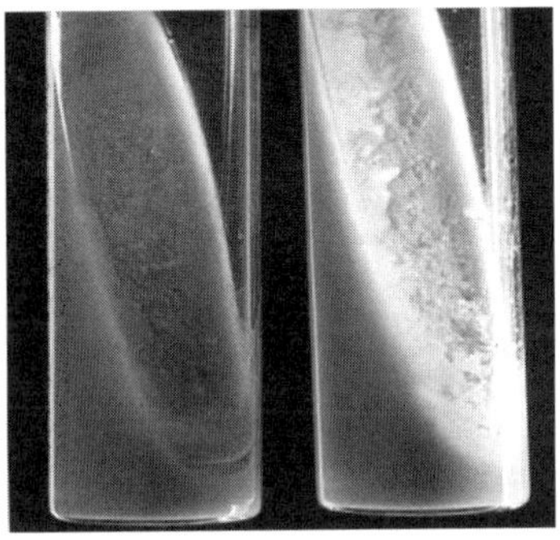

[그림 4-15]

(11) Activity의 판정

① Active(활동성)

- CXR 상 병변의 변화
- 객담 검사상 균 검출(도말 OR 배양 양성)
- Empyema, bronchopulmonary fistula, endobronchial TB 등이 의심될 시

② Inactive(비활동성)

- 공동이 없는 경우
  - 매월 검사한 객담검사에서 6개월간 균 음성이면서, CXR 변화 없을 시
- 공동이 있는 경우
  - CXR 상 6개월 이상 변화가 없고, 1~3개월 간격으로 검사한 객담검사에서 18개월 이상 균 음성인 상태

제5장 Approach to the Patient with Gastrointestinal Problem

1. 대장 기능에 대한 이해
2. 설사 (Diarrhea)
3. 변비 (Constipation)
4. 흡수 장애 (Malabsorption)
5. 복통 (Abdominal pain)

학습목표

1. 정상 대장 기능을 이해한다.
2. 기전에 따라 설사를 분류한다.
3. 급성 설사의 원인 및 치료를 설명한다.
4. 만성 설사의 원인 및 치료를 설명한다.
5. 변비의 원인 및 치료를 설명한다.

1. 대장 기능에 대한 이해

1) 정상 장 기능

(1) 수분과 전해질의 흡수 및 분비/장관 내 물질의 저장 및 배설

(2) 흡수되지 않은 탄수화물이 대장에서 세균에 의하여 대사된 후 흡수

(3) 상행/횡행 결장 : 저장고 기능(15시간)
하행결장 : 통로 기능(3시간)

(4) 대장의 운동

① 분절운동 : 장 내용물을 섞어 주어 흡수될 수 있도록 하는 역할
② 연동운동 : 장 내용물을 운반하는 역할
③ 집단연동운동 : 하루 1~2회, 연동운동보다 신속하고 강력하게 운반하는 기능

2) 신경 조절

(1) 내부신경분포(Enteric nervous system)

① 장신경(myenteric)층 : 평활근의 기능 조절
② 점막하(분비와 흡수 조절) & 점막 신경층
③ Acetylcholine, opioids, norepinephrine, serotonin, ATP, NO

(2) 외부신경 : 자율신경—운동과 분비기능조절

① 부교감신경 : 내장감각과 대장운동의 흥분성 경로 담당, 연동운동 및 집단연동운동을 증가시켜 장내용물의 운반을 용이하게 해준다.
② 교감신경 : 장 운동기능 조절, 분절운동을 증가시킴으로써 운반을 방해한다.
③ 흥분성 신경전달물질(운동기능조절) : tachykinin(acetylcholine, substance P)

3) 수분 흡수

(1) 유입되는 수분(9L)

- 음식물(2L) / 타액(1L) / 위액(2L) /췌액, 담즙, 장액(4L)

(2) 흡수되는 수분(7~8L)

- 공장(4~5L) / 회장(3~4L) / 대장(1L)

(3) 대변 분비 수액량 : 150~200mL

2. 설사(Diarrhea)

1) 설사

(1) 정의

전형적인 서구 식단을 기준으로 할 때 1일 200gm 이상 배변일 경우

- 임상적으로,
  배변 횟수가 하루 4회 이상,
  대변량이 하루 250gm 이상의 묽은 변

(2) 분류

- 급성 : 2주 이내
  지속성 : 2~4주
  만성 : 4주 이상

2) 급성 감염성 설사(Acute Infectious Diarrhea)

① 급성 설사의 90% 이상을 차지(나머지 10%는 약제, 독성 물질 섭취, 허혈 등)
② 대개는 분변-경구 감염(fecal-oral transmission) : 사람－사람/오염된 음식, 물
③ 섭취한 병원균이 점막의 방어기능을 넘어설 때 발생
④ 단백질-칼로리 결핍 & 탈수 초래/구토, 발열, 복통 동반

(1) 급성 감염성 설사의 원인과 임상양상

병리생물학 / 원인균주	잠복기간	구토	복통	발열	설사
독소 생성균주					
기형성된 독소					
Bacillus cereus, Staphylococcus aureus, Clostridium perfringens	1~8시간 8~24시간	3－4+	1－2+	0－1+	3－4+, 수양성
장독소					
Vibrio cholerae, 장독성 *Escherichia coli, Klebsiella pneumoniae, Aeromonas* 종	8~72시간	2－4+	1－2+	0－1+	3－4+, 수양성
장부착성					
장병원성 및 장부착성 *E.coli, Giardia* 유기물, *Cryptosporidiosis, helminths*	1~8일	0－1+	1－3+	1－2+	1－2+, 수양성
세포독소 생성균주					
Clostridium difficile	1~3일	0－1+	3－4+	1－2+	1－3+, 대개 수양성, 때로 혈성
출혈성 *E. coli*	12~72시간	0－1+	3－4+	1－2+	1－3+, 처음 수양성, 빨리 혈성
침윤성 균주					
경한 염증					
Rotavirus and Norwalk agent	1~3일	1－2+	2－3+	3－4+	1－3+, 수양성
다양한 정도의 염증					
Salmonella, Campylobacter, and Aeromonas 종 *Vibrio parahaemolyticus, Yersinia*	12시간~11일	0－3+	2－4+	3－4+	1－4+, 수양성 혹은 혈성
심한 염증					
Shigella 종, 장침습형*E. coli, Entamoeba histolytica*	12시간~8일	0－1+	3－4+	3－4+	1－2+, 혈액성

(2) 진단 검사 대상

① 탈수를 동반한 심한 수양성 설사

② 혈성 설사

③ 38.5°C 이상의 고열

④ 48시간 이상 지속되며 호전이 없는 경우

⑤ 새로운 집단 발병

⑥ 50세 이상에서 심한 복통이 수반된 설사

⑦ 70세 이상

⑧ 면역 결핍, 항암 치료를 받고 있는 경우

(3) 진단

① 대변 백혈구/적혈구 검사
② 대변 잠혈 반응 검사
③ 대변 세균 배양 검사
④ 대변내 충란이나 기생충 관찰
⑤ 면역분석(Immunoassay) : 특정 세균 독소, 바이러스, 원충류
⑥ 내시경 검사

(4) 치료

① 수분, 전해질 보충
- 경증에서는 수분 공급만으로도 충분
- 중증에서는 탈수를 막기 위해 당분-전해질 음료(스포츠 음료 등)
- 특히 영아나 노인에서 심한 탈수가 있으며 정맥으로 수분 공급
- 소장상피세포의 glucose-sodium 흡수기전은 정상 작동하므로 경구로 수분과 전해질을 공급할 때 glucose를 동시 투여하여 sodium의 흡수를 증가시키게 함

② 대증요법
- Loperamide : 발열이 심하지 않고 출혈성 설사가 없는 환자
- Bisthmus subsalicylate : 면역 저하자에서 뇌증을 일으킬 수 있어 금기

③ 항생제 투여
- Ciprofloxacin, Metronidazole, Ampicillin, Trimethoprim+sulfamethoxazole
- 면역 저하, 심장 기계 판막, 최근에 혈관 이식, 고령의 경우 원인 균주의 발견 여부에 상관없이 항생제 투여

(5) 급성 설사의 관리

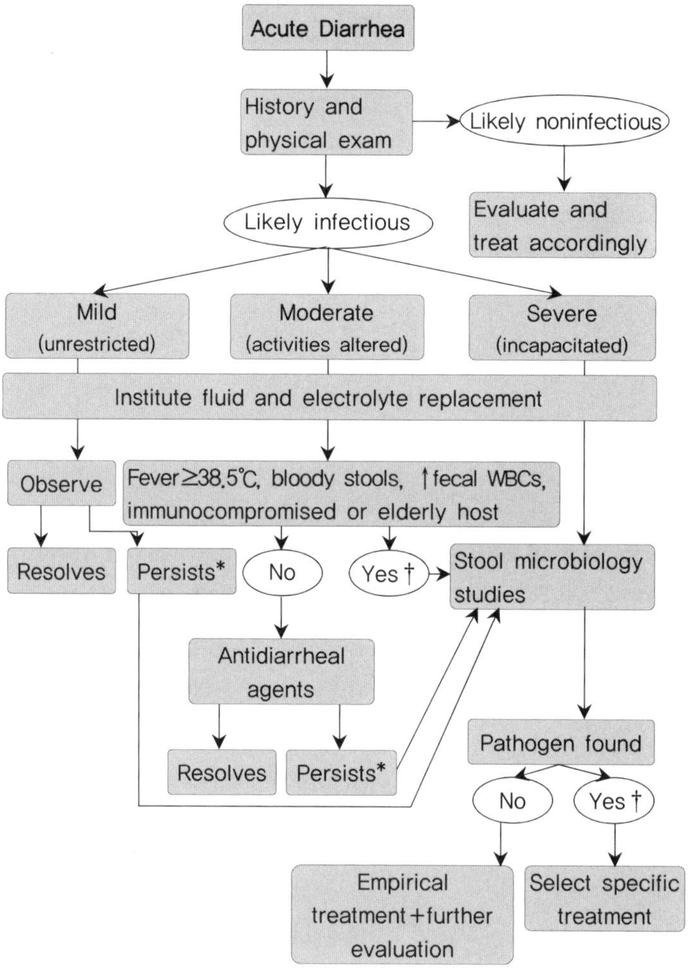

, †의 경우 경험적 항생제 고려(metronidazole, † quinolone)

[그림 5-1]

3) 만성설사

(1) 분비성 설사(Secretory diarrhea)

① 장점막을 통한 수분, 전해질 이동 장애
② 통증 없이, 대량의 수양성 설사가 굶어도 지속된다.
③ 약제(자극성 완하제의 남용)의 주기적 섭취
④ 만성적 음주
⑤ 장절제, 점막질환, 장누공 : 분비된 수분, 전해질을 재흡수할 면적 감소
⑥ 호르몬 분비 종양 : serotonin, histamine, prostaglandin, kinin 등을 포함한 강력한 장 분비 촉진제가 혈액순환 내로 유리

(2) 삼투성 설사(Osmotic diarrhea)

① 장관 내에 흡수가 잘 안 되거나 불가능한 물질의 농도가 높을 때 장관 내 삼투압의 증가로 인하여 수분이 장관 내로 이동하게 되어 발생함
② 굶거나 유발 물질 섭취를 제한하면 설사 중단
③ 삼투성 하제 : 마그네슘이 첨가된 제산제, 건강 보조제, 하제 섭취 후 발생
④ 유당 과민성(lactase deficiency) : 유당 흡수장애
⑤ 대변의 삼투압 차(stool osmotic gap) : 분비성 설사와의 감별에 도움

(3) 지방 설사(Steatorrheal diarrhea)

① 지방의 흡수 장애
② 냄새가 심한 설사가 특징으로 체중 감소와 영양 결핍이 동반된다.
③ Intraluminal maldigestion : pancreatic exocrine insufficiency, bacterial overgrowth, liver disease
④ Mucosal malabsorption : Celiac sprue, Whipple's disease, infections
⑤ Postmucosal lymphatic obstruction

(4) 염증성 설사(Inflammatory diarrhea)

① 장 흡수장애, 분비 과다, 상피세포 손상
② 염증성 장질환(궤양성 대장염, 크론병), 면역 저하, 호산구성 위장염
③ 발열, 통증, 출혈 등 염증의 증상 동반
④ 대변검사 : 백혈구 양성

(5) 운동 이상형 설사(Dysmotile diarrhea)

① 대개는 다른 질환에 따른 2차적 운동 이상으로 설사 유발
② Hyperthyroidism, carcinoid syndrome, 약제(PG, prokinetics) : 과운동 유발
③ Primary visceral neuromyopathies : 장운동 정체로 세균 과증식에 의해 설사
④ Diabetic diarrhea : 자율 신경계 이상과 동반

(6) 만성 설사의 치료

① 원인에 근거하여 치료 방향을 설정한다.
② 원인을 제거하여 완치가 가능한 경우
- 대장암을 절제한다.
- Whipple's disease에서 항생제를 투여한다.
- 원인 약제를 중단한다.

③ 원인 기전을 억제하여 설사를 조절한다.
- Lactase deficiency 환자에게 lactose 섭취를 제한한다.
- 염증성 장질환 환자에게 항염증제나 스테로이드를 사용한다.
- 회장의 담즙산 흡수 장애가 있으면 cholestyramine 같은 흡수제를 사용한다.
- 위산 분비 과다 환자에게 프로톤 펌프 억제제를 사용한다.

④ 진단이 불확실하면 경험적 치료를 한다.
- Psyllium : 수분 흡수 – 대변의 경도 증가
- Opiate antidiarrheal agent(diphinoxylate, loperamide)
- Clonidine : 당뇨병성 설사

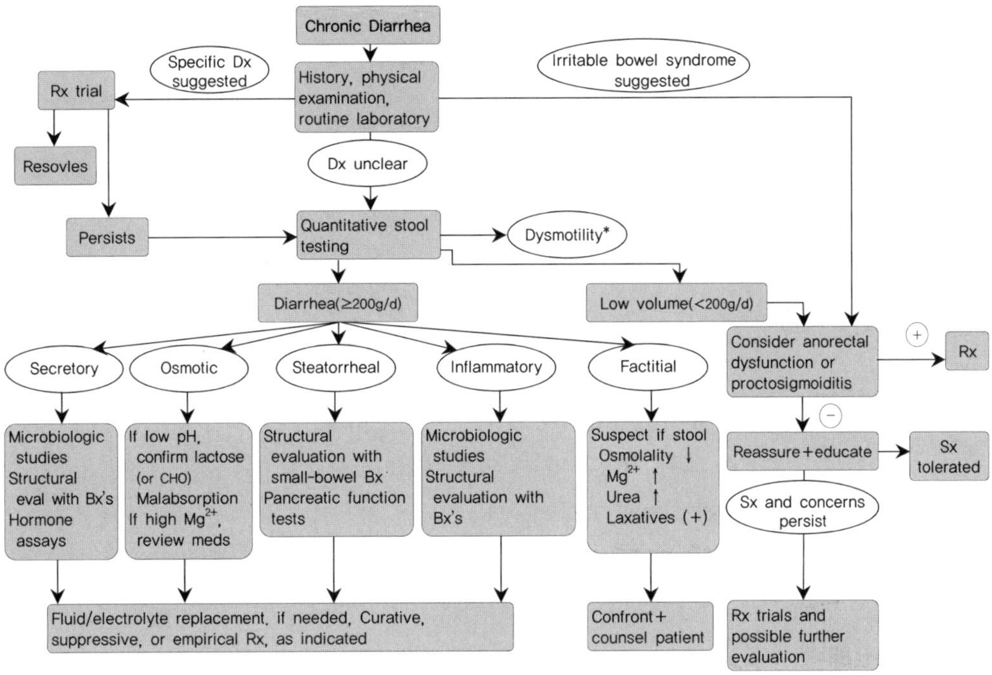
Chronic Diarrhea
History, physical examination, routine laboratory
Specific Dx suggested
Rx trial
Resovles
Persists
Irritable bowel syndrome suggested
Dx unclear
Quantitative stool testing
Dysmotility*
Diarrhea(≥200g/d)
Low volume(<200g/d)
Secretory
Osmotic
Steatorrheal
Inflammatory
Factitial
Consider anorectal dysfunction or proctosigmoiditis
Rx
Microbiologic studies Structural eval with Bx's Hormone assays
If low pH, confirm lactose (or CHO) Malabsorption If high Mg2+, review meds
Structural evaluation with small-bowel Bx Pancreatic function tests
Microbiologic studies Structural evaluation with Bx's
Suspect if stool Osmolality ↓ Mg2+ ↑ Urea ↑ Laxatives (+)
Reassure+educate
Sx tolerated
Sx and concerns persist
Fluid/electrolyte replacement, if needed, Curative, suppressive, or empirical Rx, as indicated
Confront+ counsel patient
Rx trials and possible further evaluation

[그림 5-2]

3. 변비(Constipation)

1) 정의

배변 횟수만으로 변비를 정의하기에는 부족하다(다양한 증상을 변비라고 호소할 수 있다).

2) 인구학적 특성

- 인구의 20% : 생애 중 1번 이상 경험
  한국 기혼 여성의 30% 이상 호소
- 1주일 3번 미만 배변 : 전체 인구의 4%
- 여성 : 3배 정도 많이 발생

3) 정상적 배변

- 대장 및 직장의 운동
- 직장 및 항문 팽창에 대한 배변 감각 인지
- 내인성 비교감성 억제 신경에 의한 속 항문 조임근의 반사적 이완
- 바깥 항문 조임근의 수의적 이완
- 회음부를 하강시키기 위한 발살바법에 의한 복압의 상승

4) 변비의 원인(이차성)

Types of Constipation and Causes	Examples
Recent onset	
Colonic obstruction	Neoplasm : stricture : ischemic, diverticular, inflammatory
Anal sphincter spasm	Anal fissure, painful hemorrhoids
Medications	
Chronic	
Irritable bowel syndrome	– Constipation – predominant, alternating
Medications	– Ca2+ blockers, antidepressants
Colonic pseudo-obstruction	– Slow transit constipation, megacolon(rare Hirschsprung's, Chagas)
Disorders of rectal evacuation	– Pelvic floor dysfunction, anismus, descending perineum synd., rectal mucosal prolapse,
Endocrinopathies	– Hypothyroidism, hypercalcemia, pregnancy
Psychiatric disorders	– Depression, eating disorders, drugs
Neurologic disease	– Parkinsonism, multiple sclerosis, spinal cord injury
Generalized muscle disease	– Progressive systemic sclerosis

5) 진단 검사

(1) 신체 진찰

- 항문 주변 피부 관찰
- 바늘을 이용한 항문 반사 검사
- 직장 수지 검사(안정 시 괄약근 톤과 수의적 수축 정도)

(2) 이차성 변비에 대한 감별검사

① 혈액검사(갑상선 기능 검사 포함)
② 대장내시경 또는 S 결장 내시경
③ 복부 단순 촬영 (및 / 또는) 바륨 조영술
④ 대장 기능검사 : 대장 통과시간 검사 / 배변 조영술 / 풍선 배출검사 / 항문직장내압 검사

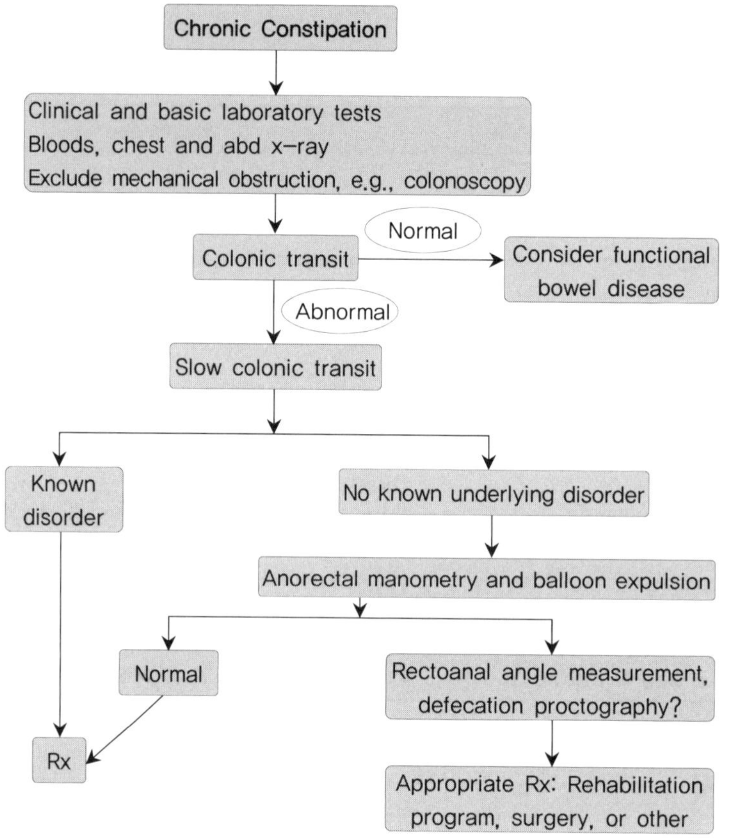

[그림 5-3]

6) 변비 치료를 위한 생활지침

- 변 시도 : 기상시와 식후 30분경 배변 연습
- 물은 하루 2리터 이상 마신다 : 200cc 6~8잔
- 섬유소 : 하루 25~30g 이상
- 운동 : 치료운동, 일반운동

7) 변비환자에서의 이상적 식단

- 충분한 수분을 섭취한다(1일 8~10컵).
- 섬유소가 많은 식사를 하려면,
  - 흰 쌀밥보다는 잡곡밥을 주로 먹는다.
  - 매끼 2가지 이상의 채소찬을 먹는다.
  - 과일과 채소는 되도록 날것을 먹는다.
  - 과일은 되도록 껍질째 먹는다.
  - 정제된 식품 대신 전곡으로 만든 식품을 먹는다.

8) 변비에 사용되는 약물

- 팽창성 설사제(Bulk forming agents) : Fiber, Psyllium (Mutacil), Sylcon.
- 과삼투압성 설사제(Osmotic agents) : Lactulose (Duphalac), MgO, Sorbitol, Glycerin
- 자극성 설사제(Stimulant laxatives) : Bisacodyl, Senna, Aloe, Castor oil, Alaxyl
- 기타 완하제 : Mineral oil, Tegaserod (Zelmac), PEG, Forlax

9) 완화제 사용 원칙

- 부피 형성 완화제를 먼저
- 효과 없으면 삼투압 완화제 추가
- 장운동 촉진제를 같이 사용
- 자극성 완화제는 장기간의 변비나 심한 복부팽만 등의 증상이 있을 때, 일시적인 완화 목적으로 단기간 사용
- 최소 유효량 투여, 가능한 횟수를 줄이다 완전히 끊는다.
- 대장이 다 비워지고 다시 찰 때까지 걸리는 시간을 변비 재발로 오인하여 완화제를 지속적으로 사용해서는 안 된다.

4. 흡수 장애(Malabsorption)

1) Sites of Absorption

(1) Proximal small intestine : Fe, Ca, fat, water soluble vitamins, sugar, folate
(2) Middle small intestine : amino acid, sugar, folate
(3) Distal small intestine : vitamin B12 (cobalamin), bile salts
(4) Large intestine(esp. cecum) : water, electrolyte

2) Diagnosis of Malabsorption

(1) Stool fat test : gold standard test of fat malabsorption (Sudan III stain)

(2) D-xylose absorption test (urinary D-xylose excretion test)

- 25mg D-xylose → 5시간 소변 xylose < 4.5gm, 1시간 혈중 < 30mg/dl
  : small bowel mucosal injury 시에 하락
  : enzyme deficiency 시에는 정상, 소장 흡수 면적의 적정성 여부 평가

(3) Hydrogen breath test — Specific tests for malabsorption

(4) Test for pancreatic functions — Secretin stimulation test

(5) Test for bacterial overgrowth

① quantitative culture of small intestinal aspirate
② 14C-D-xylose breath test
③ Hydrogen breath test

(6) Test for mucosal injury

① Small bowel biopsy
② Permeability studies

(7) Test of ileal function Schilling test

3) Schilling Test

	^{50}Co–Cbl	IF	Panc. enz.	Antibiotics
Pernicious anemia	reduce	normal	reduce	reduce
Chronic pancreatitis	reduce	reduce	normal	reduce
Bacterial overgrowth	reduce	reduce	reduce	normal
Ileal disease	reduce	reduce	reduce	reduce
Complete vegetarian	normal	normal	normal	normal
Achlorohydria	normal	normal	normal	normal

Cobalamine 흡수 과정 :
① sromach에서 R-binder protein에 binding
② proximal small intestine에서 pancreatic protease에 의해 cobalamine이 release
③ stomach parietal cell에서 분비된 intrinsic factor에 binding됨
④ ileum에서 brush border의 cobalamine receptor에서 흡수됨

4) Celiac Sprue

(1) Caucasian에서는 흡수장애의 흔한 원인의 하나

(2) Etiology

① Environmental factor : gliadin (gluten의 성분) – 밀, 호밀, 귀리, 메밀, 보리, 맥아
② Immunologic factor
③ Genetic factor

(3) 진단

① Small intestinal biopsy
② Prompt clinical/histopathologic response following the institution of gluten-free diet – 쌀가루, 글루텐을 제거한 밀가루, 감자녹말, 옥수수가루, 콩가루
③ IgA antiendomysial antibody : tissue transglutaminase에 대한 항체

(4) 치료 — Gluten free diet

(5) 연관 질환 — Dermatitis herpetiforms

(6) 합병증 — Malignancy incidence 증가 (GI lymphoma...), intestinal ulcer

5) Short Bowel Syndrome

(1) Intestinal resections in adults가 요구되는 경우

① Mesenteric vascular disease including atherosclerosis, thrombotic phenomena, and vasculitides
② Primary mucosal and submucosal disease (e.g., Crohn's disease)
③ Operations without preexisting small intestinal disease (e.g., trauma, jejunoileal bypass for obesity)

(2) Symptom의 type과 정도를 결정하는 인자

① 절제 부위(jejunum vs ileum)
② 절제 길이
③ IC valve의 절제 유무
④ 대장의 절제 유무
⑤ 잔재 소장/대장의 남아 있는 병변 유무(e.g. Crohn's ds. , mesenteric a.ds.)
⑥ 잔재 소장의 적응 정도

(3) Diarrhea and steatorrhea

① Ileum resection (esp. ileocecal valve) 시에 jejunal resection보다 심함

– bile acid가 colon으로 들어가 colonic fluid and electrolyte secretion을 자극

② Ileocecal valve 제거 시 : intestinal transit 감소, bacterial overgrowth from colon

③ Lactase-containing mucosa가 제거될 경우 lactose intolerance가 나타남

(4) Nonintestinal symptom

① Renal calcium oxalate calculi : small bowel resection with intact colon

[1] colon에서 oxalate 흡수 증가로 hyperoxaluria 발생

[2] 치료 : cholestyramine, calcium

② GB stone(cholesterol stone) : related to a decreased bile acid pool size

③ Gastric hypersecretion

[1] diarrhea, steatorrhea에도 영향

[2] 치료 : proton pump inhibitor or H2 receptor antagonist

6) Management

(1) Opiates : reduce stool output and to establish an effective diet

(2) Initial diet : low-fat, high carbohydrate to minimize the diarrhea from fatty acid stimulation of colonic fluid secretion

(3) Both MCT, a low-lactose diet, and various fiber-containing diet should also be tried

(4) Ileocecal valve가 없는 경우에는 bacterial overgrowth를 고려하고 치료해야 한다.

(5) 위산의 과다분비가 diarrhea나 steatorrhea를 조장하는 경우에는 PPI 사용

(6) 필요시 비타민과 미네랄 보충
(fat-soluble vitamins, folate, cobalamin, calcium, iron, magnesium, zinc)

(7) Home TPN

(8) Intestinal transplantation

7) Bacterial Overgrowth Syndrome

Diarrhea, steatorrhea, macrocytic anemia가 주된 증상

- Low serum cobalamin & high serum folate level : 진단이 의심
- Bacterial overgrowth is best established by Schilling test

(1) Etiology

① anatomic stasis

[1] diverticula

[2] CD에 연관된 fistula and stricture

[3] STG and gastrojejunostomy에 따른 proximal duodenal afferent loop

[4] bypass of the intestine

[5] dilatation at the site of previous intestinal anastomosis

② functional stasis

[1] Scleroderma

[2] Small intestinal stricture associated with Crohn's ds. Or intestinal anastomosis

[3] diabetes mellitus

(2) Diagnosis

① Low serum cobalamine Elevated serum folate (bacteria가 생산하여 duodenum에서 흡수)

② jejunal aspirate를 통해 increased level of aerobic/anaerobic colonic type의 bacteria를 규명

③ Schilling test : tetracycline for 5 days 후에 Schilling test normal인지 confirm

④ Breath hydrogen test following lactose administration

(3) Treatment

① 가능하다면 anatomic blind loop의 수술적 교정이 일차 치료

② functional stasis의 경우에는 항생제 치료

[1] tetracycline이 1차 약제였으나 내성이 많이 생겨 다른 항생제도 고려

[2] 증상이 좋아질 때까지, 또는 3주간 사용

[3] 증상이 재발할 때까지는 치료를 반복할 필요는 없다.

[4] 잦은 재발이 있는 환자에서는 증상의 유무에 관계없이 한 달에 일주씩 항생제를 사용하는 것이 도움이 된다.

8) Lactase Deficiency Syndrome

Primary (hereditary) vs secondary (mucosal damage를 가져오는 모든 disease)

(1) 증상

① diarrhea, abdominal pain, cramps, flatus

② diarrhea : lactose가 흡수되지 않고 남아 있으면서 fluid를 lumen 내로 이동시켜 osmotic diarrhea를 유발

(2) 역학

① Asian : 90~100%

② Northern Europe : 5~15%

③ American Caucasian : 10~25%

(3) Diagnosis : Lactose hydrogen breath test

- 흡수되지 못한 lactose는 대장의 세균에 의해 분해되어 hydrogen이 생성
- 그러므로 호기 중 수소가 증가하고 대변의 pH도 감소한다.

(4) Tx

- avoid of milk product, lactose intake

※ milk allergy와는 상관없다.

5. 복통(Abdominal pain)

1) 복통을 유발하는 자극

(1) 소화관 벽의 신전(stretching) 및 긴장(tension)

소화관, 담관, 요관, 방광 : 근육층에 통증 신경 존재
간, 신장 : 피막(capsule)에 통증 신경 존재
– 복막의 견인(종양), 내장의 팽창(담산통), 강한 근수축(장폐쇄)

(2) 염증 및 내장성 통증

(3) 허혈 : 조직 대사산물의 농도를 증가

(4) 자각신경의 침범으로 인한 통증

췌장암 등의 후복막 종양
그러나 내장 벽의 악성 침범은 폐쇄, 궤양, 천공이 없는 한 통증이 없다.

2) 복통의 주요 원인

(1) 복부에서 유발된 통증

- 벽측 복막염
  - 세균 오염(충수염 천공, 골반염 질환)
  - 화학적 자극(궤양 천공, 췌장염)
- 기계적 폐쇄(obstruction)
  - 소장 혹은 대장의 폐쇄
  - 담관 폐쇄
  - 요관 폐쇄

- 혈관장애
  - 색전증 혹은 혈전증
  - 혈관 파열
  - 압박성 혹은 염전폐쇄
  - 겸상 혈구성 빈혈
- 복벽
  - 장간막염과 혹은 견인
  - 근육손상 혹은 감염
- 장기 표면의 팽창(간 혹은 신장 피막)

(2) 복부 외 부위에서 연관된 통증

- 흉부(폐렴, 심근경색)
- 척추(신경근염)
- 생식기관(고환 염전)

(3) 대사성 원인

- 외인성(거미 물림, 납 중독)
- 내인성
  - 요독증
  - 당뇨병성 케톤산 혈증
  - 포르피리아

(4) 신경성 원인

- 기질적(대상 포진, 작열통, 척수로)
- 기능적

3) 복통의 종류

(1) 내장성 통증(visceral pain)

- 유해자극이 복부나 흉곽의 내장에 작용할 때 느껴진다.
- 둔하며, 상복부, 배꼽주위, 하복부 중앙
- 통증의 위치가 불명확하다.
- 통증의 부위는 장기의 신경 지배에 해당되는 부위에 국한
- 경련성, 작열감
- 발한 오한, 구토, 오심, 창백

(2) 벽측 통증(parietal pain)

- 벽측 복막의 유해성 자극에 의한 발생
- 통증이 더 심하고 위치파악이 정확하다.
- ex.급성 충수돌기염

(3) 연관통(referred pain)

이환된 장기와 같은 신경지배를 받는 원격부위에서 느끼는 통증

4) 임상적 접근

(1) 병력

위치, 강도와 성상, 기간, 악화 및 완화인자, 동반된 징후, 증상, 상태

(2) 신체검진

시진, 청진, 타진, 촉진

(3) 검사실 소견

- 혈액검사, 소변검사, 단순 복부촬영, 초음파 검사,
- 전산화 단층 촬영, 복강경 검사 등.

5) 병력

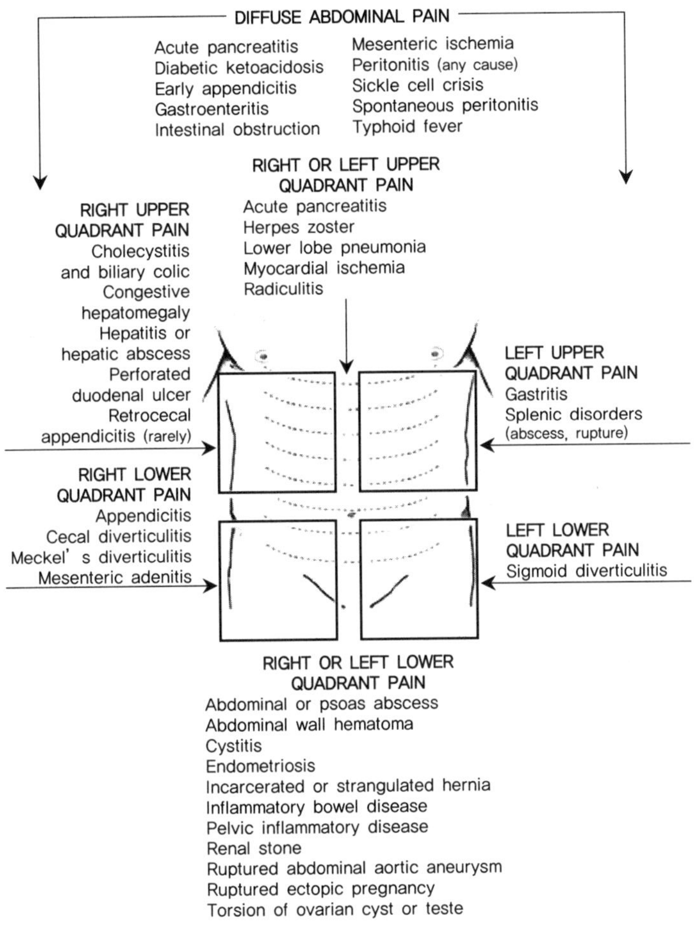

[그림 5-4]

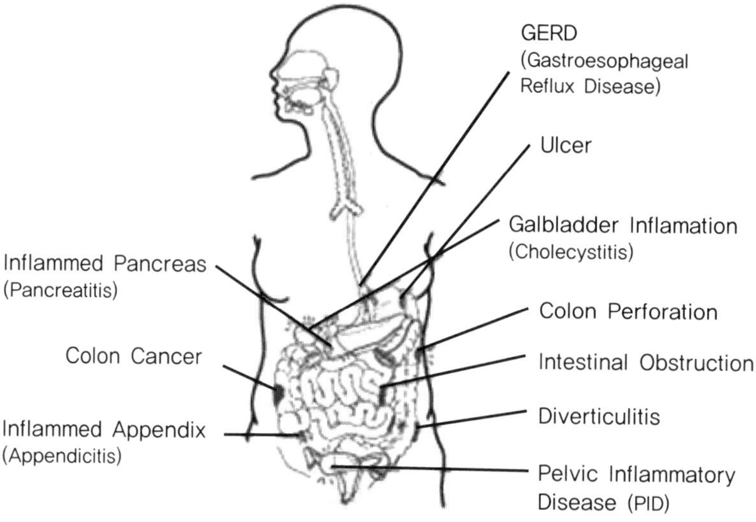

[그림 5-5] Abdominal Pain

6) 신체 검진

(1) 시진 - 팽창, 반흔, 탈장, 연동항진

① 전체적인 외관을 평가한다.
② 호흡수를 확인한다.
③ 피부를 살핀다.
④ 얼굴과 손을 본다.
⑤ 복부를 관찰한다.
⑥ 탈장을 관찰한다.
⑦ 표재 정맥을 관찰한다.

(2) 청진 - 연동항진, 잡음

① 장음을 평가한다.

- 정상 장음 : 5~10초마다 발생
- 2분까지 장음을 못 들으면 – 장음 없음
- 진탕음 : 폐쇄 장기의 가스와 액체로 발생
  복부 위에 청진기를 놓고 환자의 배를 흔들면 출렁거리는 소리를 들을 수 있다.
- 복부 잡음 : 신장동맥이나 대동맥이 좁아진 경우 발생
- 복막 마찰음 : 간이나 비장의 염증 시에 잘 들린다.

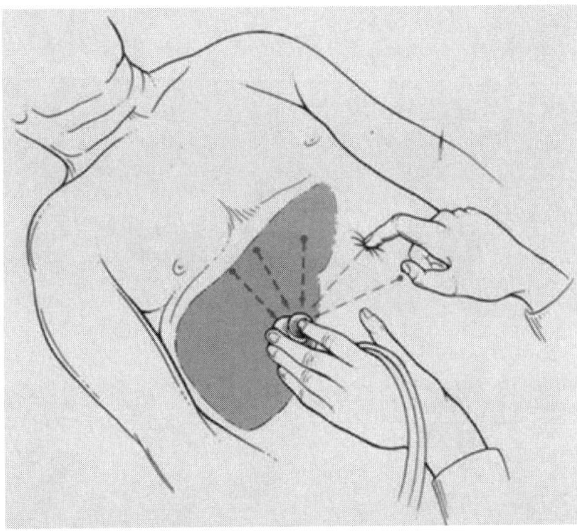

[그림 5-6] 간 크기를 확인하기 위한 소파법(scratch test)

(3) 타진

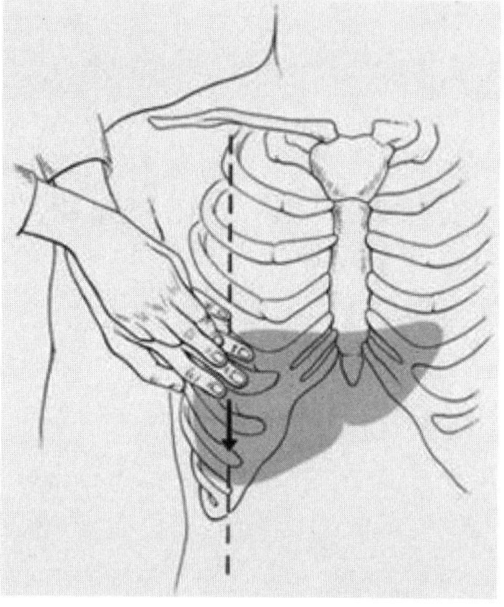

[그림 5-7] 간 타진 기법

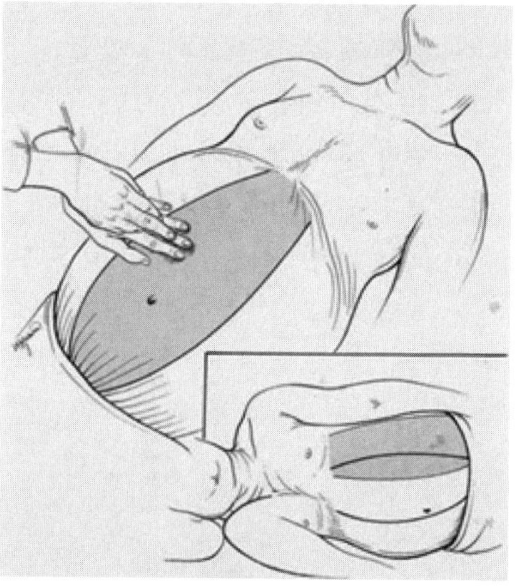

[그림 5-8] 이동탁음을 평가하기 위한 기법, 색깔로 표시한 곳이 공명음을 나타내는 곳이다.

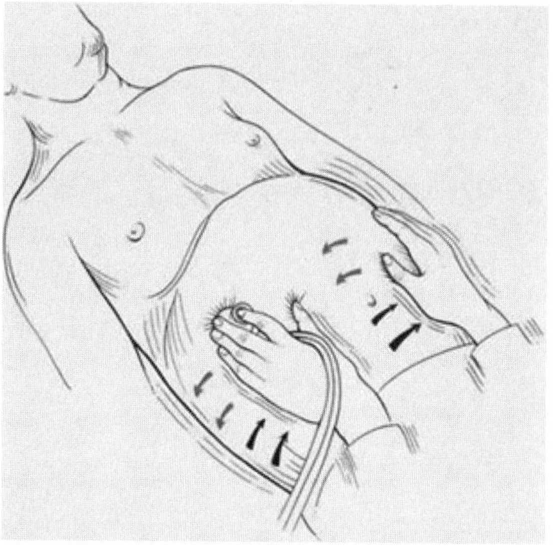

[그림 5-9] 복강내 장기의 팽만을 평가하기 위한 '진탕음' 확인 방법

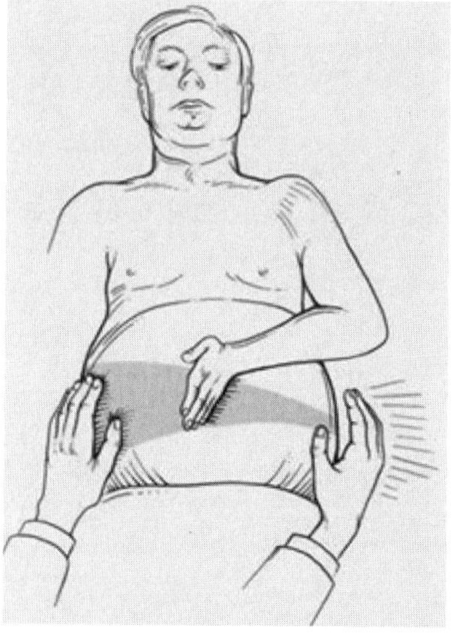

[그림 5-10] 액체 파동을 검사하기 위한 기법

(4) 촉진

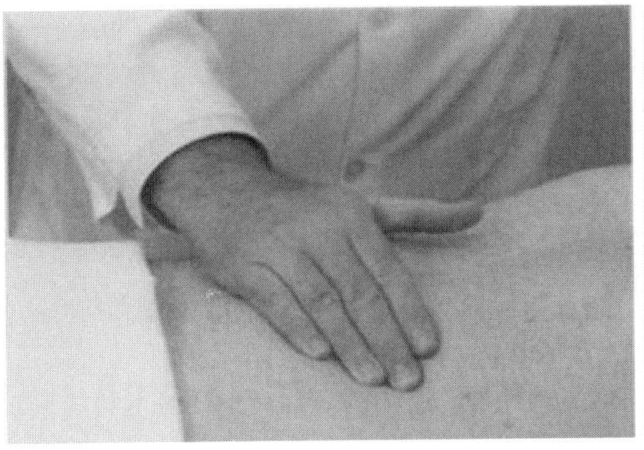

[그림 5-11] 가벼운 촉진 방법

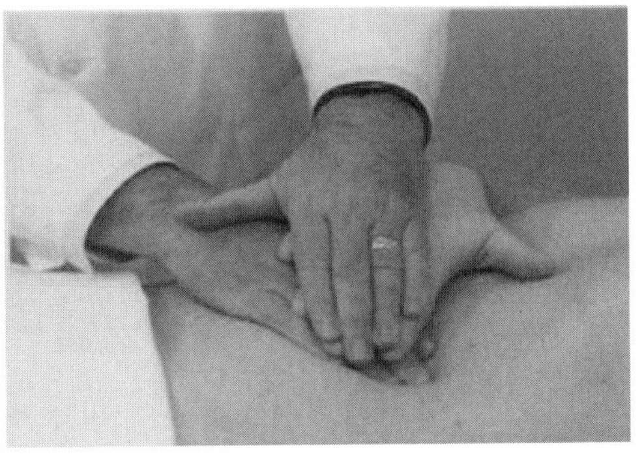

[그림 5-12] 간지럼을 타는(ticklish) 환자에 사용되는 기법, 환자의 손을 진찰자의 손 사이에 낀 채로 행한다.

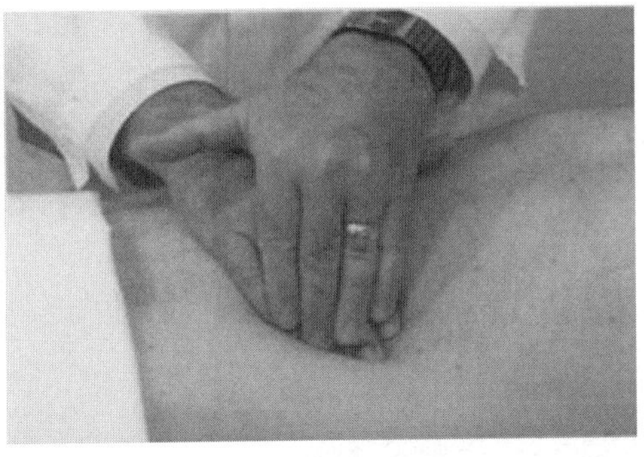

[그림 5-13] 깊은 촉진방법

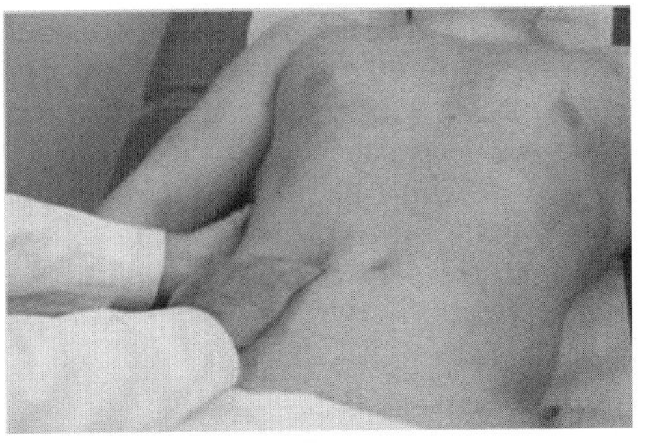

[그림 5-14] 간 촉진을 위한 기법

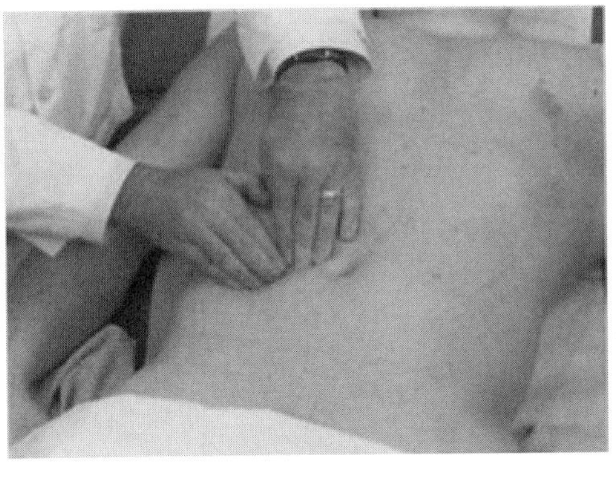

[그림 5-15] 간 촉진을 위한 '갈고리(hooking)' 방법

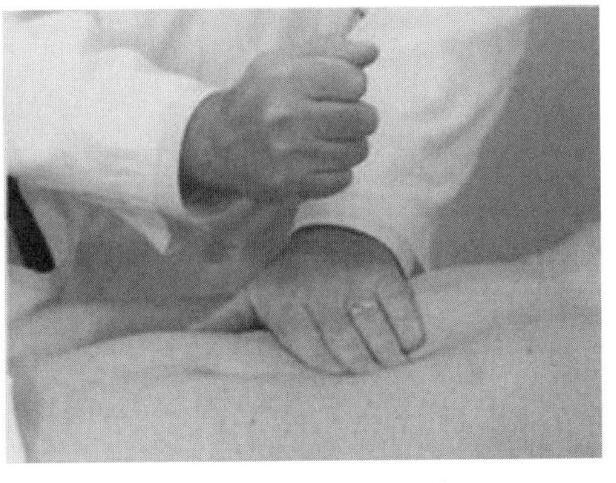

[그림 5-16] 간 압통을 평가하기 위한 가벼운 타격(tap) 방법

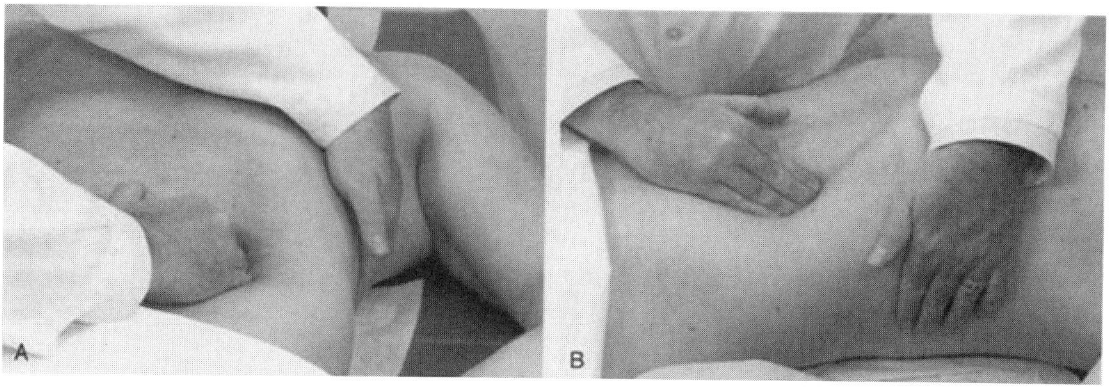

[그림 5-17] 비장 촉진을 위한 기법 A와 B

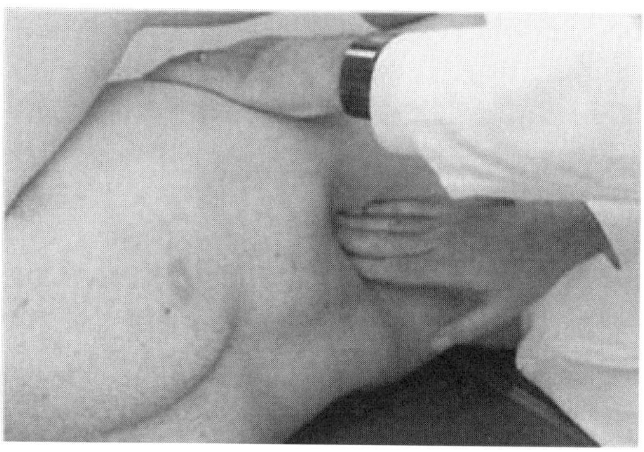

[그림 5-18] 비장 촉진을 위한 다른 방법

제6장 Surgical Approach to Acute Abdomen

1. Definition
2. Etiology
3. Pain
4. History Taking
5. Physical Examination
6. Laboratory Examination
7. Image Study
8. Differential Diagnosis
9. Algorithm of Acute Abdomen Patients
10. Abdominal Trauma

1. Definition

- 급성복증(Acute abdomen)
  압통이 있어서 즉각적인 외과적 치료 혹은 관찰이 필요한 임상증상

2. Etiology

1) 복통의 여러 가지 원인

Some Important Causes of Abdominal Pain	
Pain Originating in the Abdomen	
Parietal peritoneal inflammation	Vascular disturbances
Bacterial contamination	Embolism or thrombosis
Perforated appendix or other perforated viscus	Vascular rupture
Pelvic inflammatory disease	Pressure or torsional occlusion
Chemical irritation	Sickle cell anemia
Perforated ulcer	Abdominal wall
Pancreatitis	Distortion or traction of mesentery
Mechanical obstruction of hollow viscera	Trauma or infection of muscles
Obstruction of the small or large intestine	Distension of visceral surfaces, e.g. by hemorrhage
Obstruction of the biliary tree	Hepatic or renal capsules
Obstruction of the ureter	Inflammation of a viscus
	Appendicitis
	Typhoid fever
	Typhlitis
Pain Referred from Extraabdominal Source	
Esophageal disease, spasm, rupture, inflammation	
Genitalia	
Torsion of the testis	

2) Common Cause of Abdominal Pain

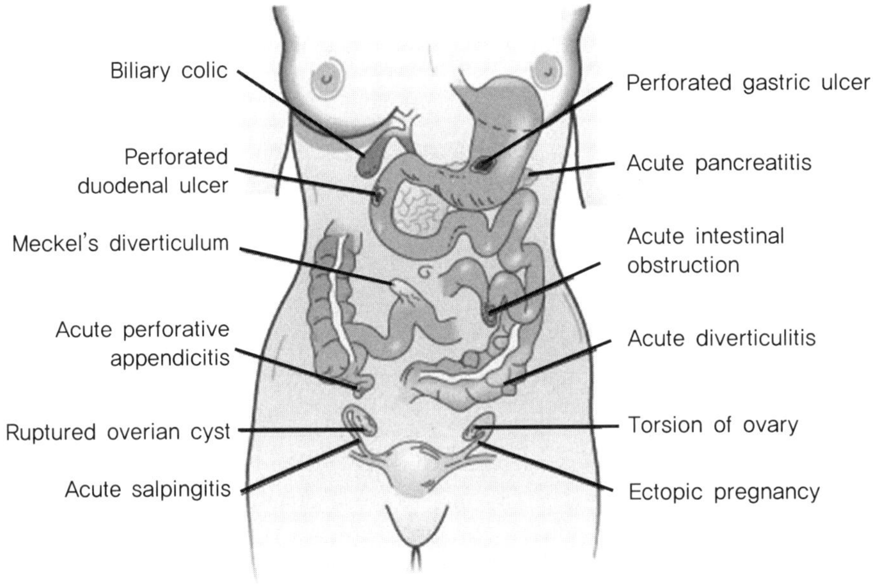

[그림 6-1]

3. Pain

1) Cardinal Signs of Inflammation

(1) Rubor(redness)

(2) Tumor(swelling)

(3) Calor(heat)

(4) Dolor(pain)

(5) Functio laesa(loss of function)

2) Pain

- Visceral pain
- Parietal pain
- Referred pain

3) Visceral Pain

- 장이나 담도와 같은 hollow viscus가 비정상적으로 격심하게 수축하거나 팽창 혹은 늘어날 때 발생
- 간과 같은 실질장기는 피막이 늘어나야 통증이 발생
- 위치를 국한시키기 어려울 수 있다.

4) Sensory Innervation of the Viscera

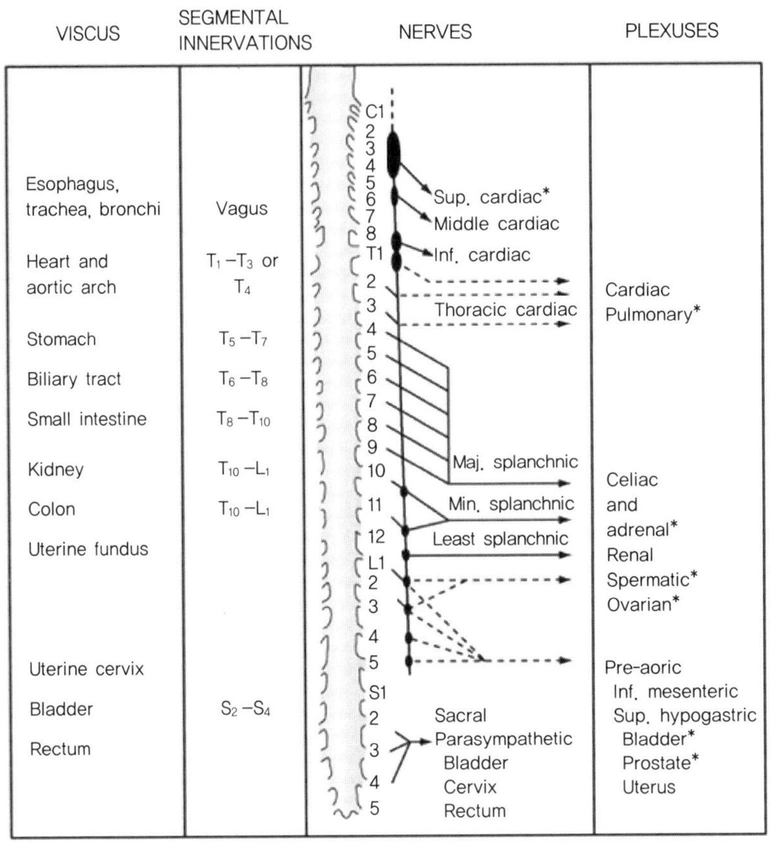

* No known sensory fibers in sympathetic rami.

[그림 6-2]

5) Common Locations for Visceral Pain

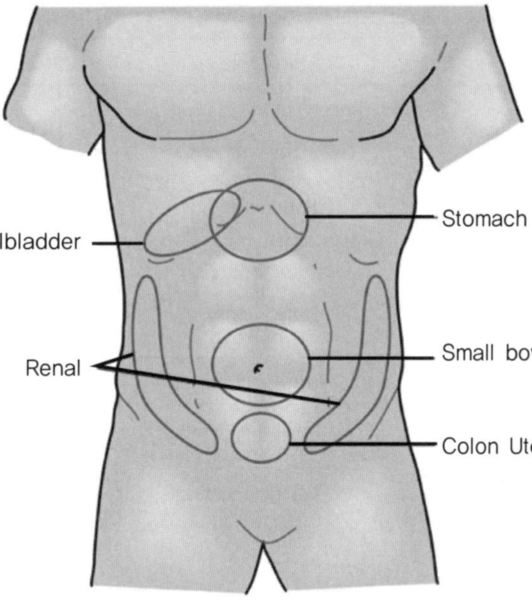

[그림 6-3]

6) Parietal Pain

- 염증에 의하여 벽쪽복막에 발생하는 통증이다.
- 고정된 쑤시는 듯한 통증으로 대부분 내장통증보다 심하며 질환과 관련된 장기 주변에서 더 정확히 국한
- 움직이거나 기침에 의해서 악화되어 누워 있는 것을 선호

7) 복통의 위치에 따른 감별진단

Differential Diagnoses of Abdominal Pain by Location		
Right Upper Quadrant	**Epigastric**	**Left Upper Quadrant**
Cholecystitis Cholangitis Pancreatitis Pneumonia/empyema Pleurisy/pleurodynia Subdiaphragmatic abscess Hepatitis Budd-Chiari syndrome	Peptic ulcer disease Gastritis GERD Pancreatitis Myocardial infarction Pericarditis Ruptured aortic aneurysm Esophagitis	Splenic infarct Splenic rupture Splenic abscess Gastritis Gastric ulcer Pancreatitis Subdiaphragmatic abscess
Right Lower Quadrant	**Periumbilical**	**Left Lower Quadrant**
Appendicitis Salpingitis Inguinal hernia Ectopic pregnancy Nephrolithiasis Inflammatory bowel disease Mesenteric lymphadenitis Typhlitis	Early appendicitis Gastroenteritis Bowel obstruction Ruptured aortic aneurysm	Diverticulitis Salpingitis Inguinal hernia Ectopic pregnancy Nephrolithiasis Irritable bowel syndrome Inflammatory bowel disease
Diffuse Nonlocalized Pain		
Gastroenteritis Mesenteric ischemia Bowel obstruction Irritable bowel syndrome Peritonitis	Diabetes Malaria Familial mediterranean fever Metabolic diseases Psychiatric disease	

8) Characteristics of Pain

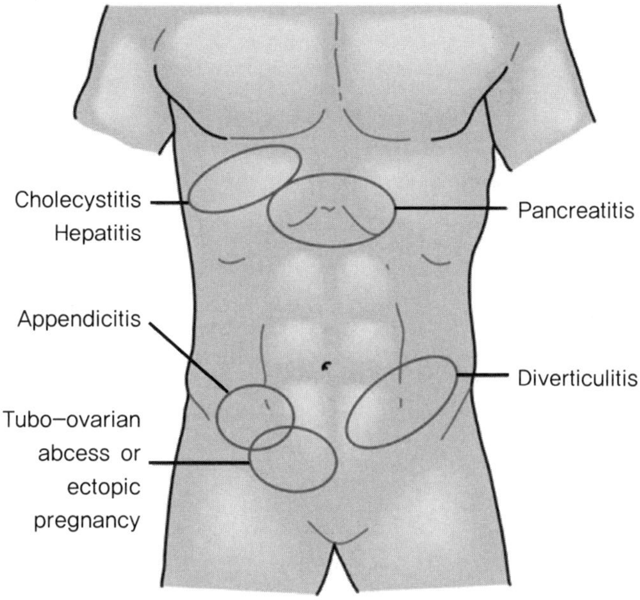

[그림 6-4] Gradual and Progressive Pain

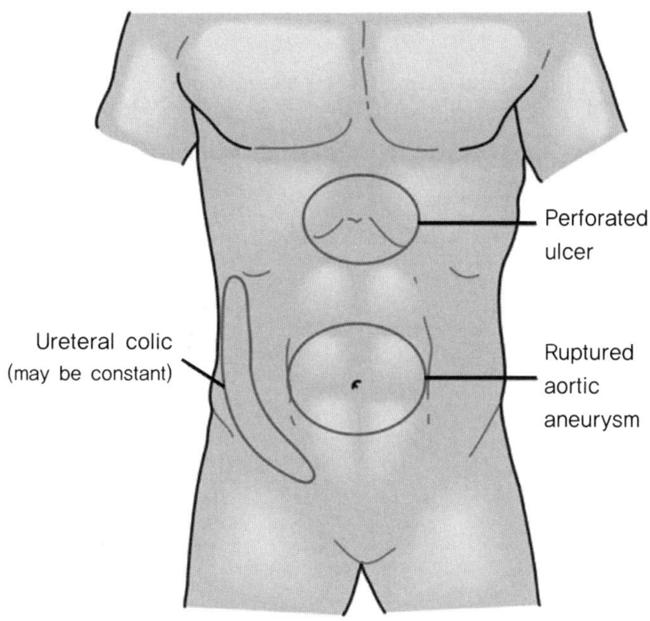

[그림 6-5] Colicky, Crampy and Intermittent Pain

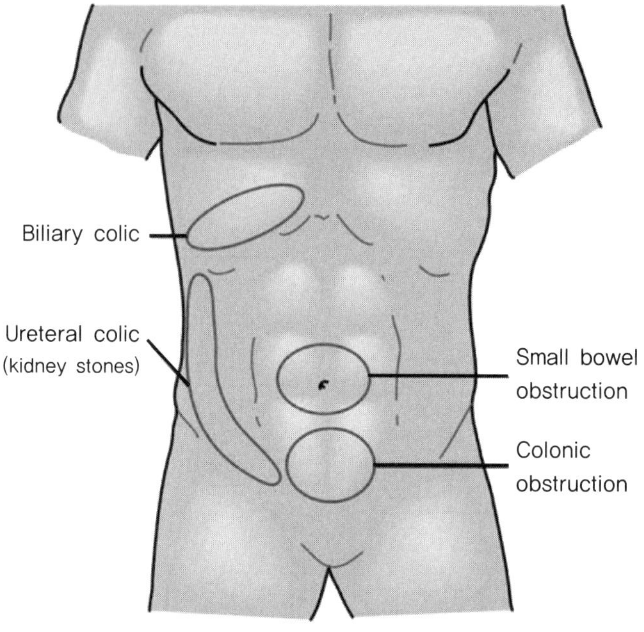

[그림 6-6] Sudden, Severe Pain

9) Referred Pain

- 떨어진 부위에서 통증을 느끼는 것으로 척수의 같은 수준에서 신경이 자극되기 때문
- 종종 초기통증으로 발생하여 좀 더 강해진 후 통증이 시작된 부위에서 퍼지거나 이동하는 것처럼 느끼기도 한다.

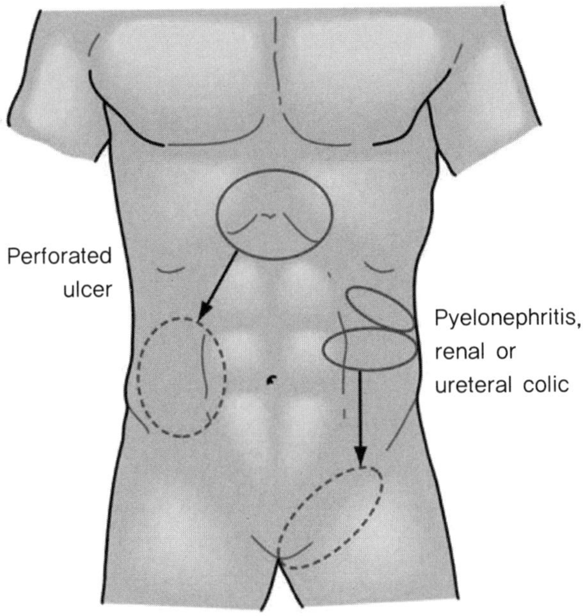
Perforated
ulcer
Pyelonephritis,
renal or
ureteral colic

[그림 6-7]

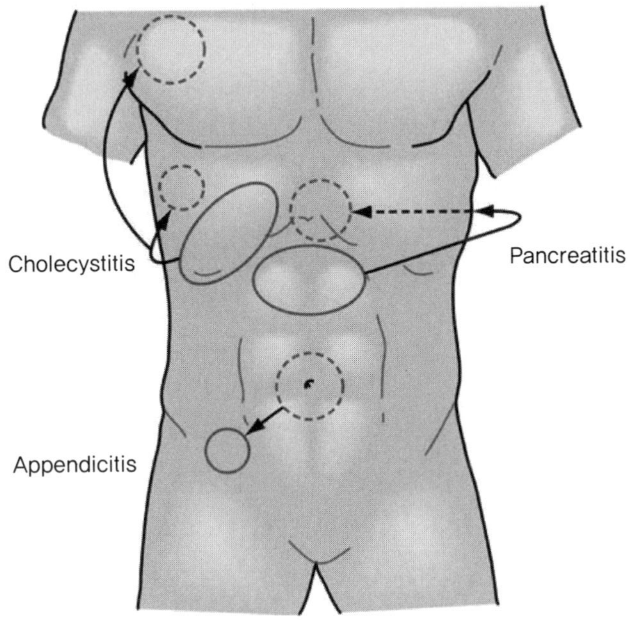
Cholecystitis
Pancreatitis
Appendicitis

[그림 6-8]

10) 복부에 통증이 발생하는 여러 가지 기전

(1) Inflammation of the Parietal Peritoneum

(2) Obstruction of Hollow Viscera

(3) Vascular Disturbances

(4) Abdominal Wall

4. History Taking

- 어디가 아프신가요?
- 언제부터 아프셨나요?
- 과거에는 이런 일이 없었나요?
- 증상이 처음 생긴 때에 비해 어떤가요?
- 증상이 바뀌었나요?
- 구토 혹은 설사를 하나요?
- 어떨 때 악화 혹은 완화되나요?

5. Physical Examination

1) 급성복증환자의 이학적 검사

- Inspection
- Auscultation
- Percussion
- Palpation

2) Inspection

(1) Contour of the abdomen

- Distended
- Scaphoid
- Localized mass effect

(2) Scar: Surgical

외과적 절개창인지 다른 이유로 발생한 상처인지 관찰

(3) Evidence of erythema or edema of skin

Cellulitis of the abdominal wall

(4) Ecchymosis

Deeper necrotizing infections of the fascia or abdominal structures such as the pancreas.

3) Auscultation

(1) Gastrointestinal tract and the vascular system

(2) Bowel : quantity and quality

- Quiet abdomen : ileus
- Hyperactive bowel sounds : enteritis and early ischemic intestine
- The pitch and pattern of the sounds
  - High pith sound with pain : Mechanical bowel obstruction

(3) Bruits

Turbulent blood flow within the vascular system.

4) Percussion

Assess for gaseous distention of the bowel, free intra-abdominal air, degree of ascites, or presence of peritoneal inflammation

- Hyperresonance, (*tympany to percussion*),
  - underlying gas-filled loops of bowel
- Localized dullness to percussion
  - Solid organ 혹은 mass
- Ascites
  - fluctuance of the abdominal cavity.
- Peritonitis

5) Palpation

(1) Peritonitis, organomegaly, abnormal mass lesion

(2) Begins gently and away from the reported area of pain

(3) Guarding

- Voluntarily guarding
- Involuntary guarding (abdominal wall muscle spasm)

(4) Pain(tenderness)

- Focal pain; suggests an early or well-localized disease process
- Diffuse pain upon palpation is present with extensive inflammation or late presentations

6) Abdominal Examination Signs

Sign	Description	Diagnosis/Condition
Aaron sign	Pain or pressure in epigastrium or anterior chest with persistent firm pressure applied to McBurney's point	Acute appendicitis
Bassler sign	Sharp pain created by compressing appendix between abdominal wall and iliacus	Chronic appendicitis
Blumberg's sign	Transient abdominal wall rebound tenderness	Peritoneal inflammation
Carnett's sign	Loss of abdominal tenderness when abdominal wall muscles are contracted	Intra-abdominal source of abdominal pain
Chandelier sign	Extreme lower abdominal and pelvic pain with movement of cervix	Pelvic inflammatory disease
Charcot's sign	Intermittent right upper abdominal pain, jaundice, and fever	Choledocholithiasis
Claybrook sign	Accentuation of breath and cardiac sounds through abdominal wall	Ruptured abdominal viscus
Courvoisier's sign	Palpable gallbladder in presence of painless jaundice	Periampullary tumor
Cruveilhier sign	Varicose veins at umbilicus (caput medusae)	Portal hypertension

Sign	Description	Diagnosis/Condition
Cullen's sign	Periumbilical bruising	Hemoperitoneum
Danforth sign	Shoulder pain on inspiration	Hemoperitoneum
Fothergill's sign	Abdominal wall mass that does not cross midline and remains palpable when rectus contracted	Rectus muscle hematomas
Grey Turner's sign	Local areas of discoloration around umbilicus and flanks	Acute hemorrhagic pancreatitis
Iliopsoas sign	Elevation and extension of leg against resistance creates pain	Appendicitis with retrocecal abscess
Kehr's sign	Left shoulder pain when supine and pressure placed on left upper abdomen	Hemoperitoneum (especially from splenic origin)
Mannkopf's sign	Increased pulse when painful abdomen palpated	Absent if malingering
Murphy's sign	Pain caused by inspiration while applying pressure to right upper abdomen	Acute cholecystitis
Obturator sign	Flexion and external rotation of right thigh while supine creates hypogastric pain	Pelvic abscess or inflammatory mass in pelvis
Ransohoff sign	Yellow discoloration of umbilical region	Ruptured common bile duct
Rovsing's sign	Pain at McBurney's point when compressing the left lower abdomen	Acute appendicitis
Ten Horn sign	Pain caused by gentle traction of right testicle	Acute appendicitis

7) Rebound Tenderness

- It refers to pain upon removal of pressure rather than application of pressure to the abdomen. (The latter is referred to simply as *abdominal tenderness.*)
- It represents aggravation of the parietal layer of peritoneum by stretching or moving.
- Rebound tenderness can be associated with peritonitis.

6. Laboratory Examination

1) 급성복증환자의 검사

Helpful Laboratory Studies in the Acute Abdomen
Hemoglobin
White blood cell count with differential
Electrolytes, blood urea nitrogen, creatinine
Urinalysis
Urine human chorionic gonadotropin
Amylase, lipase
Total and direct bilirubin
Alkaline phosphatase
Serum aminotransferase
Serum lactate levels
Stool for ova and parasites
Clostridium difficile culture and toxin assay

7. Image Study

1) Imaging Study

- Plain film
- Ultrasonography
- Computed tomography

2) Plain Film

(1) Plain radiographs continue to play a role in imaging of patients with acute abdominal pain.

- Upright chest radiographs
- Lateral decubitus abdominal radiographs

(2) Calcification

- 5% of appendicoliths,
- 10% of gallstones
- Renal stones contain
- Chronic pancreatitis
- Calcifications in abdominal aortic aneurysms, visceral artery aneurysm, and atherosclerosis in visceral vessels.

(3) Obstruction

- Gastric outlet obstruction
- Obstruction of the proximal, mid, or distal small bowel

3) CT

(1) Improvements in imaging techniques, especially multidetector CT, have revolutionized the diagnosis of the acute abdomen. The most difficult diagnostic dilemmas of the past, appendicitis in young women and ischemic bowel in elderly patients, can now be diagnosed with much greater certainty and speed.
(2) This has resulted in more rapid operative correction of the problem with less morbidity and mortality.
(3) Despite its usefulness, CT is not the only imaging technique available and is also not the first step in imaging for most patients.
(4) In addition, none of the imaging techniques take the place of a careful history and physical examination.

4) Ultrasonogram

(1) Accurate

- Gallstones
- Gallbladder wall thickness and the presence of fluid around the gallbladder.
- Diameter of the extrahepatic and intrahepatic bile ducts.

(2) Pelvic organ; transvaginal ultrasonography

- Ovaries
- Adnexa
- Uterus

(3) Limitation

- Intestinal air
- Pancreas or other organ
- Common bile duct stone
- Difficult for most surgeons
- Many hospitals have radiologic technologists available at all times to perform CT, but this is often not the case with ultrasonography.

5) Diagnostic Laparoscopy

(1) The purported advantages include a high sensitivity and specificity, the ability to treat a number of the conditions causing an acute abdomen laparoscopically, decreased morbidity and mortality, decreased length of stay, and decreased overall hospital costs.
(2) It may be particularly helpful in the critically ill intensive care patient, especially if a laparotomy can be avoided.
(3) With advances in equipment and increased availability, this technique is being used with greater frequency in these patients.

8. Differential Diagnosis

1) Surgical Acute Abdominal Pain

Findings Associated With Surgical Disease in the Setting of Acute Abdominal Pain
Physical Exam and Laboratory Findings
– Abdominal compartment pressure > 30 mmHg – Worsening distention after gastric decompression – Involuntary guarding or rebound tenderness – Gastrointestinal hemorrhage requiring > 4 units of blood without stabilization – Unexplained systemic sepsis – Signs of hypoperfusion (acidosis, pain out of proportion to exam findings, rising liver function tests)
Radiographic Findings
– Massive dilation of intestine – Progressive dilation of stationary loop of intestine (sentinel loop) – Pneumoperitoneum – Extravasation of contrast from bowel lumen – Vascular occlusion on angiography – Fat stranding or thickened bowel wall with systemic sepsis
Diagnostic Peritoneal Lavage (1000mL)
– Greater than 250 white blood cells per milliliter – Greater than 300,000 red blood cells per milliliter – Bilirubin level higher than plasma level (bile leak) – Particulate matter (stool) – Creatinine level higher than plasma level (urine leak)

9. Algorithm of Acute Abdomen Patients

1) Acute-onset Severe Generalized Pain

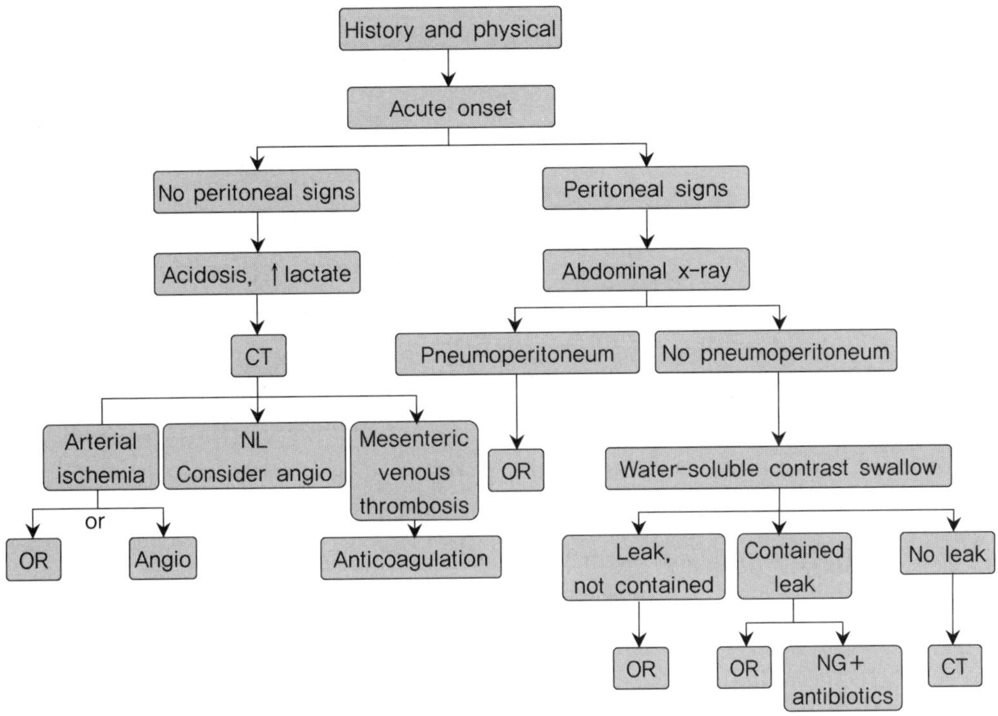

CT, computured tomography; NG, nasogastric tube; NL, normal study; OR, operation

[그림 6-9] Algorithm for the treatment of acute-onset severe, generalized abdominal pain

2) Gradual-Onset Severe Generalized Pain

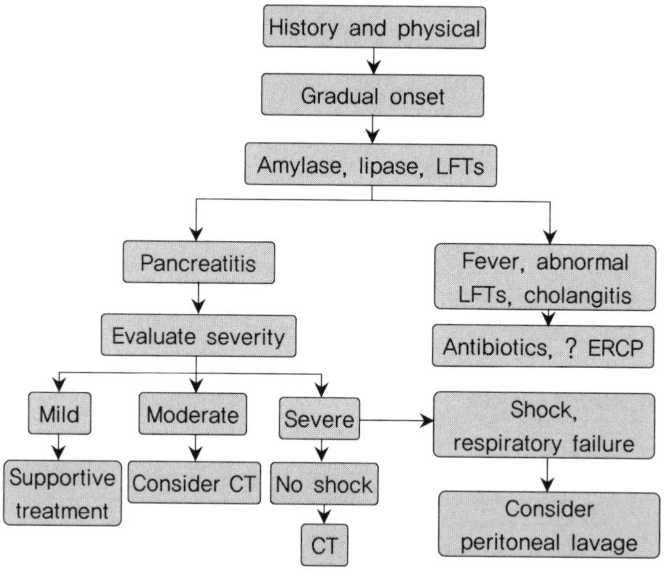

CT, computed tomography; ERCP, endoscopic retrograde cholangiopancreatography; LFTs, liver function tests.

[그림 6-10] Algorithm for the treatment of gradual-onset severe, generalized abdominal pain

3) Right Upper Quadrant Pain

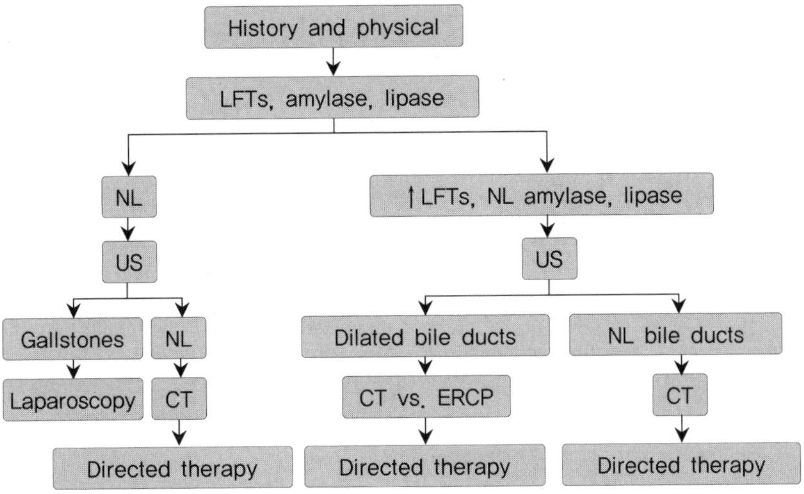

CT, computed tomography; ERCP, endoscopic retrograde cholangiopancreatography; LFTs, liver function tests; NL, normal study; US, ultrasound.

[그림 6-11] Algorithm for the treatment of right upper quadrant abdominal pain

4) Left Upper Quadrant Pain

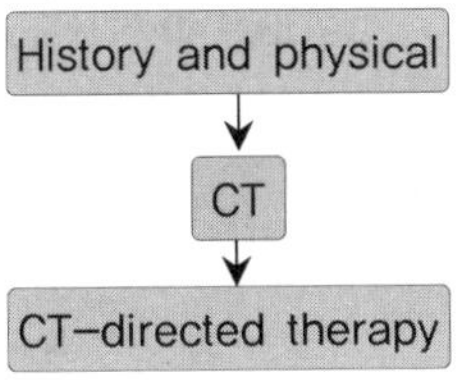

CT, computed tomography

[그림 6-12] Algorithm for the treatment of left upper quadrant abdominal pain

5) Right Lower Quadrant Pain

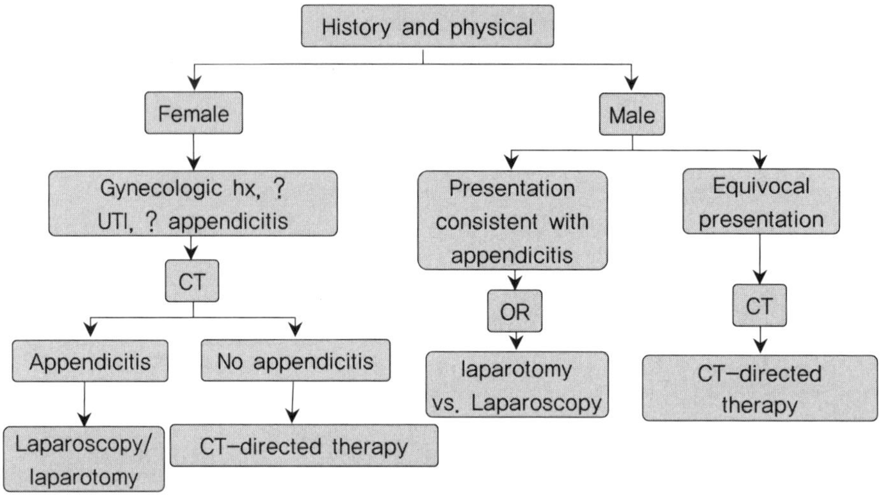

CT, computed tomography; hx, history; OR, operation; UTI, urinary tract infection

[그림 6–13] Algorithm for the treatment of right lower quadrant abdominal pain

6) Left Lower Quadrant Pain

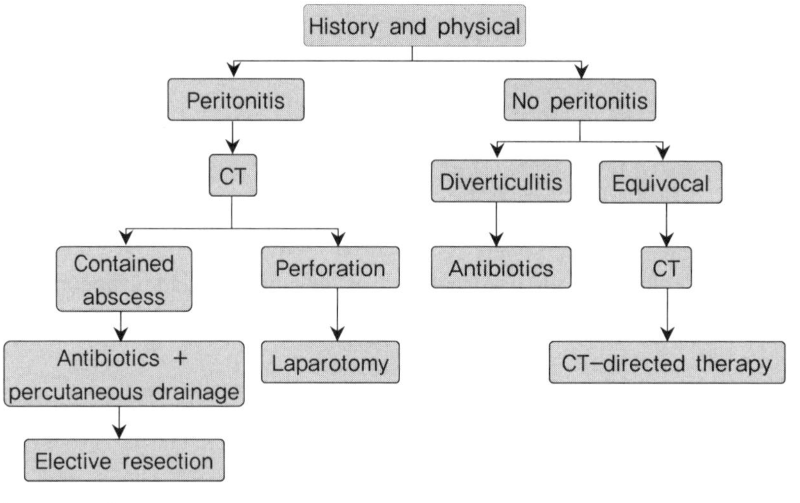

CT, computed tomography

[그림 6–14] Algorithm for the treatment of left lower quadrant abdominal pain

10. Abdominal Trauma

1) Stomach

(1) Penetrating injury
(2) Levin tube drain
(3) Treatment : Debridement and primary closure

2) Duodenum

(1) Delay diagnosis : lethal

(2) Plasma amylase level

(3) Radiology findings

Mild scoliosis, psoas muscle line derangement, pneumoretroperitoneum

(4) UGI(gastrograffin), CT, DPL

(5) Treatment

① Small laceration : primary closure
② Debridement and segmental resection
③ Roux-en-Y duodenojejunostomy
④ Pancreaticoduodenectomy
⑤ Pyloric exclusion and gastrojejunostomy
⑥ Doudenal diverticulization

(6) Duodenal hematoma

① Nasogastic suction, TPN (conservative therapy)
② CT, UGI

3) Pancreas

(1) Mortality rate : 10~25%

(2) Morbidity rate : 30~40%

Pseudocyst, abscess, pancreatic fistula

(3) Preoperative

① History taking
② Plasma amylase : 16% of penetrating injury, 60% of blunt injury
③ CT : specificity, sensitivity (80%)

(4) Operative

Kocher maneuver, mobilization of the spleen, operative sonography, operative endoscopy, operative ERCP

(5) Treatment

Bleeding control, Debride devitalized pancreatic tissue, Drainage and necrosectomy, pancreatic function preserve

4) Liver and Biliary System

(1) Massive bleeding : mortality

(2) Skill

① Suture
② Inflow occlusion : Pringle
③ Packing
④ Hepatic artery ligation
⑤ Resection
⑥ Mesh hepatorrhaphy

(3) Injury of porta hepatis : combined injury

(4) Portal vein injury : mortality rate 50~64%

(5) Common bile duct injury : simple suture, T-tube

(6) Injury of gall bladder : cholecystectomy

5) Spleen

① Most common injury of abdomen
② Combined left rib fracture
③ Diagnosis : CT
④ Overwhelming postoperative sepsis
⑤ Indication of splenectomy
⑥ Splenorrhaphy, partial resection : splenic salvage

6) Small Intestine

(1) Mechanism

① Crush injury : abdominal wall and spine
② Intraluminal pressure
③ Laceration of fixation portion

(2) DPL : 95% accuracy

7) Colon, Rectum

(1) early diagnosis and treatment

(2) Treatment

① Primary closure
② Resection and primary closure
③ Exteriorization
④ Colostomy

(3) Rectal injury

① Pneumoretroperitoneum on plain film
② Rectosigmoidoscopy
③ Treatment
- Primary repair and colostomy
- 4~6 hours
- Less than 6 units of blood transfusion
- No evidence of prolonged shock or hemodynamic instability
- Minimal soilage or peritoneal cavity

- Injury limited to one aspect of the colon
- No associated colonic vascular injury
- No loss of abdominal wall

8) Intra Abdominal Major Vessel

(1) Repair as possible

(2) Mortality of intraabdominal vessel

(3) Diagnosis

DPL, CT, angiogram

참고문헌

Townsend: Sabiston Textbook of Surgery, 18th ed.

제7장 Approach to the Patient with Renal Problem

1. 증례 1
2. 증례 2
3. 증례 3
4. 증례 4

1. 증례 1

25세 여자가 2달 전에 타병원에서 급성 신우신염으로 입원 치료를 받았으며 이후 단백뇨와 혈뇨가 지속된다고 하여 내원하였다. 환자는 6개월 전에 감기 증세로 약국에서 약을 복용한 후에 검붉은색의 육안적 혈뇨가 있었다고 하였다.

내원 당시 혈압은 130/80mmHg, 맥박은 분당 72회였으며 체온은 36.2℃이었다. 신체검사에서 특이 소견은 없었고 늑골 척추각 압통이나 하지에 함요 부종도 없었다. 내원시 시행한 혈액검사에서 WBC 8,780/mm^3, Hb 12.5g/dL, platelet 349,000/mm^3이었고, glucose 73mg/dL, protein/albumin 6.8/4.0g/dL, cholesterol 114mg/dL, BUN/Cr 15.4/0.9mg/dL이었다. 소변 검사에서 RBC 30–49/HPF, WBC 0–2/HPF, protein (+2)이었다. 24시간 소변검사에서 소변량 1200cc, 뇨단백은 1.2g/day이었다.

혈청학적 검사에서 C3 87.5mg/dL, C4 19.1mg/dL, 혈청IgA는 354mg/dL이었다.

FANA와 ANCA는 음성이었으며, HBs Ag/Ab (－/+), anti－HCV (－), VDRL (－), cryoglobulin (－), RF (－)이었다. 초음파 검사 결과 신장 크기는 정상이었으며 수신증은 없었다.

1) 문제

이 환자에서 가능성 있는 진단을 기술하시오.

2) Problem List

(1) Gross hematuria
(2) Proteinuria
(3) History of APN
(4) URI

3) 혈뇨의 분류

발생 유형	지속적 혈뇨, 간헐적 혈뇨
증상 유무	증상성 혈뇨, 무증상 혈뇨
혈뇨 정도	육안적 혈뇨, 현미경적 혈뇨
발생 부위	방광, 하부 요로감염, 상부 요로계
원인	사구체신염, 간질성신염, 혈관계 질환, 낭종성신질환, 신결석, 응고장애, 요로감염, 외상, 종양

(1) 소변색

① 육안적 혈뇨를 보인다면, 1일 약 5mL 이상의 적혈구 유출이 있다.
② 밝은 적색 혈뇨 : 방광이나 하부 요로질환
③ 갈색뇨 : 혈액이 요와 접촉하는 시간이 긴 상부 요로계 질환이거나 산성뇨

(2) 통증

① 선통 : ureter stone
② Dull pain : IgA 신병증, thin membrane disease, loin pain hematuria syndrome
③ Voiding pain : 방광 병변
④ Sacral pain(천골통) : 방광이나 전립선 병변

(3) 혈뇨가 나오는 시기

① "3 glass test"
② Initial hematuria : 요도 질환
③ Terminal hematuria : 방광 trigone이나 전립선 질환
④ Total : 신장이나 요로 질환, 심한 방광 출혈

(4) 혈뇨의 정도

① Severe : trauma, prostate, papillary ca of UB, renal cell ca
② Clot : non-nephronal
③ Exercise : stone, tumor, Nutcracker syndrome

(5) 기타 소변에 포함된 물질

① 피와 함께 나오는 세포, 원주, cystal, 종양 조직, mucous plug(결핵)
② pH : 소변이 산성일수록 출혈 부위가 상부 요로계일 가능성이 높다.
③ Shape of clots : 혈액 응괴의 모양이 삼각형이면 신우, 가는 벌레 모양이면 요로, 평평한 디스크 모양이면 방광 출혈

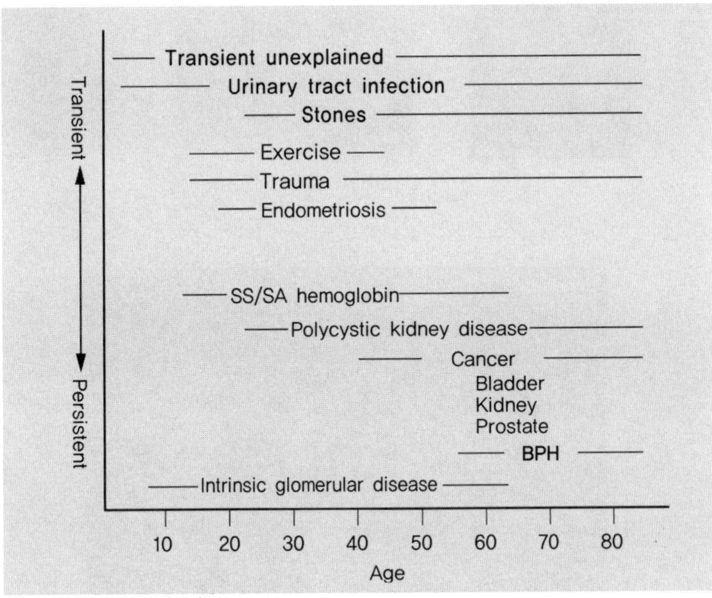

Schematic representation of the major causes of hematuria in relation to the age at which they usually occur (horizontal axis), transience or persistence (vertical axis), and frequency (blue implies more frequent). BPH = benign prostatic hyperplasia.
From Up to Date Evaluation of hematuria in adults.

[그림 7-1] Major Causes of Hematuria by Age and Duration

〈표 7-1〉 Clinical Categories of Hematuria

Distinguishing Extraglomerular from Glomerular Hematuria		
	Extraglomerular	Glomerular
Color (if macroscopic)	Red or pink	Red, smoky brown, or "coca cola"
Clots	May be present	Absent
Proteinuria	< 500 mg/day	May be > 500 mg/day
RBC morphology	Normal	Dysmorphic
RBC casts	Absent	May be present

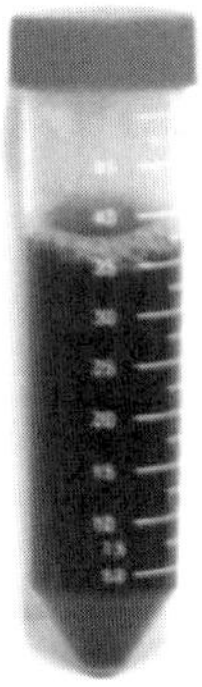

(1) Dip

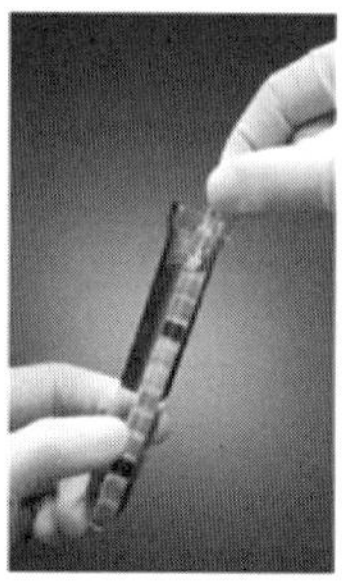

(2) Blot

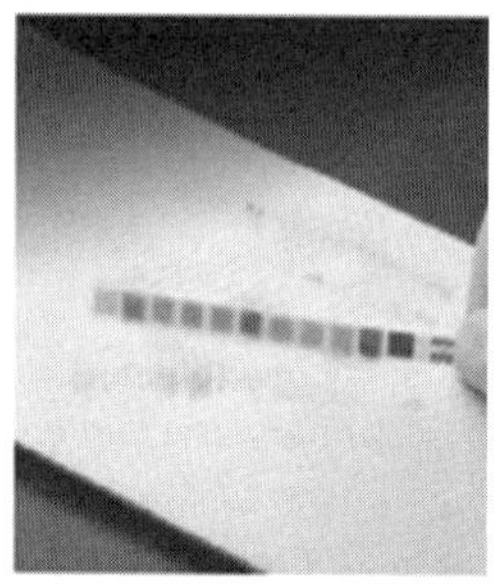

(3) Read at correct time for test

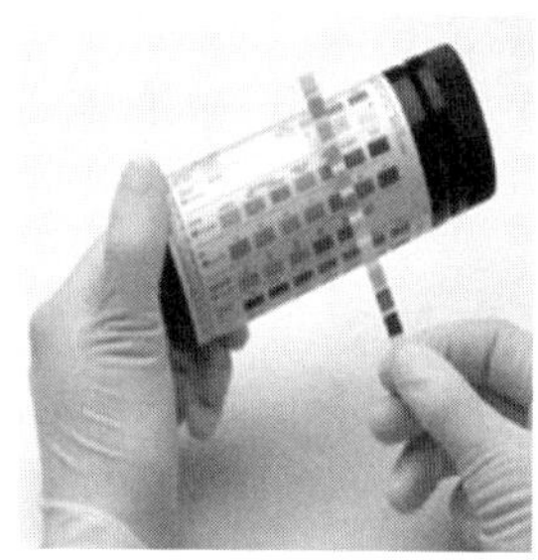

[그림 7-2] Dipstick Urine Test 방법

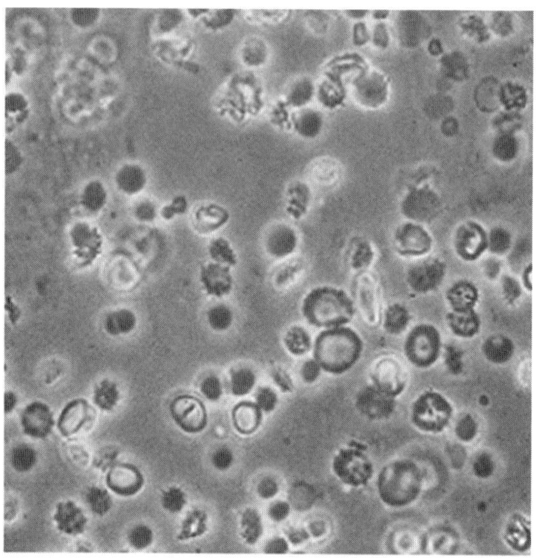

[그림 7-3]

〈표 7-2〉 Clinical Manifestations of Glomerular Diseases, and Representative Diseases that Present with These Manifestations

Asymptomatic proteinuria
  Focal segmental glomerulosclerosis
  Mesamgioproliferative GN
Nephrotic syndrome
  Minimal change glomerulopathy
  Membranous glomerulopathy
    Idiopathic(primary)
    Secondary (e.g., lupus)
  Focal segmental glomerulosclerosis
  Mesangioproliferative GN
  Type I membranoproliferative GN
  Type II membranoproliferative GN
  Fibrillary GN
  Diabetic glomerulosclerosis
  Amyloidosis
  Light chain deposition disease
Asymptomatic microscopic hematuria
  Thin basement membrance nephropathy
  IgA nephropathy
  Mesangioproliferative GN
  Alport's syndrome
Recurrent gross hematuria
  Thin basement membrance nephropathy
  IgA nephropathy
  Alport's syndrome
	Acute nephritis
	  Acute diffuse proliferative GN
	    Poststreptococcal GN
	    Poststaphylococcal GN
	Focal or diffuse proliferative GN
	  IgA nephropathy
	  Lupus nephritis
	Type I membranoproliferative GN
	Type II membranoproliferative GN
	Fibrillary GN
	Rapidly progressive nephritis
	  Crescentic GN
	    Anti-GBM GN
	    Immune complex GN
	    ANCA GN
	Pulmonary-renal vasculitic syndrome
	  Goodpasture's(anti-GBM) syndrome
	  Immune complex vasculitis
	  Lupus
	ANCA vasculitis
	  Microscopic polyangiitis
	  Wegener's granulomatosis
	  Churg-Strauss syndrome
	Chronic kidney disease
	  Chronic sclerosing GN

출처 : Harrison's Internal Medicine 17th edition

4) Differential Diagnosis

(1) Asymptomatic hematuria

- IgAN
- Thin-GBM disease
- Alport's syndrome
- Urologic bleeding

(2) URI-associated GN

- IgAN
- PSGN

(3) 적응증 : Kidney Biopsy

① Nephrotic syndrome
② Hematuria with proteinuria
③ Isolated proteinuria > 2-3gm/day
④ Systemic disease affect kidney
vasculitis, amyloidosis, connective tissue disease
⑤ ARF unknown cause or persist 2-4week
⑥ After transplantation
susp. rejection, recurrent disease, CyA toxicity

* Not required : CRF and small kidney
DM nephropathy with classic presentation

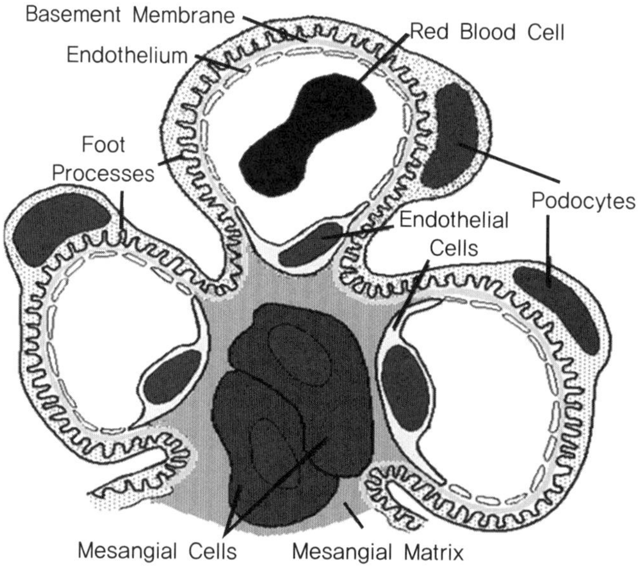

[그림 7-4]

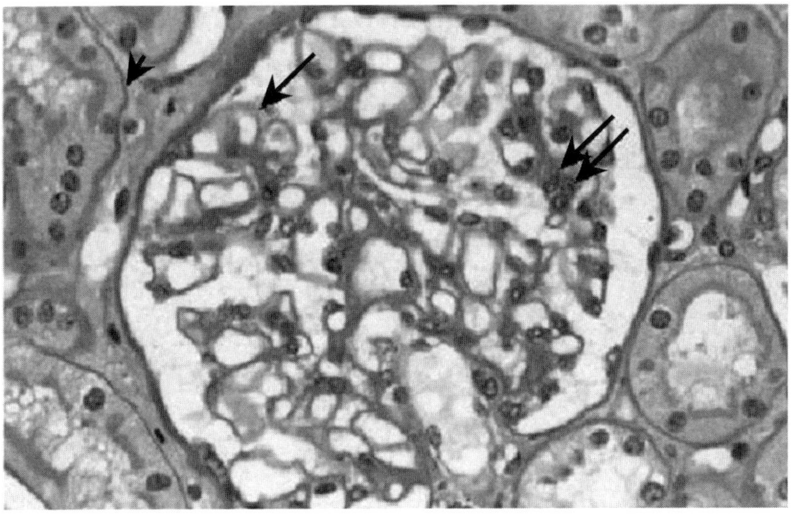

Light micrograph of a normal glomerulus. There are only 1 or 2 cells per capillary tuft, the capillary lumens are open, the thickness of the glomerular capillary wall (long arrow) is similar to that of the tubular basement membranes (short arrow), and the mesangial cells and mesangial matrix are located in the central

From Up to Date Evaluation of hematuria in adults

[그림 7-5] Normal glomerulus

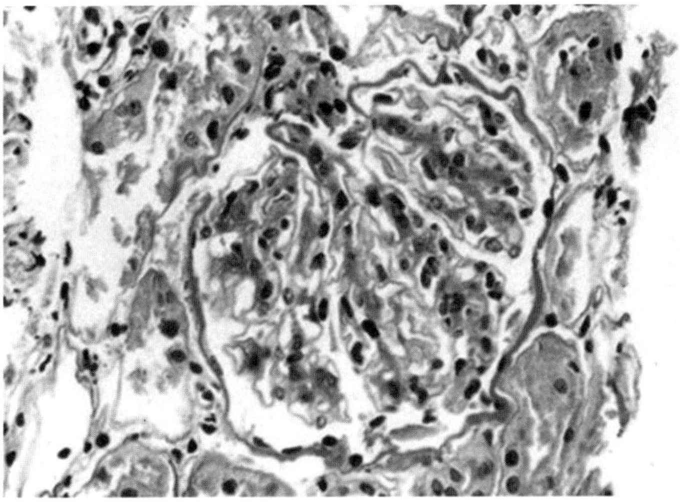

[그림 7-6]

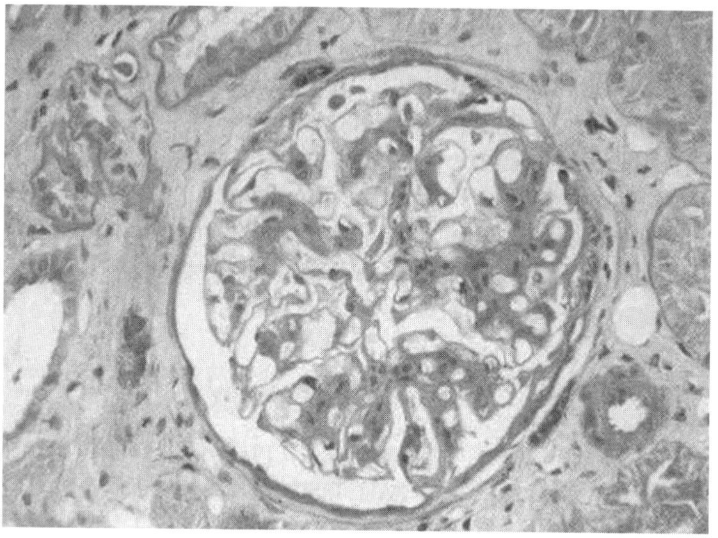

[그림 7-7]

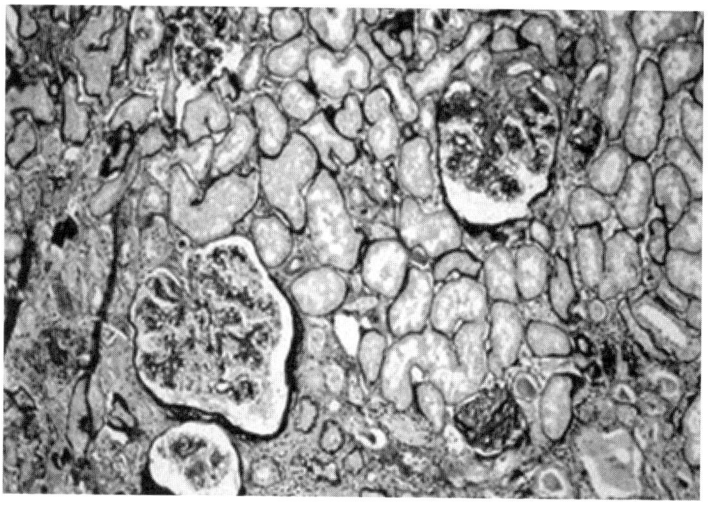

[그림 7-8]

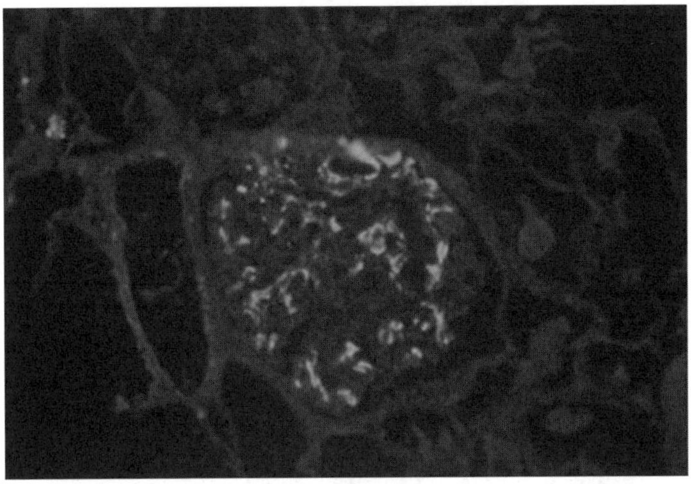

[그림 7-9]

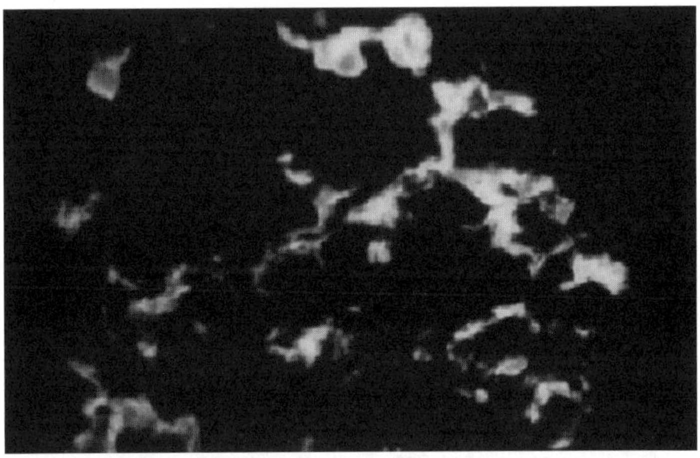

Immunofluorescence microscopy demonstrating large, globular mesangial IgA deposits that are diagnostic of IgA nephropathy or Henoch-Schönlein purpura. Note that the capillary walls are not outlined, since the deposits are primarily limited to the mesangium. *Courtesy of Helmut Rennke, MD.* From Up to Date Evaluation of hematuria in adults

[그림 7-10] Mesangial IgA Deposits

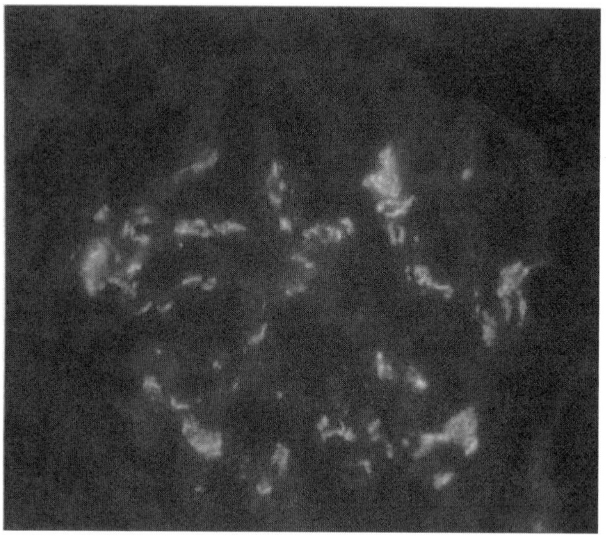

[그림 7-11]

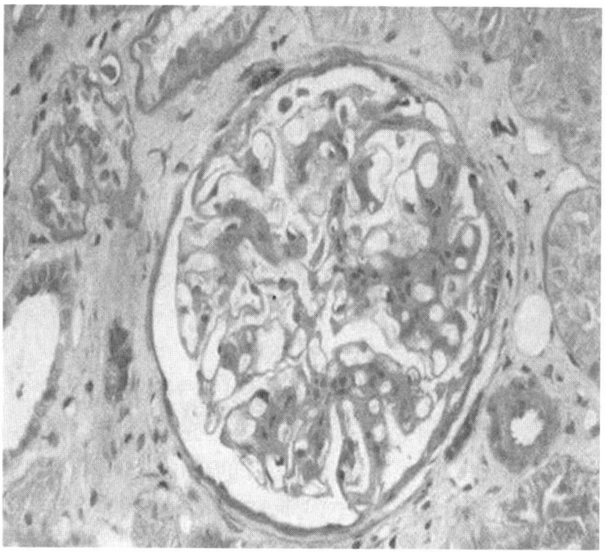

[그림 7-12]

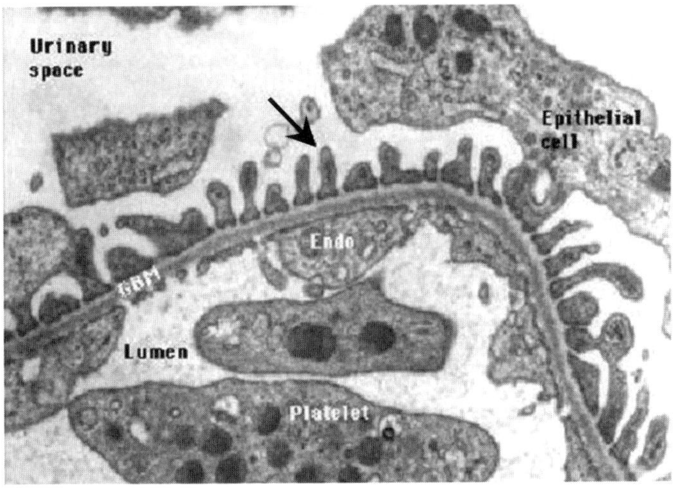

Electron micrograph of a normal glomerular capillary loop showing the fenestrated endothelial cell (Endo), the glomerular basement membrane (GBM), and the epithelial cells with its interdigitating foot processes (arrow). The GBM is thin and no electron dense deposits are present. Two normal platelets are seen in the capillary lumen. *Courtesy of Helmut Rennke, MD.*
From Up to Date Evaluation of hematuria in adults

[그림 7-13] Normal Glomerulus

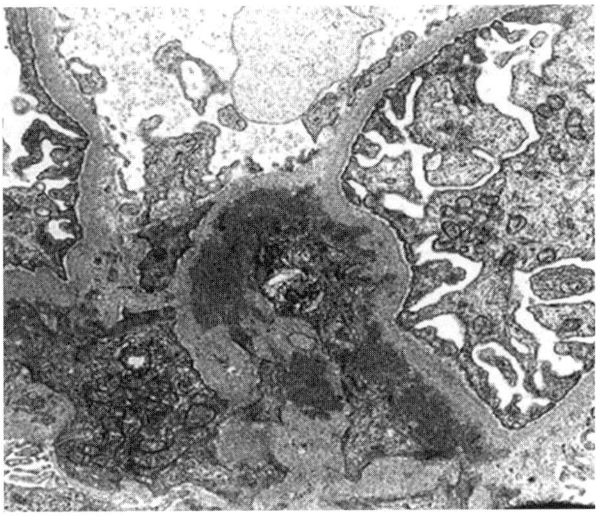

[그림 7-14]

5) IgA Nephropathy

(1) **임상양상** : 주로 반복적 육안적 혈뇨와 지속적인 미세혈뇨, 육안적 혈뇨는 대개 인후염 후에 나타난다. 반수에서 혈청 IgA 상승, 피부 모세혈관에도 IgA 침착이 일부 관찰

(2) **병리** : 메산지움에 mesangial IgA 침착

(3) **예후** : 20~50%에서 20년 내 신기능 저하로 진행

* 악화인자 : 고령, 남자, 고혈압, 단백뇨, 고질소혈증

6) PSGN

(1) **원인** : Group A streptococcus, nephritogenic strain의 감염 후 면역복합체의 침착

(2) **임상양상** : 감염 후 신장염 발생까지 잠복기(인후염 6~10일, 피부염14일) 후에 급격한 요량 감소, 부종, 고혈압, 고질소혈증, 혈뇨, 측부통

(3) **검사소견** : 혈뇨, 단백뇨, GFR 감소
ASO(+), C3, CH50 **감소 – 예후와 무관**

(4) **병리** : Hump(large subepithelial deposits)

(5) **경과** : 1~2주 후 자연회복

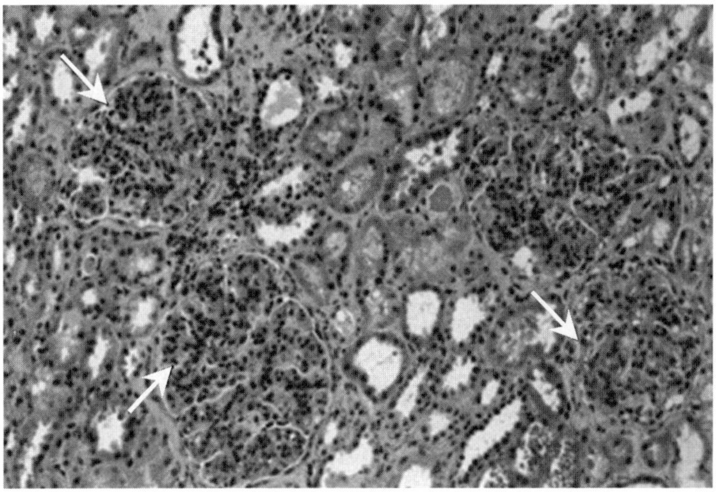

H&E, X200

[그림 7-15]

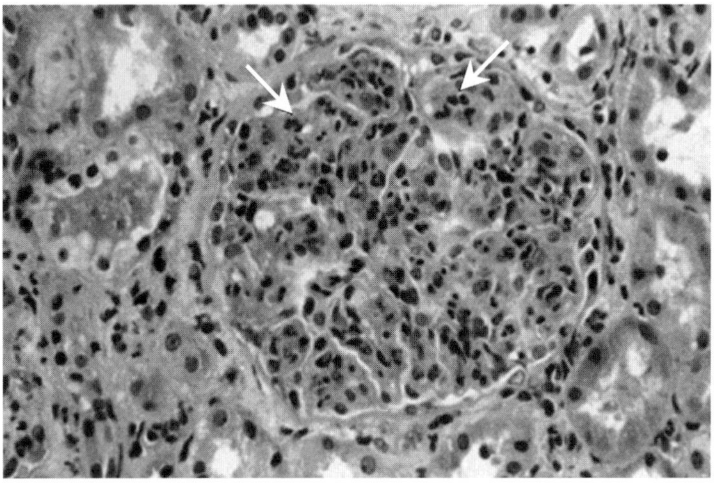

H&E, X400

[그림 7-16]

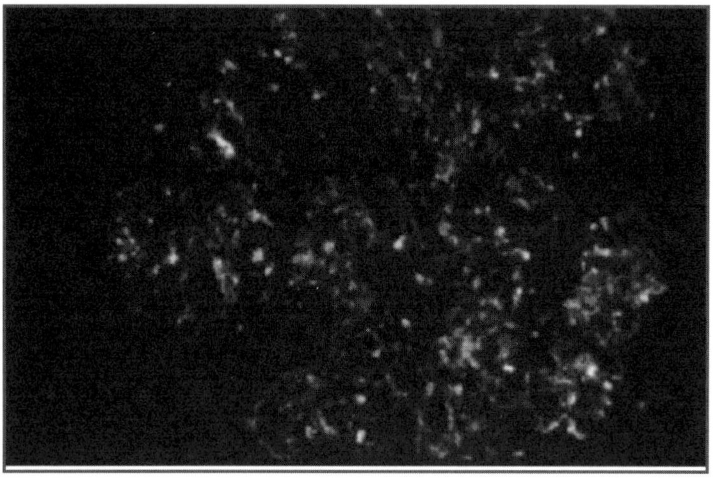

C3

[그림 7-17]

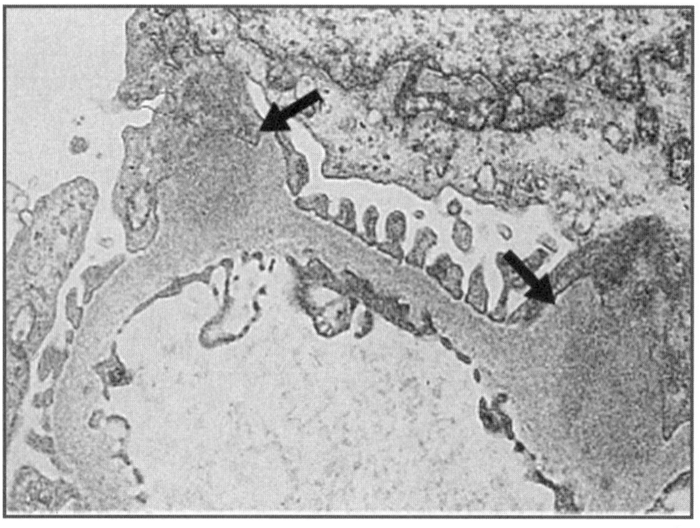

EM

[그림 7-18]

2. 증례 2

23세 남자 환자가 군복무 중 간헐적인 육안적 혈뇨가 반복되어 내원하였다. 환자는 군 입대 전에는 혈뇨의 발생이 없었다고 하였으며 입대 후에 3km 구보를 하고 나서 심한 감기에 걸렸는데 이때도 심한 육안적 혈뇨가 발생했다고 한다. 이 후에도 간혹 심한 운동을 한 후 육안적 혈뇨가 발생하였는데 군의관에 의하여 사구체 질환 의심하에 정밀 검사 및 신조직 검사를 권유받고 방문하였다. 환자는 내원시 육안적 혈뇨를 보이고 있었으며 요검사상 RBC : many, WBC : 5－8/HPF, urine protein(++)를 보였다. 환자는 24시간 요검사상 CCr 98mL/min, protein : 1.24gram/day를 보였다.

입원 후 시행한 복부 초음파 소견과 IVP소견은 정상이었고 양측 신장과 방광 모두 정상 소견을 보였다. 환자의 CBC 검사와 간기능 검사는 정상이었고 혈중 total protein/albumin도 7.6/4.3gram, BUN/Creatinine도 16.4/0.8mg/dL으로 정상범위였다. ASO titer 166IU/mL, 혈청 IgA가 340mg/dL, 또한 혈중 보체 C3, C4도 정상 범위이었다. FANA, ANCA : 음성, HBsAg과 HCV antibody도 음성이었다.

환자는 IgA 신병증의 추정 진단 하에 신조직 생검을 실시하였으나 정상 소견을 보였다. 환자의 혈뇨의 원인을 정확히 알기 위하여 renal arteriography를 실시하였으나 역시 특별한 이상을 확인할 수 없었다.

1) 문제

(1) 이 환자의 증례에 대하여 더 물어보고 싶은 질문은?

(2) 환자는 신생검과 renal angiography 검사 전에 어떠한 검사를 실시하는 것이 좋았을 것으로 생각되는가?

(3) 앞으로 확진을 위하여 어떠한 검사들을 시행할 것인가?

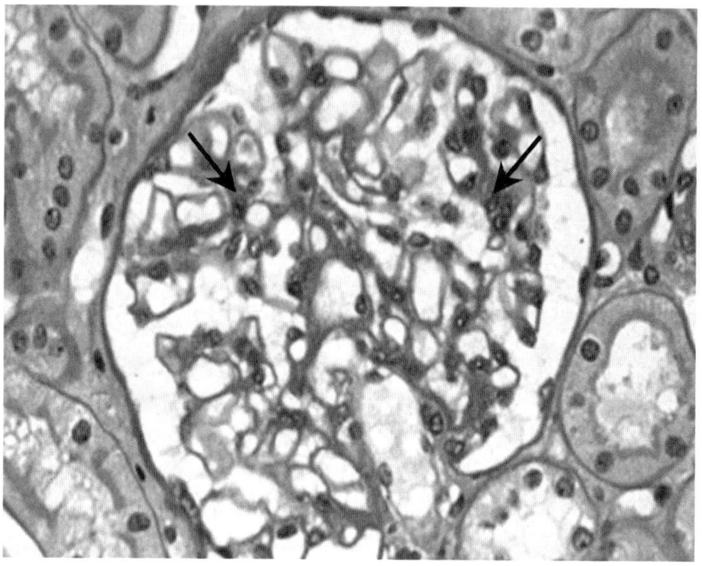

[그림 7-19]

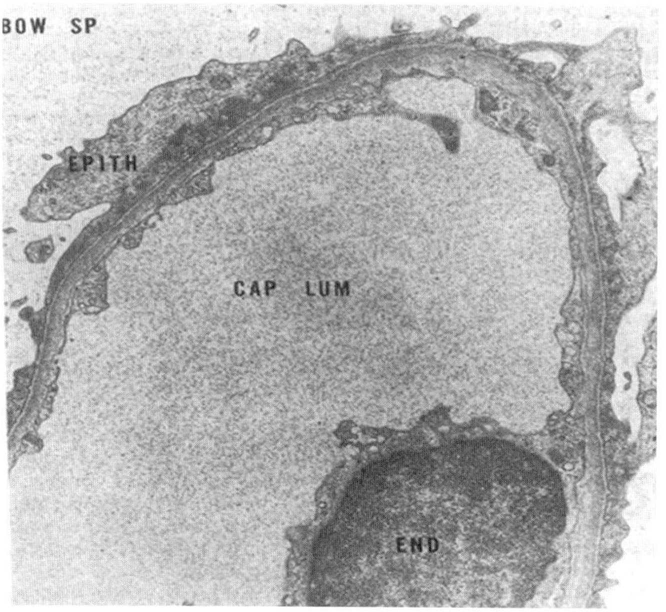

[그림 7-20]

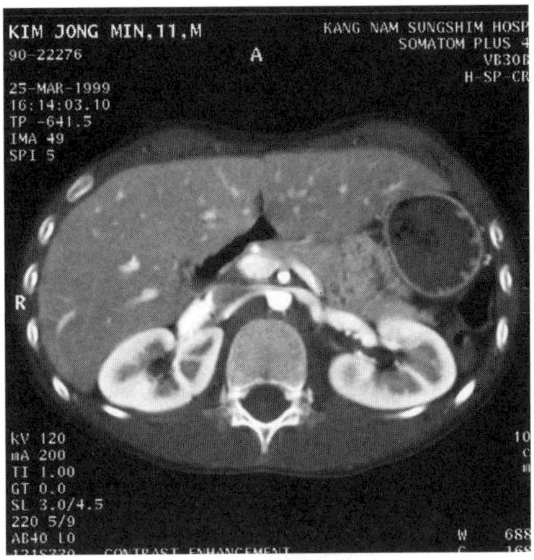

[그림 7-21]

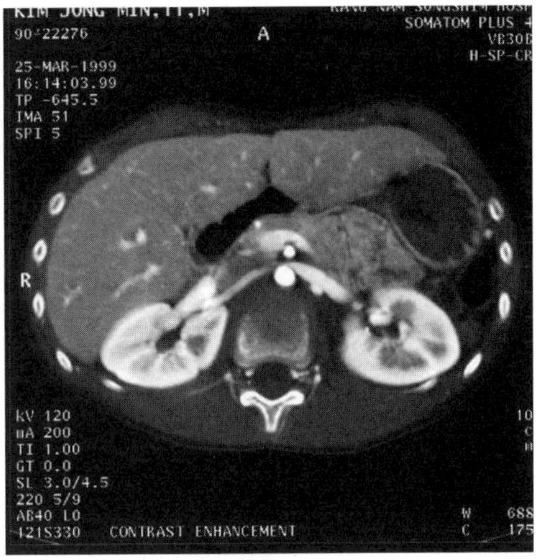

[그림 7-22]

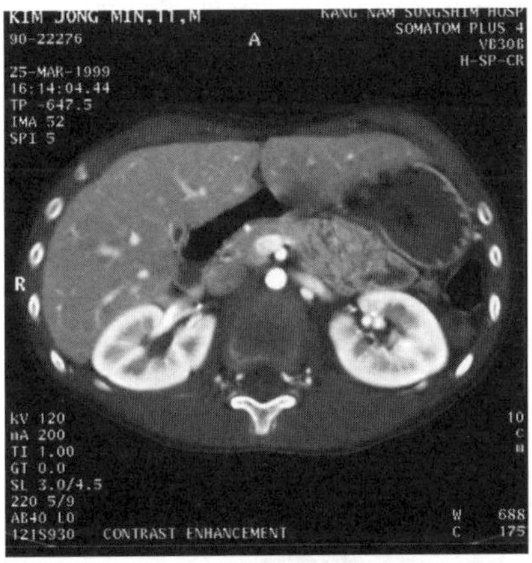

[그림 7-23]

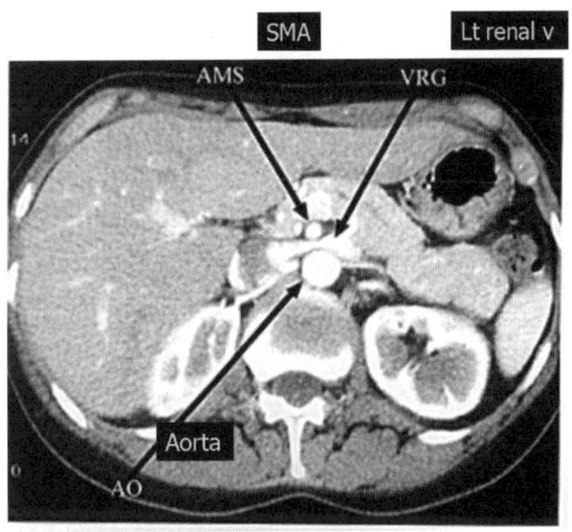

[그림 7-24]

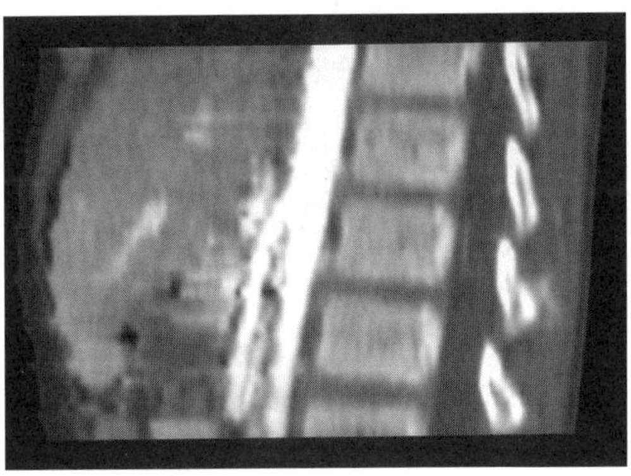

[그림 7-25]

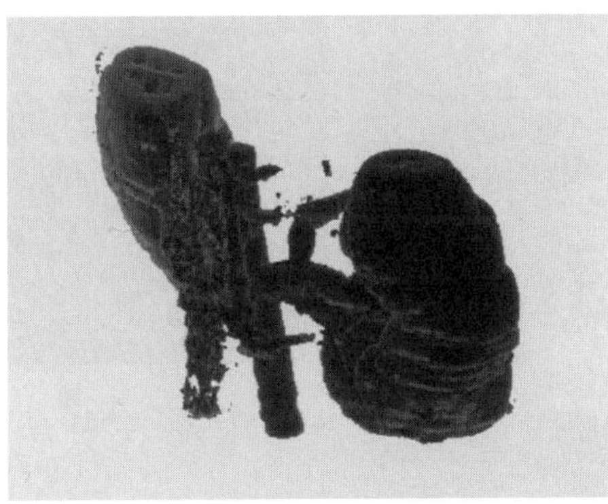

[그림 7-26]

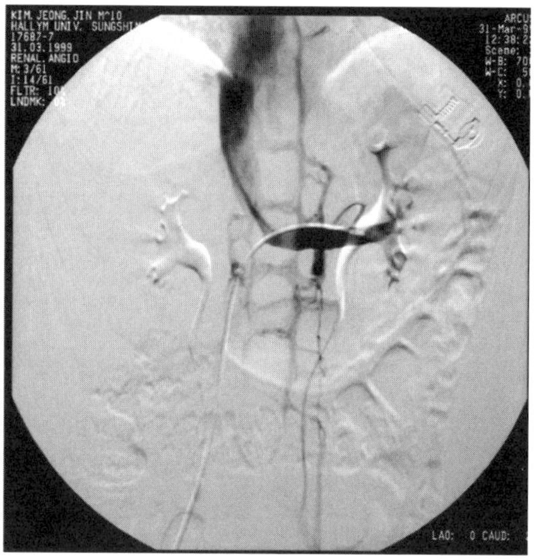

Selective left renal venography with measurement of the pressure gradient between IVC and entrapment portion of the left renal vein.

: 차이가 3mmHG 이상, left renal vein hypertension 또는 4.9~14cmH_2O 이상(정상인 1.3~10cmH_2O) 시 강력히 의심

[그림 7-27]

2) Nutcracker Syndrome

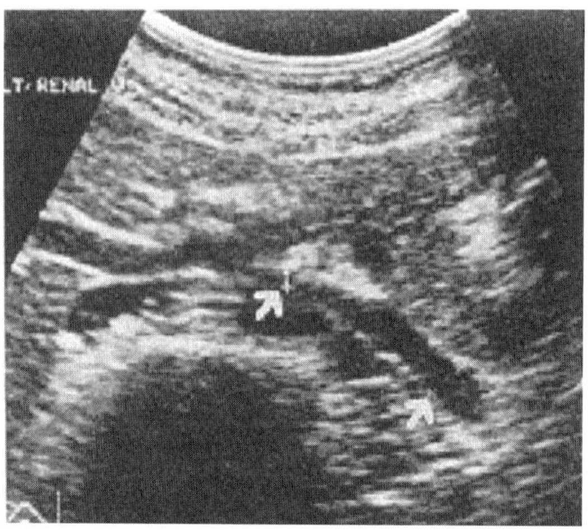

[그림 7-28] Abdominal Sonography

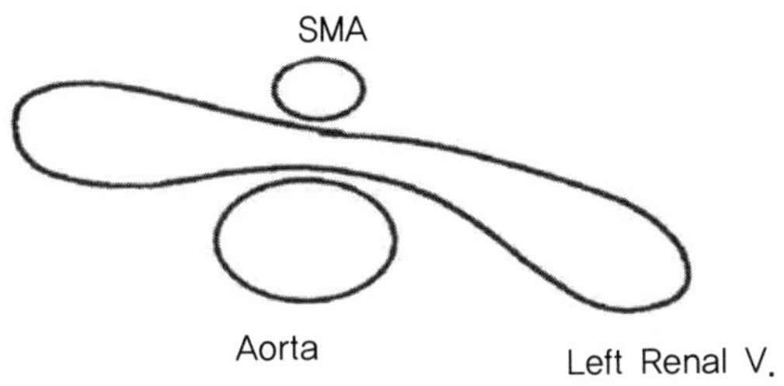

[그림 7-29] Left Renal Venography

(1) Aorto-mesenteric left renal vein entrapment syndrome,
Infrequent cause of hematuria

(2) Major symptoms

① Gross hematuria with or without left frank pain aggravated with exercise
② Varicocele
③ Mild proteinuria

(3) Pathogenesis

Initial steep caudal descent of causing compression of the left renal vein in the narrow slit between the aorta and SMA.

(4) 진단 방법

① Cystoscopy
First clue : which side origin of hematuria?
② Renal angiography
Rarely helpful
③ MRI
④ Doppler ultrasonography
⑤ IVP

⑥ 3D CT with reconstruction
⑦ Left renal venography

(5) 치료

① Observation
② Surgery :
- Intractable hematuria and/or flank pain not responsive to conservative management
- Anemia due to severe hematuria

(6) 감별진단

① IgAN or HS purpura due to abd pain
② Urologic disease : renal vein thrombosis, IVC obstruction, AV-malformation or hemangioma.
③ Renal tumor or calculi

3) Unexplained Hematuria

(1) Glomerular disease

50% of idiopathic hematuria

(2) Hypercalciuria/hyperuricosuria

- children with idiopathic hematuria
- positive family history of stone
- thiazide, allopurinol

(3) AV malformation

(4) Nutcracker syndrome

(5) Loin pain hematuria syndrome

3. 증례 3

56세 남자가 2개월 전부터 전신 부종과 체중 증가(5kg)로 병원에 방문했다. 환자는 입맛 감소, 메스꺼움, 기력 저하를 호소하였고 고혈압이나 당뇨병은 없었다. 방문시 신체검사에서 키 163cm, 체중 63kg이었고 혈압은 110/70mmHg, 맥박은 분당 72회였으며 체온은 36.2°C이었고 급성 병색을 보였다. 흉부 청진 결과 특이 소견은 없었으며, 늑골 척추각 압통은 없었으나 양측 하지에 함요 부종과 음낭 부종이 관찰되었다. 혈액검사에서 WBC 11,150/mm^3, Hb 13.6g/dL, platelet 435,000/mm^3, glucose 69mg/dL, protein/albumin 3.8/1.7g/dL, cholesterol 388mg/dL, BUN/Cr 19.5/1.0mg/dL이었다. 혈청학적 검사에서 C3 97.6mg/dL, C4 28.6mg/dL이었고, 혈청 IgA는 243mg/dL이었다.

소변 검사에서 RBC 1－2/HPF, WBC 0－2/HPF, protein (+3)이었다. 24시간 소변검사에서 소변량 550cc, 뇨단백은 650mg/dL이었다.

FANA와 ANCA는 음성이었으며, HBs Ag/Ab (+/－), anti－HCV (－), VDRL (－), cryoglobulin (－), RF (－)이었다. 복부 초음파 검사에서 신장의 크기는 정상이었고 수신증은 없었다.

1) 문제

이 환자에서 가장 가능성 있는 진단명과 감별해야 할 진단명을 나열하시오.
또한 추가적으로 시행해야 할 검사들을 기술하시오.

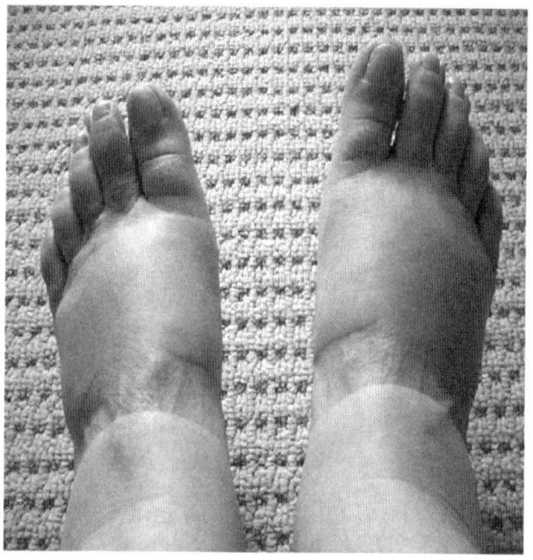

[그림 7-30]

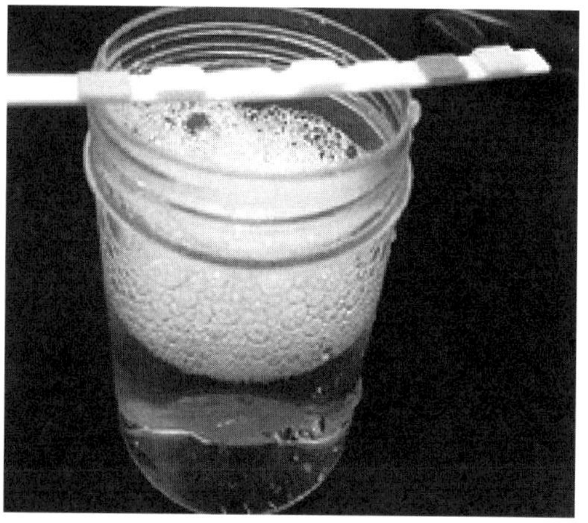

[그림 7-31]

2) Problem List

(1) Generalized edema

(2) Proteinuria (3.58g/day)

(3) Hypoalbuminemia

(4) Hypercholesterolemia

(5) Microscopic hematuria

(6) Nausea, vomiting, weakness → **Nephrotic syndrome**

〈표 7-3〉 Clinical Manifestations of Glomerular Diseases, and Representative Diseases that Present with These Manifestations

Asymptomatic proteinuria Focal segmental glomerulosclerosis Mesamgioproliferative GN **Nephrotic syndrome** Minimal change glomerulopathy Membranous glomerulopathy Idiopathic(primary) Secondary (e.g., lupus) Focal segmental glomerulosclerosis Mesangioproliferative GN Type I membranoproliferative GN Type II membranoproliferative GN Fibrillary GN Diabetic glomerulosclerosis Amyloidosis Light chain deposition disease Asymptomatic microscopic hematuria Thin basement membrance nephropathy IgA nephropathy Mesangioproliferative GN Alport's syndrome Recurrent gross hematuria Thin basement membrance nephropathy IgA nephropathy Alport's syndrome	Acute nephritis Acute diffuse proliferative GN Poststreptococcal GN Poststaphylococcal GN Focal or diffuse proliferative GN IgA nephropathy Lupus nephritis Type I membranoproliferative GN Type II membranoproliferative GN Fibrillary GN Rapidly progressive nephritis Crescentic GN Anti-GBM GN Immune complex GN ANCA GN Pulmonary-renal vasculitic syndrome Goodpasture's(anti-GBM) syndrome Immune complex vasculitis Lupus ANCA vasculitis Microscopic polyangiitis Wegener's granulomatosis Churg-Strauss syndrome Chronic kidney disease Chronic sclerosing GN

From Harrison's Internal Medicine 17th edition

3) Differential Diagnosis

(1) Nephrotic syndrome

① MGN
② Minimal change disease
③ Amyloidosis
④ IgAN

(2) Nausea, vomiting, weakness

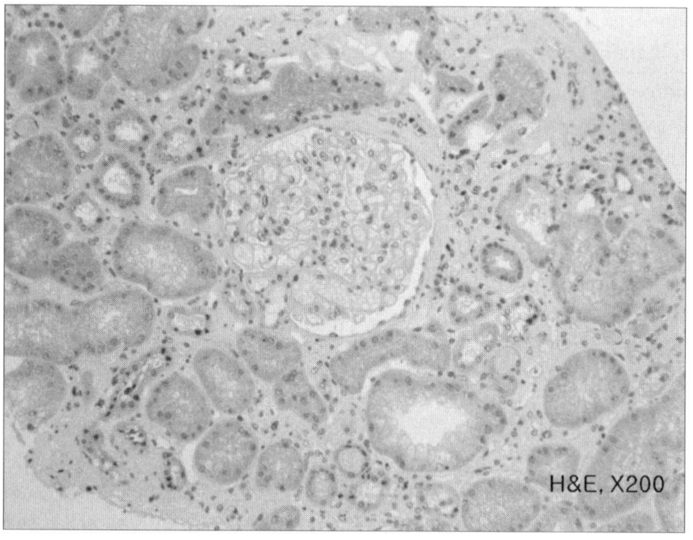

[그림 7-32]

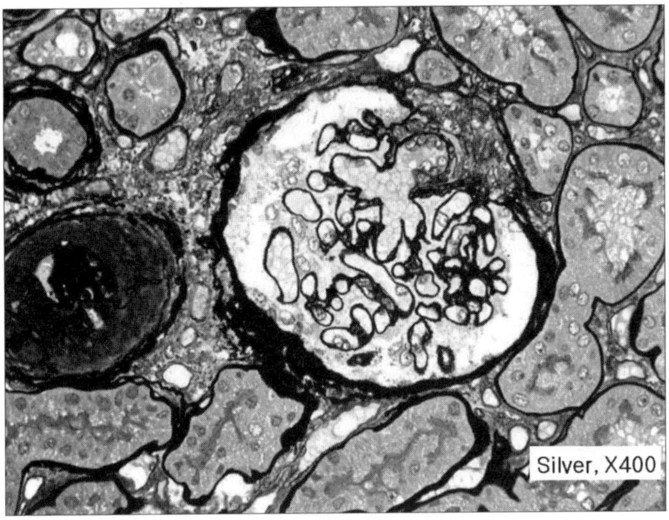

[그림 7-33]

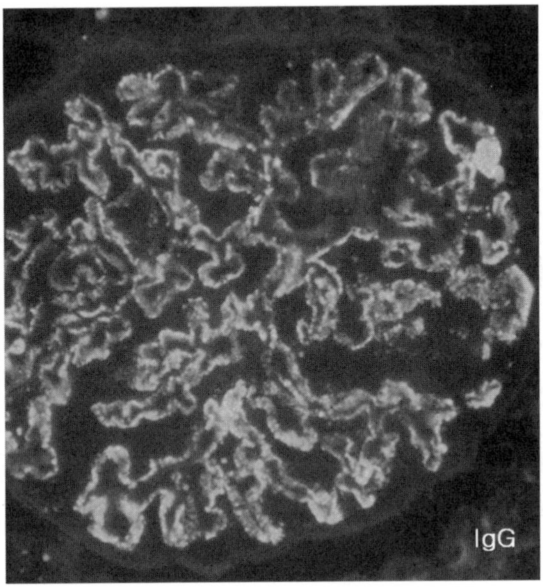

[그림 7-34]

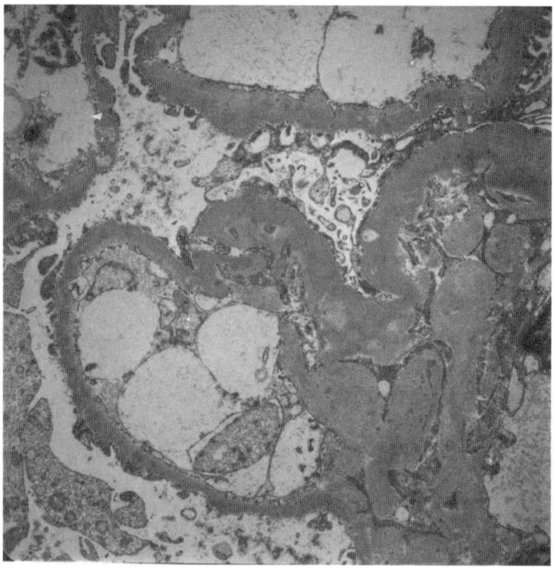

[그림 7-35]

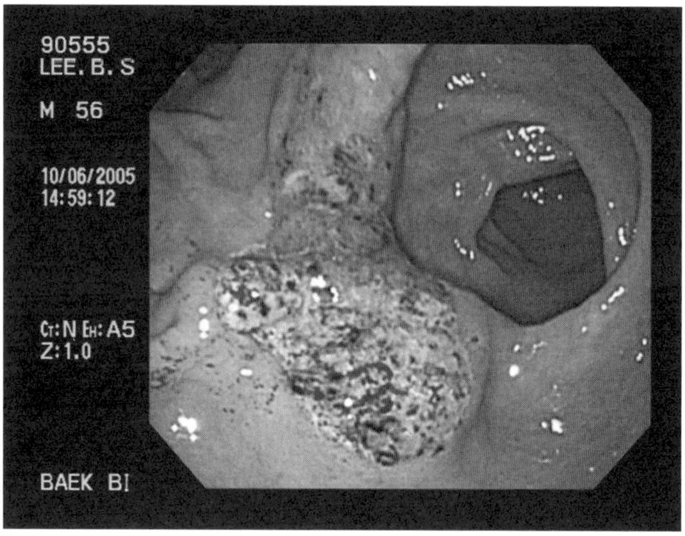

[그림 7-36] Gastroduodenoscopic Findings of Patient

4) MGN(막성 사구체신장염)

(1) 원인

① 일차성
② 이차성 – SLE, 당뇨, B형 간염, gold penicillamine, NSAID, tumor

(2) 병리

① LM : 비증식성, 사구체 기저막의 미만성 비후
② EM : subepithelial electron dense deposit
③ IF : granular deposit of IgG, IgM, C_3

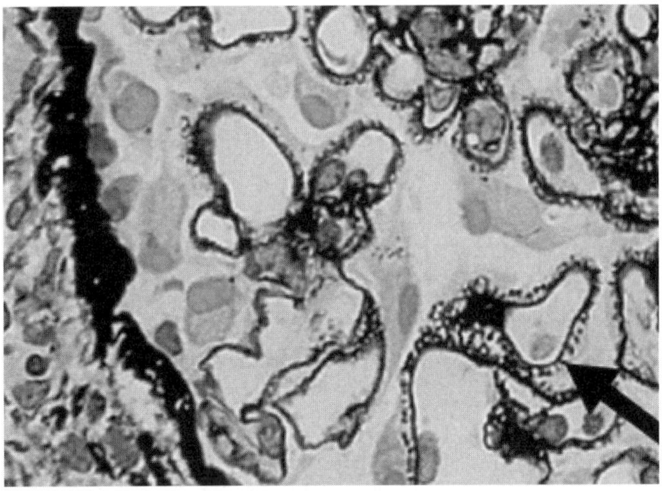

[그림 7-37]

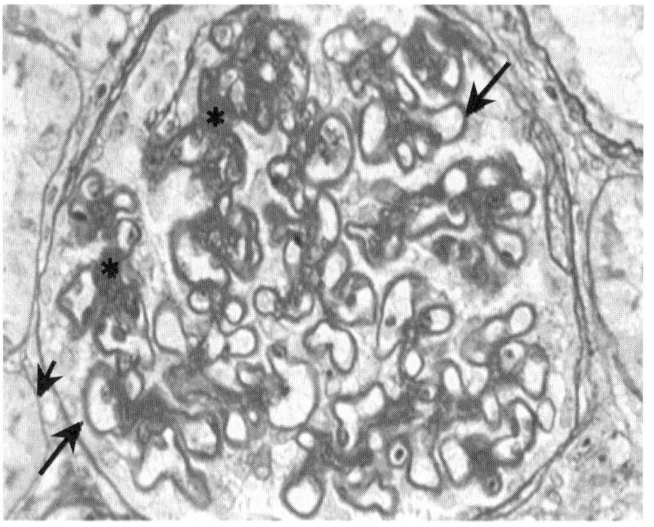

Light micrograph of membranous nephropathy, showing diffuse thickening of the glomerular basement membrane (long arrows) with essentially normal cellularity. Note how the thickness of the glomerular capillary walls is much greater than that of the adjacent tubular basement membranes (short arrow). There are also areas of mesangial expansion (asterisks).

[그림 7-38] Membranous Nephropathy

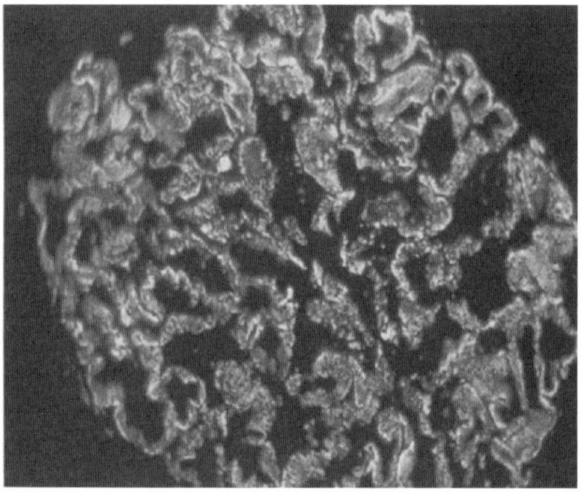

From Comprehensive Clinical Nephrology, Richard J. Johnson et al.

[그림 7-39] Immunofluorescence in Membranous Nephropathy

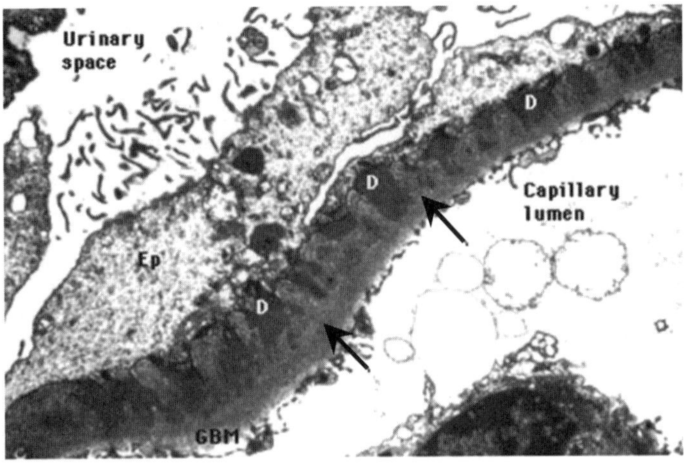

Electron micrograps shows stage II membranous nephropathy. Electron dense deposits (D) are present in the subepithelial space across the glomerular basement membrane(GBM) and under the epithelial cells(Ep). New basement membrane is growing between the deposits, leading to a spike appearance on silver stain. *Courtesy of Helmut Rennke, MD.*
From Up to Date Evaluation of hematuria in adults

[그림 7-40] Membranous Nephropathy

(3) 임상양상 : 주로 신증후군으로 나타남

〈표 7-4〉 Conditions and Agents Associated with Membranous Nephropathy

Groups	Common	Uncommon
Immune diseases	Systemic lupus erythematosus, diabetes mellitus	Rheumatoid arthritis, Hashimoto's disease, Graves' disease, mixed connective tissue disease, Sjögren's syndrome, primary biliary cirrhosis, bullous pemphigoid, small bowel enteropathy syndrome, dermatitis herpetiformis, ankylosing spondylitis, graft-versus-host disease, Guillain-Barré syndrome
Infectious or parasitic diseases	Hepatitis B	Hepatitis C, syphilis, filariasis, hydatid disease, schistosomiasis, malaria, leprosy
Drugs and toxins	Gold, penicillamine, nonsteroidal anti-inflammatory agents	Mercury, captopril, formaldehyde, hydrocarbons, bucillamine
Miscellaneous	Tumors, renal transplantation	Sarcoidosis, sickle cell disease, Kimura disease, angiofollicular lymph node hyperplasia

The list excludes conditions where only a single case has been reported or where the lesions were atypical of membranous nephropathy.
With permission from Couser and Alpers.

〈표 7-5〉 Diagnosis and Management of Patients with Membranous Nephropathy

Patient groups	Test
All patients	
General	Renal function (serum creatinine and creatinine clearance) Blood pressure Urine protein excretion (24-h urine or urine proteine : creatinine ratio) Serum albumin Serum cholesterol Urinalysis Renal biopsy
Associated disease	Hepatitis B (HBs antigen) Hepatitis C (HCV antibody) Antinuclear antibody (ANA) anti-double-stranded DNA (the hallmark of systemic lupus erythematosus) Complement C3, C4 (usually normal in idiopathic membranous nephropathy)
Selected patients	
With suspected thromboembolic events, flank pain, hematuria, acute renal failure	Renal vein angiography
With sudden decrease in renal function, development of active urine sediment	Antiglomerular basement membrane antibody
Over 50 years of age	Cancer screening

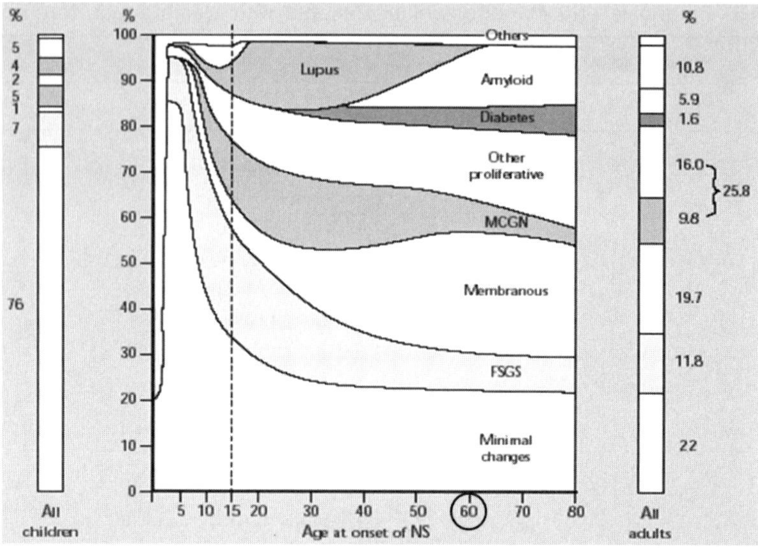

[그림 7-41] Prevalence of Glomerulonephritis According to Age Distribution

(4) 예후 : 40%는 자연 관해

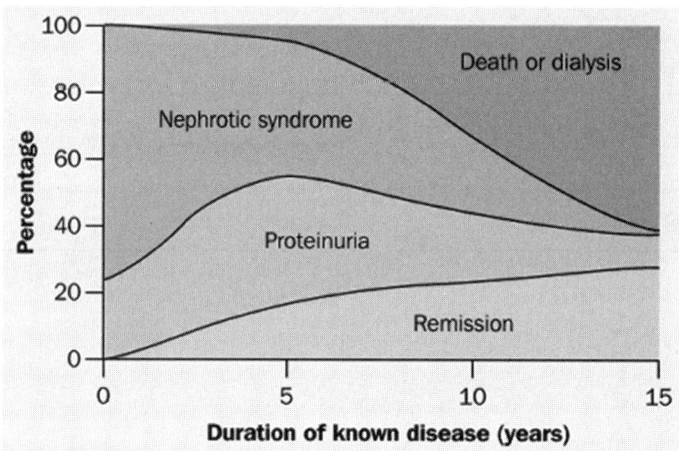

From Comprehensive Clinical Nephrology, Richard J. Johnson et al.

[그림 7-42] Possible Outcomes in Untreated Membranous Nephropathy

(5) 치료 : 스테로이드에 잘 반응하지 않음

〈표 7-6〉 Therapeutic Options in Membranous Nephropathy

Nondisease-specific therapy : in all patients
– Blood pressure control (125/75mmHg) : sodium restriction; drug therapy, angiotensin-converting enzyme (ACE) inhibitors or angiotensin II receptor antagonists (ATRA) preferred
– Reduction in lipid levels
– Reduction in urine protein excretion
– Dietary protein restriction (0.8g/kg daily) : ACE inhibitors or ATRA, nonsteroidal anti-inflammatory agents (selected patients), anticoagulation (selected patients)
Disease-specific therapy : in selected patients
– Low-dose steroids and cytotoxic drugs Oral cyclophosphamide (1.5-2.0mg/kg daily) for 6-12 months Alternating monthly cycles of oral chlorambucil (0.1-0.2mg/kg daily) and pulse steroids for 6months Possilbly mycophenolate motil 1.0g twice daily
– Low-dose cyclosporine (2.5-5.0mg/kg daily) for 12-24 months
– Intravenous immunoglobulin

5) Clinical Manifestations of Glomerular Disease

Asymptomatic
Proteinuria 150 mg to 3g per day
Hematuria > 2 red blood cells per high-power field in spun urine or > 10×10^{6} cells/L
(red blood cellsusually dysmorphic)

Macroscopic hematuria
Brown/red painless hematuria (no clots); typically coincides with intercurrent infection
Asymptomatic hematuria ± proteinuria between attacks

Nephrotic syndrome
Proteinuria : adult > 3.5g/day; child > 40 mg/h per m^2
Hypoalbuminemia < 3.5g/dL
Edema
Hypercholesterolemia
Lipiduria

Nephritic syndrome
Oliguria
Hematuria : red cell casts
Proteinuria : usually < 3g/day
Edema
Hypertension
Abrupt onset, usually self-limiting

Rapidly progressive glomerulonephritis
Renal failure over days/weeks
Proteinuria : usually < 3g/day
Hematuria : red cell casts
Blood pressure often normal
May have other features of vasculitis

Chronic glomerulonephritis
Hypertension
Renal insufficiency
Proteinuria > 3g/day
Shrunken smooth kidneys

[그림 7-43]

4. 증례 4

17세 남자 환자가 학교에서 실시한 신체검사 및 단순 요검사에서 **단백뇨(++)**가 있어 정밀검사를 권유받고 병원에 방문했다. 외래에서 실시한 단순 요검사에서 단백뇨가 Albutest (+++)를 보였고, RBC : 3－4, WBC : 1－2/HPF를 보였으며 그 외에 요 pH 5.0, S.G. : 1.015, 요당 (－)를 보였다. 환자는 몇 개월 전 감기를 심하게 앓은 적이 있으나 몸이 붓거나 소변이 붉어지는 것을 느낀 적은 없었다. 신체검사에서 특별한 이상소견을 보이지 않았으며 pitting edema도 없었다. 입원하여 정밀 검사 받을 것을 권하였으나 학교 출석 관계로 환자가 거부하여 외래에서 검사를 실시하였다. 혈액검사에서 CBC는 정상, 간기능 검사도 정상 범위로 혈중 total protein/albumin도 7.2/4.2g/dL였다. BUN/Creatinine도 18.2/0.9mg/dL로 정상이었다. 24시간 요검사에서 단백뇨는 960mg이었고 CCr 117mL/min였다. 요 채취중 환자는 심한 운동을 실시하지 않았다 하며 또한 열도 없었다. ASO titer 100IU/ml, 혈청 IgA가 230mg/dL로 정상 범위였다. 또한 혈중 보체 C3, C4도 정상 범위였다. FANA, ANCA : 음성, HBsAg과 HCV antibody도 음성이었다. 복부 초음파 검사에서 양측 신장과 방광, 간, 담낭, 췌장, 비장 등에 이상 소견을 보이지 않았다.

사구체질환 추정하에 신조직검사를 시행하였고 Mild mesangiopathy가 있는 것 이외에는 특별한 이상이 발견되지 않았다.

1) 문제

(1) 이 환자의 증례에 대하여 더 물어보고 싶은 질문은?
(2) 소변을 정확히 다 모아 왔는지를 확인하는 간단한 방법은?
(3) 신조직검사 전에 어떤 진단적 검사를 실시하여야 하였겠는가?
(4) 진단적 검사의 실시 방법과 결과를 판독하는 방법은?

2) Isolated Proteinuria

- 혈뇨가 동반되지 않는 단백뇨로, 정확하게는 정상적인 urinary sediment, 방사선과적으로 정상적인 요로기관, 알려진 신장질환이 없는 경우로 정의된다.
- 대부분의 경우 약 2.0gram/day 이내의 단백뇨를 보이며 통계적으로 이중 약 80% 정

도의 환자가 좋은 예후를 보이는 'Benign isolated proteinuria'에 속한다.

- 10~25% 정도는 'Persistent isolated proteinuria'를 보인다. 이중 일부는 10~20년에 걸쳐서 만성신부전으로 갈 수 있다.

3) Benign Isolated Proteinuria

(1) Idiopathic transient proteinuria

젊은 성인이 dipstick protein test에 positive로 나왔으나 다음 검사에는 negative로 나오는 경우

(2) Functional proteinuria

Fever, cold exposure, emotional stress, CHF, sleep apnea 등의 transient proteinuria

(3) Intermittent proteinuria

신질환, 또는 전신 질환이 없는 상태에서 요검사상 약 반 수에서 단백뇨가 나오는 경우

(4) Postural proteinuria

4) Persistent Isolated Proteinuria

(1) 원인

① Mild mesangial proliferative GN with or without FSGS (30~70%)
② Focal or diffuse proliferative GN (15%)
③ Interstitial nephritis (5%)

(2) 예후

Benign isolated proteinuria에 비해서는 나쁘나 20년 뒤에도 renal insufficiency가 발생하거나 ESRD가 발생하는 경우는 드물다. Old age에서는 monoclonal gammopathy와 감별하기 위해 serum/urine PEP를 실시하여야 한다.

5) Postural Proteinuria

- Upright position에서만 단백뇨가 뚜렷해지고 supine position에서는 단백뇨 배출이 정상
- 단백뇨가 1.0gram/24 hr 이하인 경우가 대부분이고 adolescent의 2~5%에서 발생
- 약 80%는 일시적으로 발생하나, 20% 정도는 지속적 단백뇨로 나타난다.
  이 경우도 대부분의 경우 10~20년 내에 단백뇨가 사라진다.
- 신조직검사에서 정상소견을 보이거나, podocyte 또는 mesangium에 미약하거나 비특이적인 변화를 보임
- 남녀가 같은 비율로 발생하며 30세 이상에서는 드물다.

6) 발생 기전

(1) Upright posture와 관련된 hemodynamic and humoral adjustments

① Decreased renal blood flow
② Increased filtration fraction
③ Activation of renin-angiotensin system

(2) Transglomerular movement에 관여하는 diffusive or convective force의 변화

(3) 일시적인 true capillary wall protein permeability 증가

7) Postural Proteinuria

(1) 진단

① Confiormation of abscence of other disease IVP or US
Nut-cracker phenomenon

② 24 hour urine protein collection 방법

③ Renal Biopsy

(2) 예후

매우 좋은 예후를 보인다.

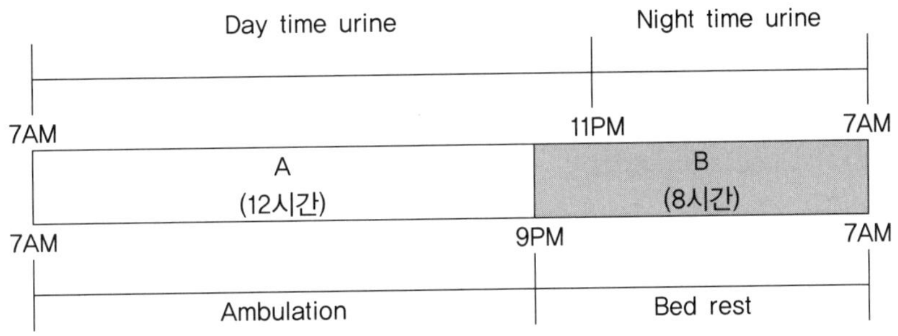

[그림 7-44] 24hour Urine Protein Collection

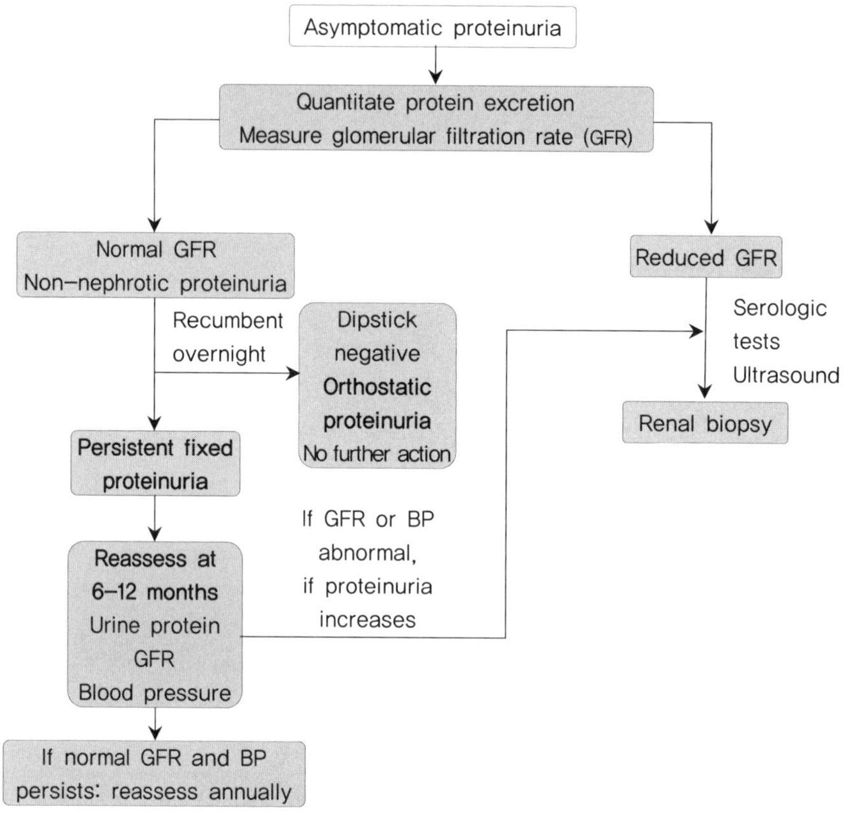

From Comprehensive Clinical nephrology, Richard J. Johnson et al.

[그림 7-45] Evaluation of Patients with Isolated Asymptomatic Proteinuria

제8장 Approach to the Patient with Weight Gain and Loss

1. 체중 증가 환자에 대한 접근

1) 체중의 조절(에너지 항상성 조절)

체중이 일정하게 조절되는 기전은 다음과 같다.

(1) 열역학 제1법칙 : 에너지 보존의 법칙

① 에너지 섭취량
섭취한 에너지는 사용되며, 사용되지 않은 에너지는 체내에 저장된다.
(에너지 섭취량=에너지 소모량+저장)

② 에너지 소모량(energy expenditure)
전체 에너지의 60~70%는 기초대사량에 의해 소모되며, 10%가량은 음식물을 소화하고 흡수하는 과정에 사용된다. 20~30%는 신체활동에 의해 소모된다.
[에너지 소모량=기초대사량(60~70%)+dietary thermogenesis(10%)+신체대사량(20~30%)]

(2) 에너지 섭취량(I)=에너지 소모량(E)

에너지 섭취량(I)과 소모량(E)이 일치하는 경우 체중의 변화는 발생하지 않는다.

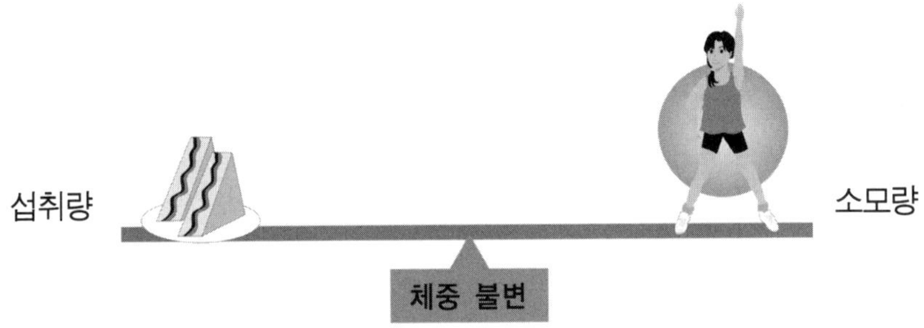

[그림 8-1]

(3) 에너지 섭취량(I) 〈〈 에너지 소모량(E)

에너지 섭취량보다 소모량이 큰 경우 체중이 감소한다. 식사량이 감소하거나 신체활동량을 늘려 에너지 소모가 증가하는 경우 체중 감소가 발생한다.

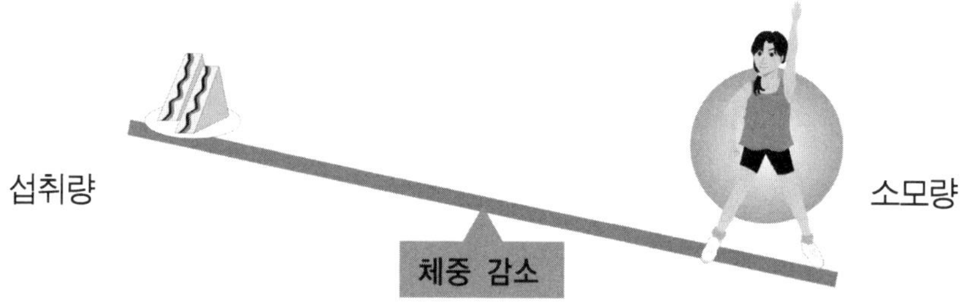

[그림 8-2]

(4) 에너지 섭취량(I) 〉〉 에너지 소모량(E)

에너지 소모량보다 섭취량이 큰 경우 체중이 증가한다. 식사량이 증가하거나 신체활동량이 감소하는 상황에서는 남는 에너지는 체내에 저장되어 체중이 증가하게 된다.

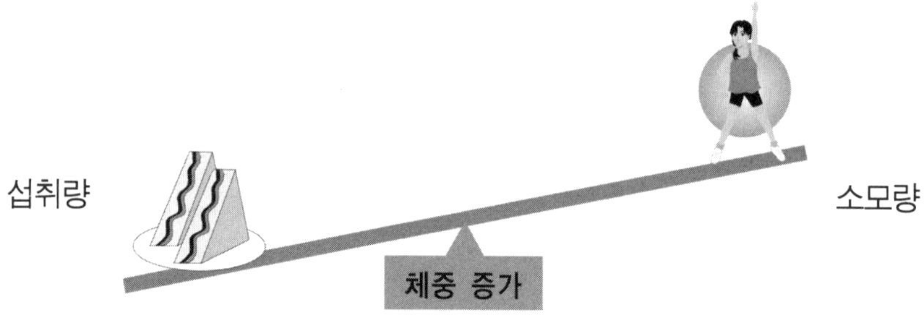

[그림 8-3]

2) 체중 증가 감별진단

의도하지 않은 체중 증가가 발생한 경우 다음과 같은 질환을 감별해야 한다.

(1) Cushing's syndrome
(2) Hypothyroidism
(3) Polycystic ovarian syndrome
(4) Obesity (eating and exercise pattern)
(5) Drug : steroid, antidepressant (amitriptyline, imipramine), anticonvulsant, antipsychotics, antidiabetic drugs

3) 병력 청취

체중 증가가 흔하게 발생하는 시기는 남녀에서 다소 차이가 있다. 남자의 경우 직장생활이 활발한 시기인 30~40대에 체중 증가가 나타난다. 여자의 경우 호르몬이 급격하게 변화하는 시기인 사춘기, 임신, 폐경기에 체중 증가가 흔하게 발생한다.

직업이나 생활습관(수면, 식이)도 체중변화와 흔하게 관련되어 있다. 체중 증가 환자를 접하게 되면 다음과 같은 항목을 확인해야 한다.

(1) 체중 증가 시점

- 남자 : 30대 이후부터 50대까지
- 여자 : 사춘기, 임신(출산), 폐경

(2) 생활습관(운동, 식이)

- Sedentary lifestyle (energy intake〉〉expenditure)
- 수면 : 수면 시간
- 식이 : 지방섭취량, 패스트푸드, 음주, 간식

(3) 관련 약제(Drug-induced weight gain)

- 항정신병약제 : thioridazine, clozapine, olanzapine, risperidone
- 항우울제 : amitriptyline, imipramine
- 항경련제 : valproic acid, carbamazapine, gabapentin
- 당뇨병 약제 : TZD(pioglitazone), SU, Insulin
- 스테로이드(steroid)

(4) 내분비질환(Endocrine disorders)

- Cushing syndrome
- Hypothyroidism
- Polycystic ovarian syndrome
- Growth hormone deficiency

부종에 의한 체중 증가도 감별이 필요하다. 심부전, 신증후군, 간경변에서 동반되는 체중 증가는 주로 부종에 의해 발생하는 것이다. 심한 갑상선 기능저하증에서 체중 증가가 동반될 수 있으며, 이는 주로 수분저류에 의한 비함요부종(non-pitting edema)이 특징이다. 본 강의에서는 부종이 동반되지 않은 체중 증가 위주로 다루고자 한다.

4) 관련 신체 진찰

(1) 신체 계측

- 허리둘레 측정법
  허리둘레는 직립자세에서 최하위 늑골하부(lower costal margin)와 골반 장골능(iliac crest)과의 중간부위를 측정한다. 이는 대략적으로 전 상 장골극(anterior superior iliac spine)의 3cm 상부에 해당한다. 허리둘에 측정 시에는 숨을 편안하게 쉬도록 하고, 서서히 내쉴 때 수치를 읽는다.

(2) Moon face, plethora, buffalo hump

(3) 갑상샘 촉진

갑상샘 종

(4) 복부의 자색선조(Abdominal striae)

(5) 복부 비만, 상하지 근육 감소

(6) 부종(pitting, non-pitting)

(7) 남성형 털과다증(hirsutism)

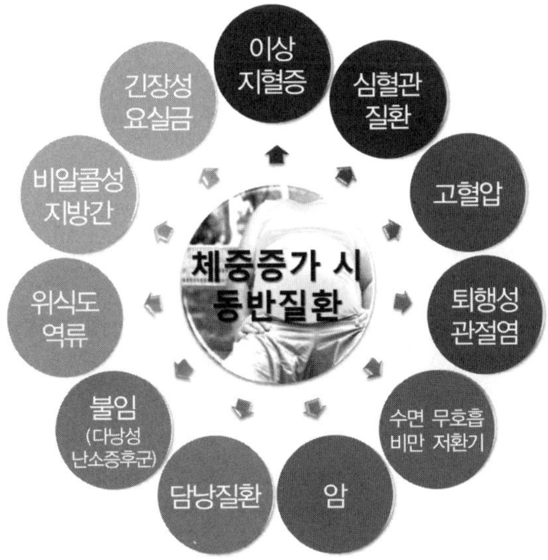
체중증가 시
동반질환
이상
지혈증
심혈관
질환
고혈압
퇴행성
관절염
수면 무호흡
비만 저환기
암
담낭질환
불임
(다낭성
난소증후군)
위식도
역류
비알콜성
지방간
긴장성
요실금

[그림 8-4] 체중 증가와 동반될 수 있는 질환

5) 체중 증가 환자에 대한 접근 사례

(1) 상황소개

- 48세 여자가 체중 증가를 증상으로 내원하였다. 키는 158cm, 몸무게는 85kg이었다.
- 문진 시에
  - 증상과 관련된 병력을 청취하고
  - 증상과 관련된 적절한 신체진찰을 해야 한다.
  - 적절한 추가 진단방법과 치료에 대하여 환자와 상의한다.

※ 진료수행능력시험(clinical performance exam, CPX)
12분이라는 제한된 시간에 진료를 수행하여야 하므로 감별진단할 질환을 염두에 두고 병력 청취, 신체 진찰을 시행해야 한다. 이 사례 환자는 체중 증가의 원인을 찾기 위해 입원하여 검사하였던 환자의 사례로 특별한 원인 없이 체중이 증가했던 단순비만 환자의 사례이다.

(2) 병력 청취 Q&A

1. 지난 1년간 체중이 얼마나 증가하였습니까?	10kg 증가하였습니다.
2. 평소 체중은 얼마였나요?	임신 전에는 50kg 정도 나갔어요. 20여 년 전 첫아이 출산 후부터 서서히 체중이 늘었어요.
3. 자녀는 몇 명인가요?	2명이에요.
4. 현재 어떤 일을 하고 계신가요?	가정주부입니다.
5. 체중 증가 외에 다른 불편한 증상이 있나요?	조금 피곤한 것 말고는 없습니다.

이 환자는 임신과 출산 이후 체중이 급격히 증가하였다. 여성의 경우 임신, 출산, 폐경 등 호르몬의 변화가 급격한 시기에 체중이 늘곤 한다. 가정주부로서 신체활동량이 많지 않을 것으로 추정된다.

6. 식사량이 많은 편이십니까?	조금 많이 먹는 편입니다.
7. 육식이나 기름진 음식을 좋아하시나요?	육식은 거의 안합니다.
8. 스트레스 받을 때 폭식을 하십니까?	아니요, 폭식하는 경우는 없어요.

생활습관에 대한 평가가 필요하다. 특히 식사량이 얼마나 되는지 평가하기 위해서는 한 끼 식사로 밥 한 공기를 먹는지, 반 공기를 먹는지 구체적인 평가가 필요하다. 또한 고칼로리 음식을 좋아하는지 폭식과 같은 식습관이 있는지도 확인하여야 한다.

9. 규칙적으로 하는 운동이 있으신가요?	가끔 산책을 하고 있어요. 체중을 줄이려면 운동을 해야 하는데 걱정이에요.
10. 체중이 늘면서 다른 병이 생기지 않았나요?	1년 전부터 고혈압 약을 먹고 있고, 지방간이 있다고 들었어요.
11. 당뇨병도 있나요?	당뇨병은 없어요.
12. 고혈압 약 이외에 복용 중인 다른 약이 있나요?	없습니다.
13. 관절에 통증이 있나요?	없습니다.

규칙적인 운동을 하는지 동반된 질환이 있는지 확인한다.

14. 우울증 증상으로 정신과 약제를 복용했던 적이 있나요?	아니요, 없습니다.
15. 몸이 잘 붓습니까?	아니요. 붓지는 않아요.
16. 추위나 더위를 많이 타는 편인가요?	더위를 많이 타는 편이에요.

복용 중인 약제에 체중을 증가시킬 수 있는 약이 있는지도 확인한다.

17. 생리는 규칙적인가요?	예, 한 달 간격으로 규칙적으로 하고 있어요.
18. 친정 가족들도 모두 뚱뚱한 편인가요?	네. 아버지, 오빠, 여동생들 모두 뚱뚱해요.
19. 가족들은 어떤 병이 있나요?	친정아버지는 뇌출혈이 있었고, 3년 전 췌장암으로 항암치료 받다가 돌아가셨어요. 오빠는 B형 간염이 있는데, 간경변으로 1년 전 죽었어요.
20. 체중이 늘면서 우울증이 생기지는 않았나요?	매사에 의욕도 없고, 잠들기도 어렵고, 잠도 잘 깨요. 사람들 만나는 것도 자신이 없어 피하게 되요.
21. 궁금하거나 더 하실 말씀이 있나요?	이번 기회에 살찌는 원인에 대해 찾고, 자신감을 되찾고 싶어요.

(3) 진단계획

① LFT, abdomen sono, glucose, BP

② PCOS : free testosterone, DHEAS, LH/FSH, insulin resistance, ovary ultrasound

③ TFT (TSH, free T4, T3)

④ ACTH/cortisol

⑤ 24hour urine cortisol

⑥ low dose dexamethasone suppression test

(4) 치료계획

① 체중 증가의 원인을 찾기 위하여 체중 증가와 관련될 수 있는 질환에 대한 검사가 필요함을 설명한다.
- 갑상샘 호르몬, 부신 피질 호르몬(cortisol)
- 다낭성 난소 증후군

② 환자의 병력과 진찰 소견에서 비만이 있고, 이로 인하여 고혈압과 지방간이 동반되었음을 설명한다.

③ 섭취량에 대한 정확한 평가와 규칙적인 운동이 필요함을 교육한다.

④ 비만으로 인하여 동반된 우울증과 불면증에 대한 정신과적 진료가 필요함을 교육한다.

2. 체중 증가 관련 질환

1) Cushing Syndrome : Cortisol excess state

(1) Increased production of cortisol by adrenal gland

(2) Catabolic response in peripheral tissue

- Muscle weakness, fatigability, osteoporosis, violaceous cutaneous striae, easy bruisability

(3) Deposition of adipose tissue

- Truncal obesity, moon face, buffalo hump

(4) Adrenal androgen (in women)

- acne, hirsutism, oligomenorrhea or amenorrhea

※ Features more specific for Cushing syndrome :
Easy bruising, Striae, Myopathy, Virilizing signs

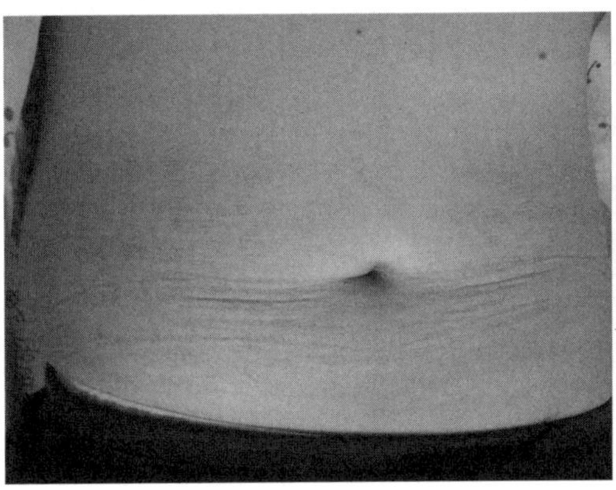

[그림 8-5] Abdominal Striae

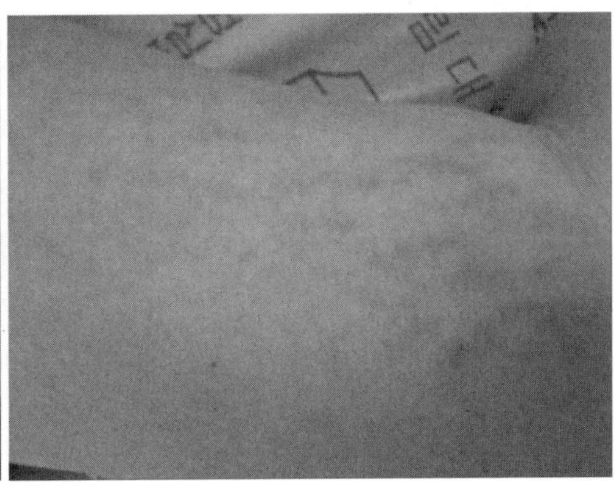

[그림 8-6] Striae on Arm

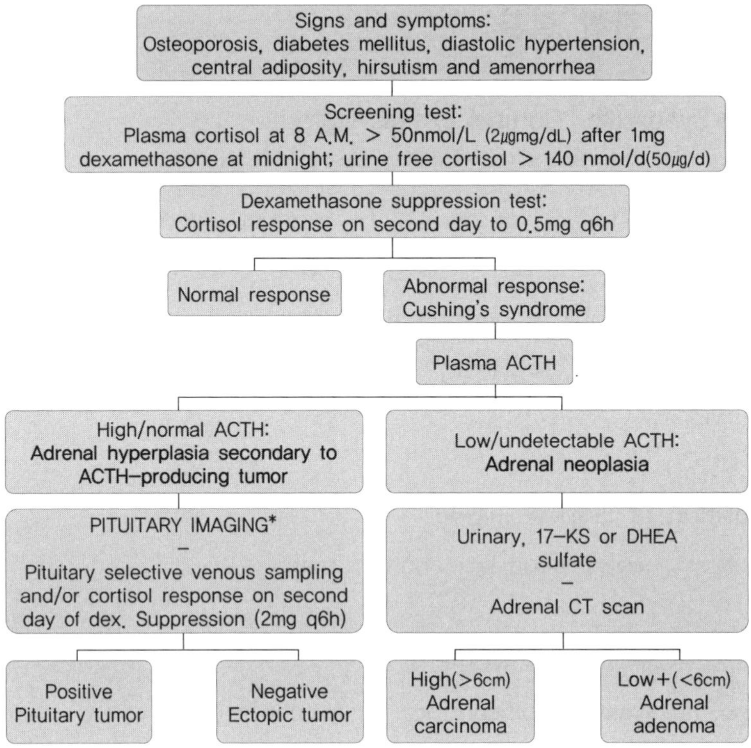

Adapted from Harrison's Internal Medicine 17th edition, p.2256.

[그림 8-7] Approach to Cushing Syndrome

2) Hypothyroidism

(1) State of thyroid hormone deficiency

(2) Symptom

Fatigue, cold intolerance, weight gain, constipation, myalgia, menstrual irregularities

(3) Sign

- Dry coarse skin, cool peripheral extremities
- Puffy face, hand, and feet
- Peripheral edema
- Delayed tenden reflex relaxation

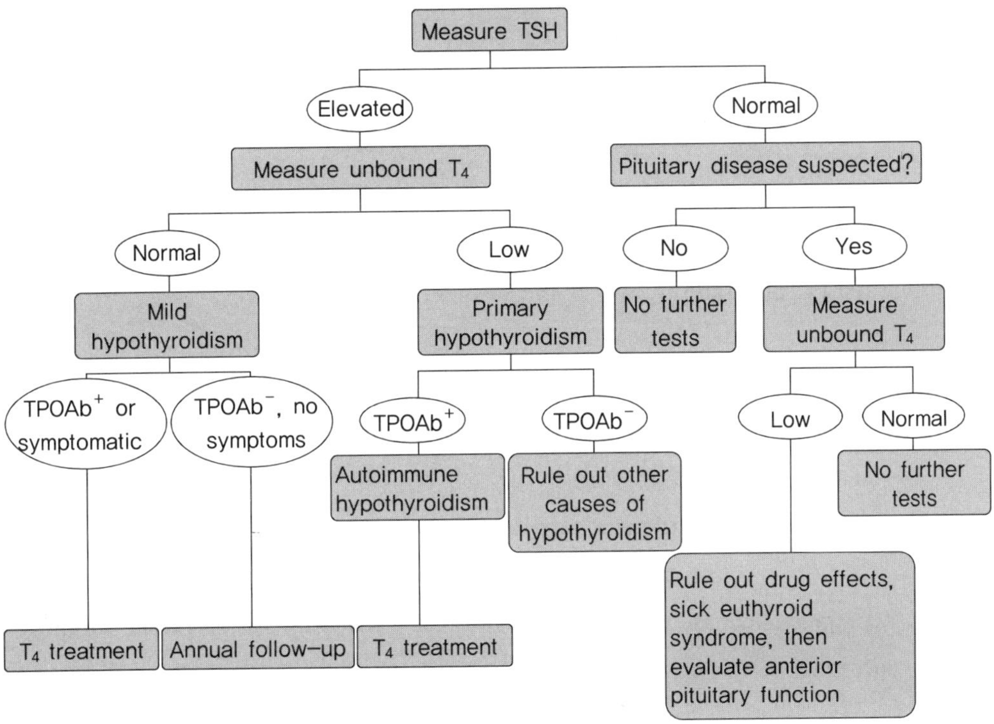

Adapted from Harrison's Internal Medicine 17th edition, p.2232

[그림 8-8] Approach to Hypothyroidism

3) Polycystic Ovarian Syndrome

(1) Most common cause of infertility in women, ovulatory dysfunction, hyperandrogenism

(2) Clinical features : hirsutism, menstrual irregularity, obesity, acanthosis nigricans,

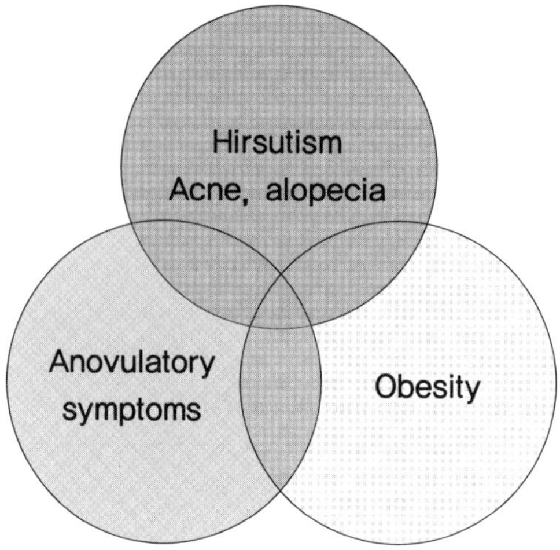

[그림 8-9] Main Features of PCOS

(3) Diagnostic criteria(any two of the disorders)

- Oligomenorrhea or amenorrhea
- Hyperandrogenism (ex, hirsutism, acne, alopecia) or hyperandrogenimia (ex, elevated level of total or free testosterone)
- Polycystic ovarics on ultrasonography

DDx : hyperprolactinemia, acromegaly, non-classic CAH, Cushing syndrome, androgen-secreting neoplasm

4) Obesity

(1) Evaluation of patients

- Height (cm)
- Weight (kg)
- Body mass index (kg/m^2)
- Waist circumference
- Weight at 18~20

- Weight gain since 18~20
- Blood pressure
- Serum triglyceride, HDL, fasting glucose

(2) Physical activities

(3) Medication

(4) Dietary factors

3. 체중 감소 환자에 대한 접근

1) 에너지 균형과 체중 감소 병태생리

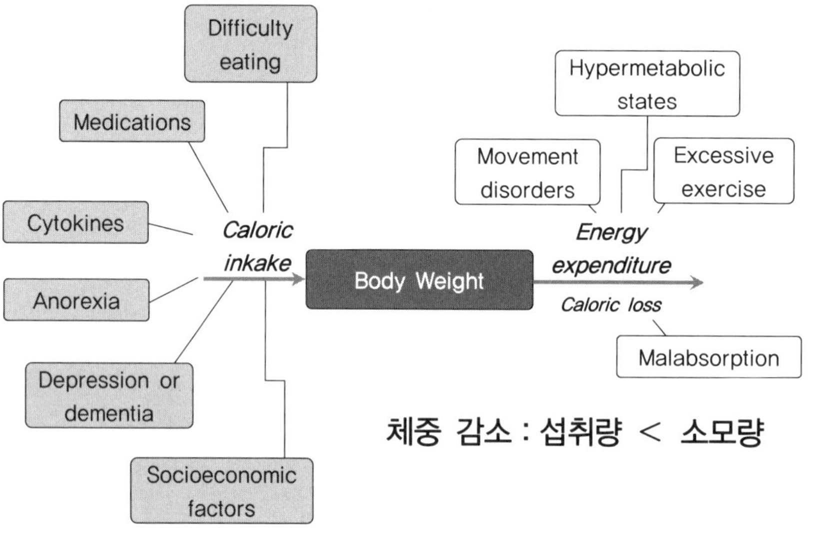

Adapted from Harrison's Internal Medicine 17th edition, p256

[그림 8-10] Approach to the Patients with Weight Loss

2) 체중 감소 감별진단

(1) Cancer

(2) Endocrine and metabolic

- Hyperthyroidism
- Diabetes mellitus
- Pheochromocytoma
- Adrenal insufficiency

(3) Gastrointestinal disorders

- Malabsorption
- Obstruction
- Pernicious anemia

(4) Cardiac disorders

Chronic ischemia, congestive heart failure

(5) Respiratory disorders

Emphysema, COPD

(6) Infection

HIV, Tuberculosis, Parasitic infection

(7) Renal insufficiency

(8) Disorders of the mouth and teeth

노인에서 암, 우울증, 위장관 질환 등이 체중 감소의 흔한 원인이다.
중장년층에서는 당뇨병, 갑상선기능항진증, eating disorder (anorexia nervosa) 등이 체중 감소의 원인이 될 수 있다.

3) Approach to the Weight Loss Patient

6~12개월에 5% 이상의 불수의적인(Involuntary) 체중 감소가 발생하면 추가적인 검사와 평가가 필요하다.

- Confirm weight loss (belt notch position, fit of clothing)

- Determine time interval
- Previous illness or surgery
- Family history of disease
- Use of cigarettes
- Alcohol
- Exercise/eating pattern

(1) Review of systems

- Fever, pain, shortness of breath or cough
- Palpitation, GI disturbances (difficulty eating, dysphagia, anorexia, nausea, change in bowel habits)

(2) P/E

- Skin (pallor, jaundice, turgor, scars)
- Oral thrush, dental disease
- Thyroid gland enlargement, adenopathy
- Rectal, prostate (pelvic) exam

4) Screening Tests for Evaluation of Involuntary Weight Loss

(1) Initial testing

- CBC
- Electrolytes, calcium, glucose
- Renal and liver function tests
- Urinalysis
- TSH
- Chest X-ray
- Cancer screening

5) 체중 감소 사례

(1) 상황소개

28세 여자가 체중 감소를 증상으로 내원하였다. 키는 168cm, 몸무게는 50kg이었다.

(2) 문진 시에

- 증상과 관련된 병력을 청취하고
- 증상과 관련된 적절한 신체진찰을 해야 한다.
- 적절한 추가 진단방법과 치료에 대하여 환자와 상의한다.

※ 체중 감소를 증상으로 내원했던 환자 사례로 갑상샘 기능항진증으로 진단되었다.

6) 감별진단

(1) Cancer

(2) Endocrine and metabolic (Hyperthyroidism, DM, Pheochromocytoma, Adrenal insufficiency)

(3) GI disorders (malabsorption)

(4) Infection (Tuberculosis)

(5) Disorders of mouth and teeth

(6) Psychiatric and behavioral(Depression, alcoholism, eating disorders)

7) 병력 청취

1. 6개월간 체중 감소가 얼마나 있었나요?	5kg가 빠졌어요.
2. 입맛이 없거나 식사량이 줄지 않았나요?	아니요, 식사량은 오히려 늘었어요. 그리고 먹어도 금방 허기가 지는 것 같아요.
3. 체중을 줄이려고 다이어트나 운동을 했나요?	따로 하는 운동은 없습니다.
4. 체중 증가 말고 다른 증상도 있나요?	네, 금년 여름은 유난히 더위를 많이 타는 것 같아요.
5. 오한이 들거나 열이 나는 경우도 있나요?	덥긴 한데, 열이 있거나 오한이 나진 않아요.
6. 가슴이 두근거리는 증상이 있나요?	네, 가끔 있어요.
7. 숨이 찬 증상이 있나요?	빨리 걸을 때 좀 숨이 차요.
8. 생리는 규칙적인가요?	아니요, 6개월 전부터 양도 적고 불규칙합니다.
9. 설사가 동반되나요?	설사는 아닌데, 변을 자주 봐요.
10. 변기에 기름이 많이 뜨나요?	아니요.
11. 소변을 자주 보나요?	아니요, 그렇지는 않아요.
12. 평소 입이 말라 물을 많이 드시나요?	아니요, 물은 별로 안 마시는 편입니다.
13. 고혈압이 있으신가요?	아니요, 혈압이 좀 낮다고 들었습니다.
14. 형제 관계가 어떻게 되나요?	여동생이 한 명 있습니다.
15. 여동생도 비슷한 증상이 있나요?	아니요. 없어요.
16. 가족들 가운데 암으로 진단된 분이 있습니까?	어머니가 갑상샘에 작은 혹이 있다고 들었습니다. 암은 아니었던 것 같아요.
17. 술이나 담배를 하나요?	술은 조금 마시는데, 담배는 피지 않습니다.
18. 현재 어떤 일을 하고 계신가요?	공연 관련 일을 하고 있어요.
19. 일이 힘들거나 요즘 스트레스를 많이 받나요?	일은 힘들긴 한데, 평소와 같습니다.
20. 궁금한 부분이나 다른 불편한 증상이 있나요?	평소보다 예민해진 것 같고, 잠 들기가 어려워요.

8) 관련된 신체 진찰

(1) 체중측정

(2) HEENT : 안구돌출, Lid retraction, Lid lag, goiter, lymphadenopathy, bruit

(3) Chest : palpitation, lung sound

(4) Abdomen : 청진, 촉진(organomegaly)

(5) Extremity : hand tremor, sweating

9) 진단계획

(1) CBC
(2) Thyroid function test, thyroid scan, thyroid autoantibody
(3) Fasting glucose
(4) Urinalysis
(5) LFT, ECG
(6) Chest X-ray

10) 치료계획

체중 감소, heat intolerance, 배변 횟수 증가 등 갑상샘 기능항진증의 가능성이 높아 갑상샘 기능검사, 갑상샘 자가항체 검사, 갑상샘 스캔, 간기능 검사 시행 후 갑상샘 기능항진증으로 진단되면 항갑상샘제로 치료하고 베타차단제도 사용 가능함을 설명한다.

4. 체중 감소 관련 질환

1) Hyperthyroidism

(1) Thyrotoxicosis : state of thyroid hormone excess

(2) Hyperthyroidism : hyperfunctioning of thyroid gland

(3) Symptoms

- Hyperactivity, irritability
- Heat intolerance, sweating
- Palpitations
- Fatigue and weakness
- Weight loss with increased appetite
- Diarrhea
- Oligomenorrhea

(4) Signs

- Sinus tachycardia, atrial fibrillation
- Tremor
- Goiter
- Warm, moist skin
- Muscle weakness
- Lid retraction or lag

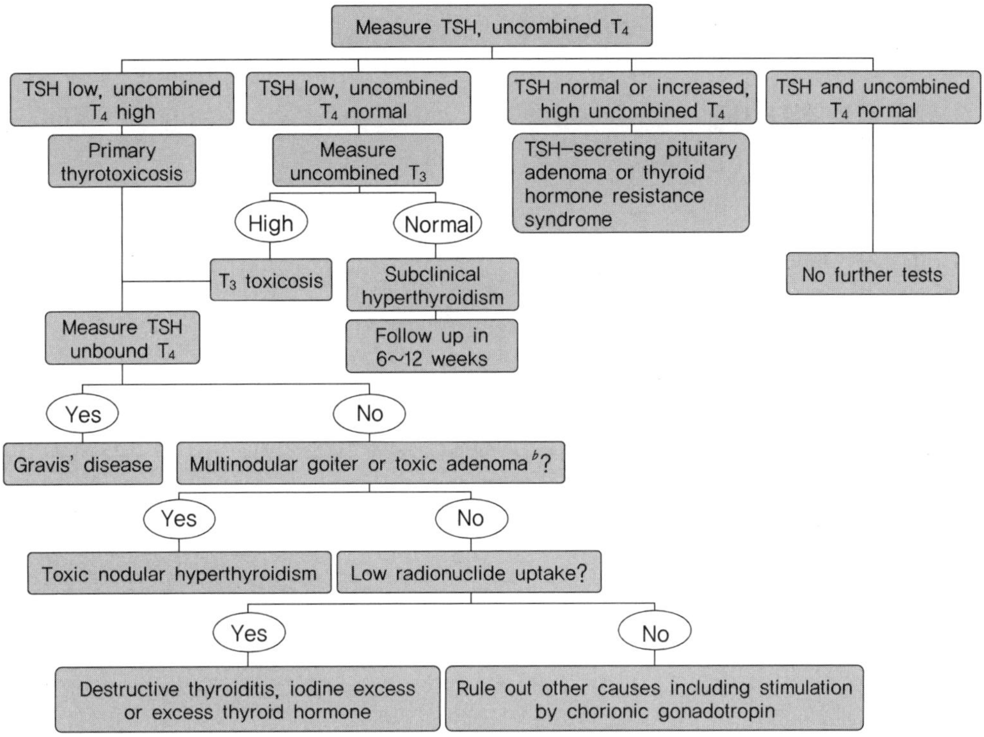

Adapted from Harrison's Internal Medicine 17th edition, p.2235

[그림 8-11] Approach to Hyperthyroidism

5. 체중 증가 사례

1) 체중 증가 환자 사례

- 31세 여자
- 주증상 : 달덩이 얼굴 (Moon Face)
  체중 증가 15kg
  시작 : 5년 전
- 현병력 : 환자 기저 질환 없는 분으로 5년 전부터 조금씩 얼굴이 부으면서 달덩이 같이 변해갔으며 최근 수개월 전부터 체중 증가와 불규칙한 생리 및 멍이 잘 드는 증상이 있어 검사받기 위해 외래 통해 입원함

2) 문진

- 피로
- 체중 증가 : 15kg/5년
- 생리불규칙

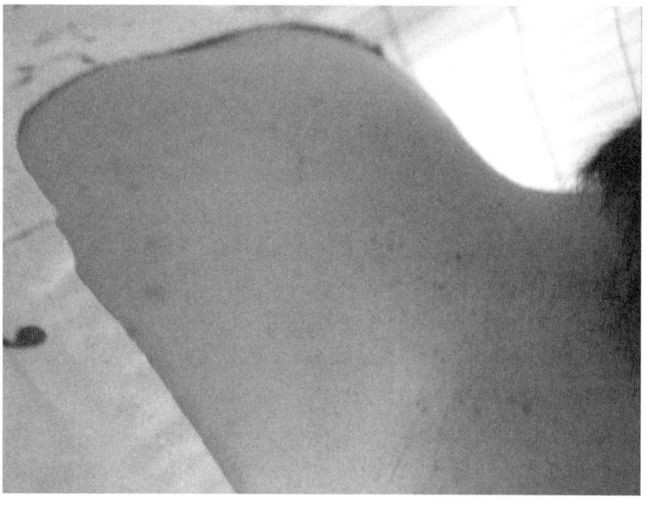

[그림 8-12] Buffalo Hump (Fat Deposition in Interscapular Area)

3) 신체진찰

(1) 활력징후

140/90mmHg − 76/min − 18/min − 36.5°C

(2) 전신상태

신장 : 163cm　체중 : 78.5kg　체질량지수 = 29.5kg/m^2

(3) 두경부

- 달덩이 얼굴(Moon face), 홍조(Plethora)
- 물소 혹(Buffalo hump)

(4) 복부

- 복부 비만(central obesity, abdominal obesity)
- 복부 선조(abdominal striae)

4) 검사 소견

(1) CBC

- WBC　10,600/uL
- Hb　12.6g/dL
- Hct　36.7%
- Platelet　295,000/uL
- Neutrophil　78.2%
- Lymphocyte　8.7%
- Eosinophil　0%

(2) Electrolyte

• Na	142mmol/L
• K	4.3mmol/L
• Cl	105mmol/L

(3) Chemistry

• Glucose (PP2)	208mg/dL
• A1C	7.3%
• Cholesterol	272mg/dL
• Triglyceride	188mg/dL
• HDL	55mg/dL
• LDL	183mg/dL

→ Neutrophil 증가

(4) Urine Lab

• Glucose	++	
• Free Cortisol	(24hrs urine)	605ug/day
• Creatinine	(24hrs urine)	1.07g/day

→ 24시간 소변검사에서 free cortisol이 상승되어 있다.

(5) Overnight Dexamethasone suppression test Cortisol 25.4ug/dL

→ overnight dexamethasone suppression test (DMST)에서 cortisol이 억제되지 않았다.

(6) Problem list

① Cushinoid feature

Moon face, Central obesity, Purple striae, Buffalo hump, Irregular mensturation

② Newly diagnosed DM & HTN

(7) Assessment

- Cushing syndrome
- R/O Pseudo-cushing syndrome
  : obesity, chronic alcoholism, depression, and acute illness

DDx : Pseudo-cushing syndrome

cortisol diurnal variation, overnight dexamethasone suppression test

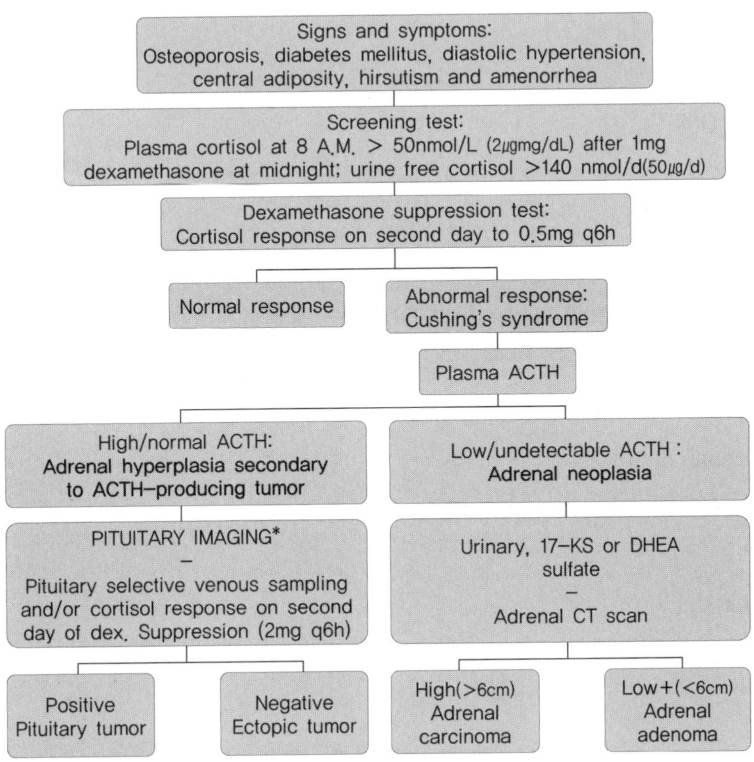

Adapted from Harrison's Internal Medicine 17th edition, p.2256

[그림 8-13] Approach to Cushing Syndrome

(8) Plan

- High dose DMST
- Plasma ACTH level check
- Radiographic evaluation

ACTH (Adrenocorticotrophic hormone) 검사결과에 따라 Pituitary or Adrenal imaging study 시행을 결정한다.

5) 입원 3일째

S) Fatigue

O)

Plasma ACTH level

- ACTH (basal) 0.1pg/mL

High dose DMST

- Cortisol (basal) 24.12ug/dL
- Cortisol (post) 21.24ug/dL

Plasma ACTH가 낮으므로 high dose DMST는 시행하지 않아도 된다.

A) R/O ACTH independent

- Adrenal neoplasia
- Adrenal nodular hyperplasia

P) Abdominal CT

6) 입원 4일째

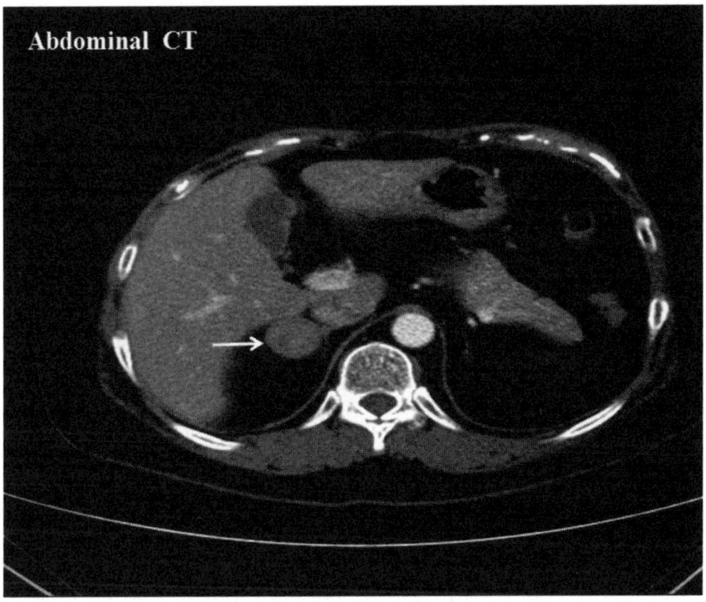

[그림 8-14] Rt Adrenal Adenoma

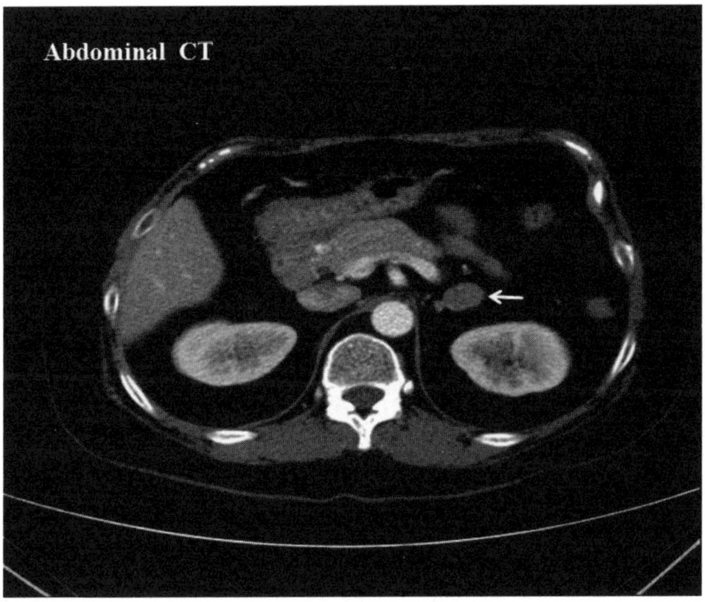

[그림 8-15] Lt Adrenal Adenoma

A) R/O Bilateral adrenal adenoma

R/O Bilateral adrenal hyperplasia

P) Adrenal vein sampling

양측 종양이 모두 기능하는지 확인하기 위해서 시행한다.

7) 입원 7일째

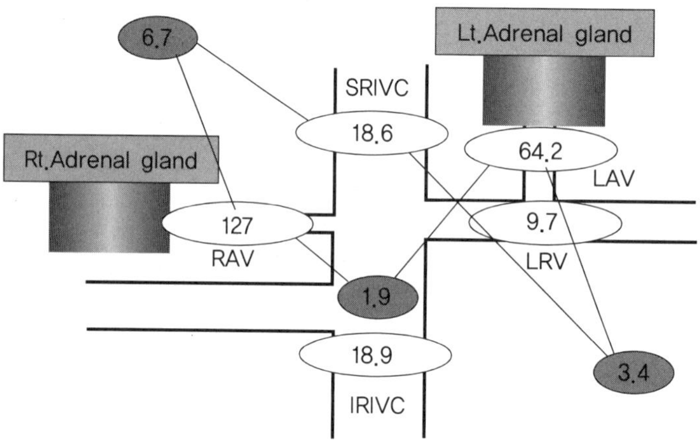

양측 adrenal vein에서 cortisol concentration gradient를 확인하기 위한 검사이다. 좌우 adrenal vein에서 cortisol concentration gradient가 없어 양측 모두 기능성 선종 가능성이 높아 보인다.

[그림 8-16] Adrenal Vein Sampling

A) Bilateral adrenal adenoma

R/O Bilateral adrenal hyperplasia

P) Operation

8) Treatment

(1) 2008년 9월

laparoscopic adrenalectomy, Rt

(2) 병리소견

- Adrenal gland, (Rt), adrenalectomy:
- Cortical adenoma, 3.5×2.7×1.8cm

(3) 수술 후 복부전산화단층촬영

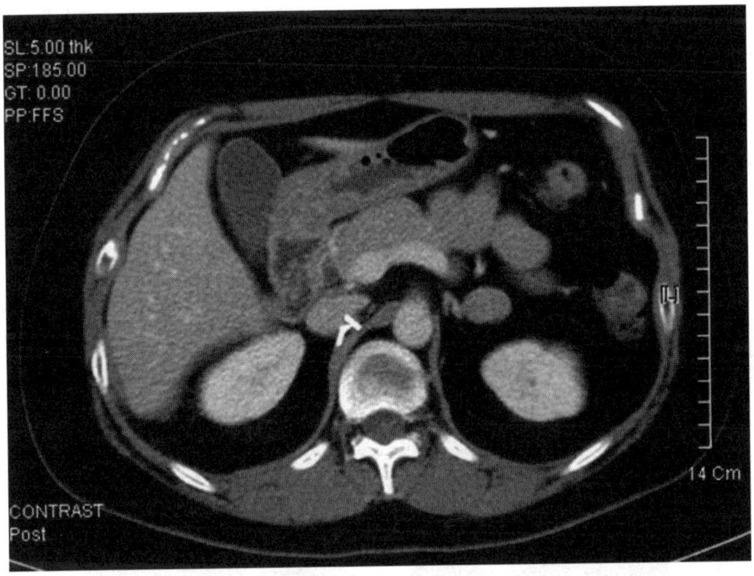

[그림 8-17] Abdominal CT After Rt Adrenalectomy

우측 부신 부위에 부신종양은 관찰되지 않고 있으며, clip만 관찰된다.

(4) 수술 후 추적검사

① 2008년 12월

- Overnight dexamethasone suppression test:
  - Serum cortisol : 10.24ug/dL

    1mg Overnignt DMST에서 cortisol이 억제되지 않는다.

② 2009년 5월

- Overnight dexamethasone suppression test :
  - Serum cortisol : 7.6ug/dL
- 24hr urine cortisol
  - Cortisol (24hr U) 91.66ug/day
  - Creatinine (24hr U) 1.10g/day

우측 adrenalectomy 후에도 1mg overnight DMST에서 cortisol이 억제되지 않아 좌측 종양도 기능함을 알 수 있다.

③ Lt Adrenal tumorectomy via laparoscopy (2009년 8월)

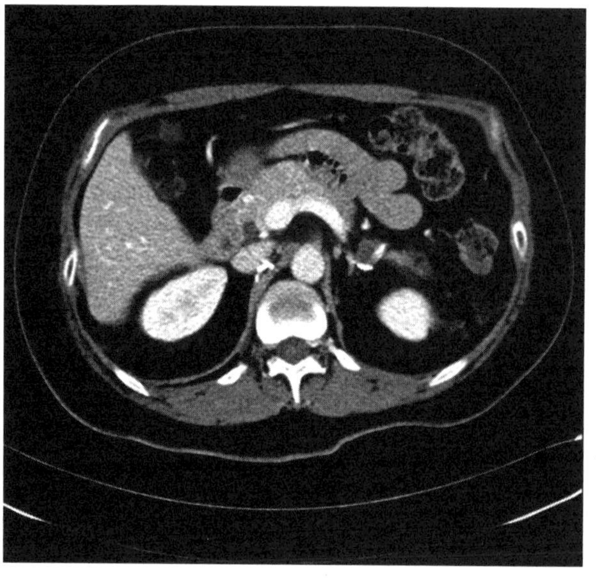

[그림 8-18] Abdominal CT After Lt Tumorectomy

6. 체중 감소 사례

- 37세 남자
- 체중 감소
  7kg/6months
- 현병력
  - 36세 남자로 내원 2개월 전부터 전신 쇠약감이 발생
  - 1개월 전부터 구갈 증상이 발생
  - 1주 전부터 구갈, 다음, 다뇨가 심해지고, 체중이 감소하여 검사 및 치료 위해 내원함
  - 음주 : 주 1회, 1회 맥주 500cc
  - 흡연 (−)
- 과거력
  - 지방간 : 2년 전 건강검진
  - 최고 체중 76kg−1년 전
- 가족력 및 사회력
  - 어머니 : 7년 전 당뇨병 진단
  - 2남 1녀 가운데 장남, 동생들 특이질환 없음
  - 대졸, 사무직 직장인
  - 음주 : 주 1회 맥주 500cc
  - 흡연 (−)
  - 식이
    간식 (빵, 과자, 아이스크림, 커피믹스)
    식사시간이 불규칙 (밥 1.5공기)

1) 신체검진

- 167cm, (76kg→) 69kg,
- BMI : (27.3→) 24.7kg/m^2
- 허리둘레 83cm

2) 검사결과

① Biochemistry

Glucose (random) 249mg/dL

BUN 13.3mg/dL, creatinine 0.8mg/dL

Cholesterol 232mg/dL, Triglyceride 263mg/dL

HDL−cholesterol 42mg/dl

Total bilirubin 0.8mg/dL, AST/ALT 32/42IU/L

② Urinalysis

protein (−), glucose (++++)

ketone (−), bilirubin (−)

3) Chest PA

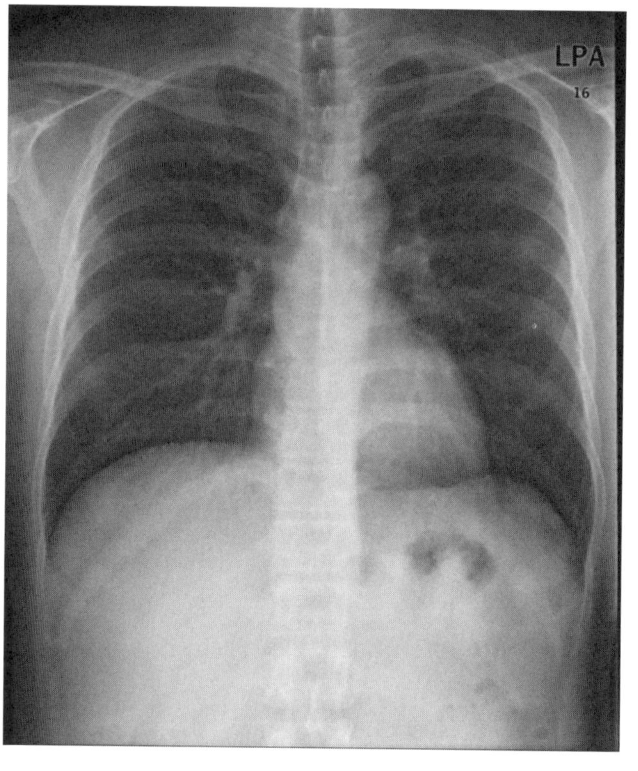

[그림 8-19] Chest PA

4) EKG

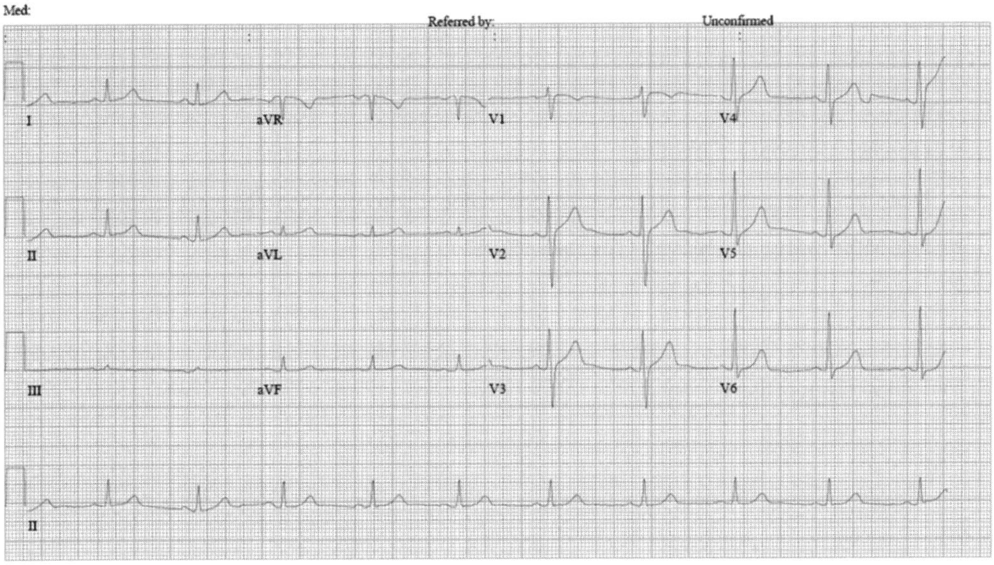

[그림 8-20] ECG

5) Assessment

(1) Weight loss

- R/O Type 2 DM
- R/O Hyperthyroidism
- R/O Malignancy

(2) Fatty liver(non-alcoholic)

(3) Dyslipidemia

(4) Obesity

6) 진단 및 치료 계획

(1) T2DM

- HbA1c, C-peptide, Insulin
- Diabetes Self-Management Education (Diet, Exercise, Hypoglycemia management)
- Self-Monitoring of Blood Glucose (SMBG)
- Complication W/U

(2) Hyperthyroidism

TFT

(3) Malignancy

Esophagogastroduodenoscopy (EGD)

(4) Fatty liver(non-alcoholic)

Viral marker, abdomen sonography

(5) Dyslipidemia

(6) Obesity

(7) HbA1C : 9.8%

(8) Cpeptide : 1.4ng/mL

(9) Viral marker : HBsAg (−), Anti-HBs Ab (+), Anti-HCV Ab (−)

(10) TFT

- TSH 2.24uIU/mL (0.35-4.94)
- Free T4 1.23ng/dL (0.7-1.48)
- T3 111.2ng/dL (58-159)

(11) Esophagogastroduodenoscopy(EGD) : chronic superficial gastritis

7) Abdomen Sonography

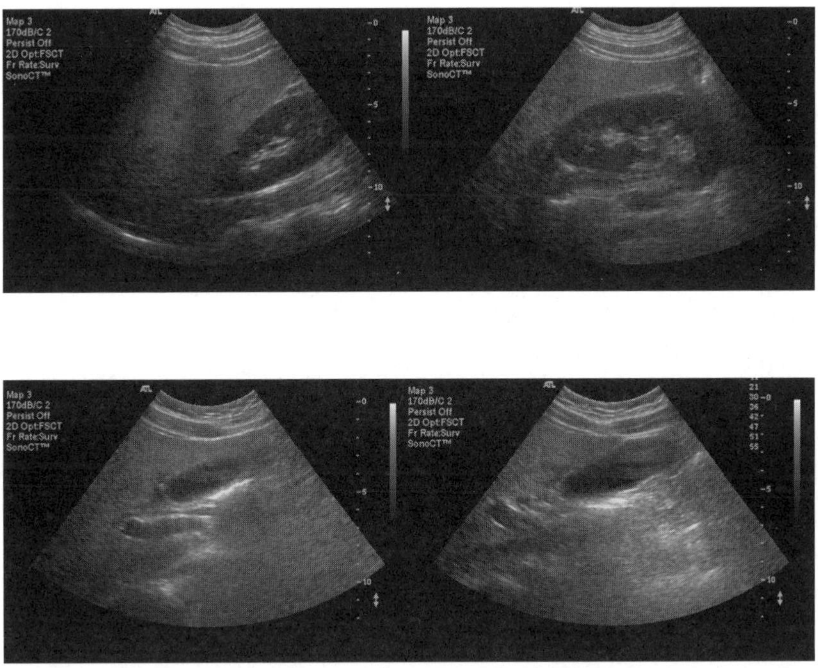

[그림 8-21] Fatty Liver on Abdominal Sonography

8) Fundus Exam

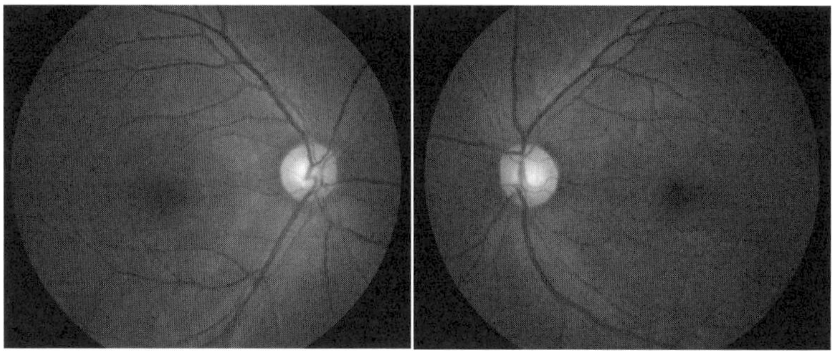

Fundus : both eye (OD, OS) clear

[그림 8-22] Fundus (OD, OS) Photography

9) Final Diagnosis

(1) T2DM

(2) Dyslipidemia

(3) Nonalcoholic fatty liver disease

(4) Obesity

제9장 Approach to Smoking Cessation and Fatigability

1. 금연상담
2. 피로

학습목표

1. 흡연자의 흡연상태, 금연의지와 니코틴 중독 정도를 평가하며 개별화된 금연 상담으로 금연 성공을 도와줄 수 있다.
2. 피로를 유발하는 요인과 원인질환을 찾아내고 기본적인 치료방침을 제시한다.

1. 금연상담

- 학습목표 : 흡연자의 흡연상태, 금연의지와 니코틴 중독 정도를 평가하며 개별화된 금연 상담으로 금연 성공을 도와줄 수 있다.

- 구체적인 학습목표 :
  (1) 흡연상태와 금연의지를 파악한다.
  (2) 금연 결심 단계를 고려하여 금연을 권고한다.
  (3) 흡연으로 인한 질병 위험과 금연 이익을 설명한다.
  (4) 니코틴 중독 정도를 평가한다.
  (5) 금연 보조제를 처방할 수 있다.

1) 흡연과 건강

(1) 흡연은 예방이 가능한 가장 주된 사망 원인이다.
(2) 흡연은 니코틴 중독이라는 질병으로 접근하여야 한다.
(3) 금연 상담 : 흡연 상태와 금연의지를 평가해서 환자 개개인의 상황에 맞도록 개별화된 금연 상담을 한다.
  - 3분 이내의 간단한 금연 권고도 금연 성공률을 1.74배 높이고
  - 모든 진료 환자에게 흡연 여부를 확인한다면 금연 성공률이 6.4% 상승된다.

(4) 병원을 방문하는 모든 환자에게
  - 흡연 여부를 묻고 (Ask)
  - 금연하도록 조언하고 (Advise)
  - 금연의사를 평가하고 (Assess)
  - 도움을 제공하며 (Assist)
  - 다음 방문을 약속한다 (Arrange follow-up).

2) 반드시 해야 할 질문

(1) 현재 **금연 의지** 파악

- 현재 금연을 어느 정도나 고려하고 계십니까?
- 앞으로 1개월 이내에 금연 하실 계획이 있나요?

(2) 금연에 대한 확신

만약 오늘 금연을 시작한다면 금연 성공을 얼마나 확신하십니까?

(3) **니코틴 의존** 정도 파악

3) 니코틴 의존척도(Fagerstrom Index)

(1) 아침에 일어나서 얼마 만에 첫 담배를 피우십니까?

5분 이내 (3점) 6~30분 (2점) 31~60분 (1점) 60분 이후 (0점)

(2) 금연구역에서 흡연을 참기가 어렵습니까?

예 (1점) 아니오 (0점)

(3) 하루 중 어떤 때 가장 담배 맛이 좋습니까?

아침 첫 담배 (1점) 다른 때 피우는 담배 (0점)

(4) 하루에 몇 개비나 피우십니까?

10개비 이하 (0점) 11~20개비 (1점) 21~30개비 (2점) 31개비 이상 (3점)

(5) 아침에 일어나서 첫 몇 시간 동안 다른 시간보다 더 자주 담배를 피우십니까?

예 (1점) 아니오 (0점)

(6) 하루 중 대부분을 누워서 지낼 만큼 아파도 담배를 피우시겠습니까?

예 (1점) 아니오 (0점)

0~3점 : 낮은 의존
4~6점 : 중증도 의존
7점 이상 : 높은 의존

4) 추가 질문

(1) 몇 년간 담배를 피우셨나요?

(2) 금단증상이 있는지 확인

- 담배를 피우지 않으면 불안하고 초조하거나 긴장되고 짜증이 납니까?
- 담배를 끊으면 집중하기 힘들거나 우울하거나 체중이 증가하나요?

(3) 이전의 금연 경험 확인

- 과거에 금연하신 적이 있나요?
- 실패한 이유는 무엇인가요?

(4) 주위에 금연을 도와줄 수 있는 사람이 있나요?

5) 금연 행동변화 5단계

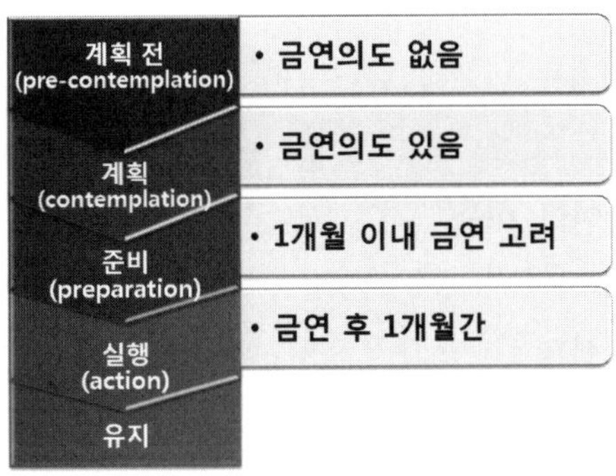

[그림 9-1]

금연 교육은 지시적이지 않게 환자가 스스로 결심할 수 있도록 안내하는 것이 중요하다.

(1) 계획단계

- 금연 의도는 있지만 구체적인 계획이 없는 단계로, 흡연의 피해와 금연의 이익을 알려주어 동기를 강화하는 것이 중요하다.

(2) 준비단계

- 1개월 이내에 금연을 하려고 고려 중으로 니코틴 중독 정도와 흡연량을 알아보고 금연 장애요인을 알아본다. 1~2주 내로 금연 시작일을 정한다.

6) 흡연과 관련된 건강위험도 평가

- 기침이나 가래가 있습니까?
- 숨이 차나요?
- 현재 치료받고 있는 질환이 있나요?
  고혈압, 당뇨병, 고지혈증, 심장질환 등
- 술을 마십니까?
  일주일에 몇 번, 얼마나

7) 금연 교육

- 흡연의 위험성과 금연의 이득
- 금연 시작일 결정
- 금연 후 금단 증상 설명
- 금단 증상에 대처법 설명
- 금연 보조제 설명
- 금연 후 추적 방문일정 확인
  – 추적방문은 가능한 2주 이내에

(1) 금단증상

- 담배에 대한 갈망과 짜증
- 불안, 긴장, 불면증, 감각이상, 집중력장애 등
- 2~3일에 가장 심하고, 10~14일까지도 지속된다.

(2) 대처방안

- 니코틴 대체요법
- 심호흡, 명상
- 물 마시기
- 스트레칭, 운동
- 바쁘게 지내기, 즐거운 일 만들기

8) 금연 보조제

- 니코틴 대체요법(패치, 껌, 사탕)
- 위약보다 2배의 금연률 상승
- 금기 : 궤양, 급성 심근경색 후 2주, 불안정성 협심증, 심한 부정맥, 최근의 뇌졸중
- 임산부, 수유부, 청소년에 대한 안정성은 검증되지 않았다.
- 부작용 : 불면증, 소화장애, 두통, 어지럼증, 피부발적, 가려움증

(1) 부프로피온(Bupropion SR)

- 도파민＋노르아드레날린
- 위약에 비해 1.7배 효과
- 체중증가 지연에 도움
- 부작용 : 경력(1/1,000명), 두통, 무기력, 어지럼, 불면, 구강건조, 메스꺼움
- 금기 : 경련질환의 과거력, 중추신경계 종양, 대식증이나 신경성 식욕부진증, MAOI 동시투여, 알코올이나 신경안정제 중단
- 청소년, 임산부 안전성은 입증 안 됨

(2) 바레니클린(Varenicline)

- 뇌의 니코틴 아세틸콜린 수용체에 대한 부분적 항진 및 억제효과
- 부프로피온의 1.5배, 니코틴대체제의 1.3배 효과
- 12~24주
- 부작용 : 메스꺼움, 수면장애, 변비, 이상한 꿈, 두통, 자살충동
- 정신분열병, 양극성 정동장애, 중요 우울증 병력에는 처방을 삼가고 기분변화, 행동변화 관찰

9) 증례 1

- 50세 남자가 금연 상담을 위해 왔다.
- 하루 2갑을 30년간 피웠다고 한다.
- 10년 전부터 고혈압, 고지혈증으로 치료 중이며 2차례 금연을 시도했으나 체중이 늘어서 다시 흡연하게 되었는데 한 달 전 당뇨병을 진단받고 다시 금연을 결심하게 되었다.
- 직장에 흡연하는 친구들이 많다.
- 혈압 130/88mmHg, 맥박 82회/분, 호흡수 18회/분, 체온 36.2도, BMI 26
- 일주일에 2~3회 소주 2~3병을 마신다.

- 금연에 이르는 5단계 중 어디에 속하는가?
  준비단계
- 해야 할 일은?
  동기강화, 금연 시작일 정하기, 금연 방해요인 알기, 금단 증상 대처법교육, 보조약물 선택

(1) 준비단계

- 동기강화
- 금연 시작일 정하기
- 금연 방해요인 알기

- 금단증상 대처법
- 보조약물 선택

10) 요약

(1) 금연 의지 파악
(2) 니코틴 의존도 평가
(3) 이전의 금연 경험 확인
(4) 주변에 도움을 줄 수 있는 사람 파악
(5) 흡연의 피해/금연의 이익 인지
(6) 흡연 관련 건강위험도 평가
(7) 금연 시작일 결정
(8) 금단 증상 설명/대처법 안내
(9) 금연 보조제
(10) 추적 방문 약속

2. 피로

- 학습목표 : 피로를 유발하는 요인과 원인질환을 찾아내고 기본적인 치료방침을 제시한다.

- 구체적인 학습목표 :
  (1) 피로와 졸림, 근무력을 감별한다.
  (2) 피로를 유발하는 요인과 원인질환을 감별하기 위한 병력청취와 신체진찰을 수행한다.
  (3) 환자와 함께 치료 계획을 세운다.

1) 피로의 정의

- 일상적인 활동 후에 비정상적으로 지치는 상태, 지속적인 노력과 주의를 요구하는 일을 감당할 원기가 부족한 상태, 혹은 전반적인 활동 능력의 감소
- 피로는 진단명이 아니고 증상이며 감정적, 사회적, 신체적 기능 장애를 반영하는 불편한 상태를 말한다.
- 1~6개월간 지속 : 지속성 피로, 6개월 이상 : 만성 피로

2) 피로의 유병률

- 피로감은 일차 진료의를 찾는 초진 환자 중 6번째로 흔한 증상이다.
- 지극히 주관적인 증상이며 삶의 질에 지장을 주기도 한다.
- 그러나 진료를 받는 환자들에게 너무 흔한 증상이라서 환자나 의사 모두 과소평가하는 경향이 있다.
- 비특이적인 증상으로 감별이 어렵다
- 일차진료의사를 찾는 초진환자 피로 유병률
  - 국내 4.7%, 외국 6.9~24%
- 지역사회에서 지속성 피로와 만성 피로 유병률
  - 각각 5~20%, 1~10%
- 일차진료의사를 찾는 환자들 중에서 지속성 피로와 만성 피로의 유병률
  - 각각 10~25%, 5~15%

3) 피로의 원인

피로를 호소하는 환자의 40~45%는 정신적인 문제, 20~45%는 기질적인 원인

- 정신적 : 우울증, 불안증, 신체화장애
- 약 : 수면제, 항고혈압제, 항우울제, 알코올을 포함한 약물 남용과 금단증상, 일반 약들
- 내분비-대사 : 갑상선 기능 항진증과 저하증, 당뇨병, 부신 부전, 만성신부전, 만성간부전, 고칼슘 혈증
- 심장과 폐 : 만성 울혈성 심부전, 만성 폐쇄성 호흡기 질환
- 감염 : 심내막염, 결핵, 바이러스(전염성 단핵구증, 간염, HIV, CMV)
- 교원성 질환 : 류머티스 관절염, 전신성홍반성 루푸스, 류머티스 다발성 근육통
- 수면 장애 : 수면무호흡증, 식도역류, 이갈이
- 혈액 종양 : 악성종양, 빈혈
- 원인불명
  - 특발성 만성피로
  - 만성피로 증후군

    6개월 이상의 피로와 4가지 이상의 동반증상

4) 꼭 물어봐야 할 질문

- 피로는 원인이 아니고 증상이므로 원인질환을 찾기 위한 자세한 병력청취를 통해 치료가 필요한 환자를 선별할 수 있어야 한다.
- 포괄적으로 접근하되 환자가 우려하는 주제에 대해서는 더 집중해서 접근하고 환자의 증상 자체를 인정해 주는 것이 중요하다.

(1) 언제부터 피곤하세요?

(2) 항상 피곤하세요?

하루 중 피로감이 차이가 있으세요?

(3) 피로 때문에 일상생활에 얼마나 지장을 주나요?

평소 하시던 일의 몇 퍼센트나 하실 수 있나요?

(4) 쉬고 나면 좋아지나요?

(5) 왜 이렇게 피곤하다고 생각하세요?

스트레스, 과로, 작업 환경, 최근 근무량 변화 등

(6) 우울하거나 슬프지는 않으세요?

(7) 잠은 충분히 주무세요?

수면의 양, 깨는 횟수

(8) 피로감과 동반되는 다른 신체 증상은 없으세요?

(9) 복용 중인 약이 있으세요?

항우울제, 물질남용, 항고혈압제

(10) 체중변화가 있으세요?

5) 추가 질문

- 병력, 직업력
- 환경변화 – 가족, 직장, 경제 등의 스트레스요인
  – 가족의 출생, 결혼, 이혼, 사망, 질병 등
- 환자의 관심과 기대
- 식욕 및 식이

- 성생활이나 성기능
- 만성 건강 문제에 대한 가족력

6) 신체진찰

피로의 원인질환을 찾기 위해서는 빠짐없는 신체진찰이 필요하다.

- 환자의 몸 전체를 시진한다.
  - 기본적인 외양과 안색, 표정, 행동, 영양상태 등
- 눈 결막 시진
- 목 부위 림프절 진찰
- 갑상샘 시진과 촉진
- 흉부 진찰
  - 울혈성 심장기능상실, 폐쇄기도질환 등
- 복부 진찰
- 양 다리의 부종 여부 촉진

- 전체적인 신체진찰을 하는 것은 환자로 하여금 의사가 본인의 문제를 심각하게 받아들였다는 인식을 갖게 한다.
- 정신적인 문제로 피로감을 호소하는 환자들도 스스로는 기질적인 원인이 있다고 믿고 있으므로 너무 쉽게 정신적인 문제를 언급하면 주치의가 자신의 증상을 심각하게 받아들이지 않는다는 오해를 하기 쉽다.

7) 만성 피로 환자의 감별진단을 위한 검사실 검사(미국 NIH 권장검사)

검사실 검사는 피로의 원인을 찾는 데 큰 도움이 되지 못하는 경우가 많고 신중한 병력청취와 세심한 진찰이 매우 중요하다.

(1) 표준검사

① CBS with WBC differential
② ESR, U/A, BUN/Cr
③ Electrolyte, Glucose
④ Ca/P, TSH, ALT, ALP, Total protein
⑤ Albumin/globulin

(2) 선택검사

① ANA, serum cortisol
② Rheumatoid factor
③ Immunoglobulin level
④ Tuberculine skin testing
⑤ HIV serology

8) 만성피로 증후군

- 설명되지 않는 피로가 6개월 이상 지속 혹은 반복되어 일상생활에 지장을 초래 (아래 증상 중 4가지 이상이 동시에 6개월 이상 지속)
  - 기억력, 집중력 장애
  - 인두통
  - 경부, 액와부 림프절 압통
  - 근육통
  - 다발성 관절통
  - 새로운 두통
  - 잠을 자도 상쾌한 느낌이 없음
  - 운동이나 일을 한 후 심한 권태감

9) 피로의 치료

- 유발 원인 질환에 대한 치료가 원칙
- 환자의 증상을 공감하고 좋은 의사-환자 관계를 유지하는 것이 중요
- 생활사건 스트레스에 대처
- 적절한 신체활동
- 일상생활에서 일의 우선순위 정하기
- 환자를 안심시키고 정기적인 추적진료

– 처음 진료에서 정확히 원인 파악이 되지 않았다면 주기적으로 추적진료를 통해 반복적인 병력청취와 신체 진찰이 필요하다.
– 환자에 따라 계속해서 원인을 찾지 못하고 만성피로로 이어지는 경우가 있지만 결국 언젠가는 좋아질 것이라는 확신을 갖도록 해주는 것이 중요하다.

10) 증례

(1) 43세 여자 환자가 전신 쇠약감과 출혈성 반점을 주소로 내원하였다. 과거력에 특이 소견은 없었고 내원 1주일 전부터 간헐적인 고열, 식은 땀 등의 증상이 있었으며 신체 검사에 간, 비장 종대 소견과 흉골의 압통이 있었다.

(2) 37세 여자가 7개월 전부터 막연히 피로하고 몸무게가 5kg가량 늘었다고 한다. 생리양도 많아지고 이전에 없던 변비가 생겼다. 전업주부이며 술, 담배는 하지 않았다.
혈압 116/76mmHg, 맥박 50회/분, 호흡수 14회/분, 체온 37.3도
갑상샘종대가 관찰되었고 하지에 오목부종이 있다.

(3) 35세 남자가 최근 7~8개월 전부터 피로감이 있다고 왔다. 직업은 택배기사이고 10개월 전까지는 사무직에 있었다.
최근 식사시간이 불규칙하고 일이 늦게 끝나서 수면시간이 짧아졌다. 피로는 휴식에 의해 좋아졌고 우울감은 없다. 복용 중인 약은 없고 술, 담배도 하지 않았다.
신체진찰에서 다소 마른 체형이었고 그 외에 특이사항이 없었다.

제10장 Approach to the Patient with Gynecologic Problem

1. 증례
2. 감별진단
3. Disease Review

1. 증례

2010년 12월 15일, 13세의 중학교 1학년 여학생이 5일 전부터의 하복부 통증과, 3일 전에 개인병원에서 복부초음파검사 결과 좌측 난소 부위에 5~6cm 정도의 종물이 있다고 하여 내원하였다. 이 종물은 몇 개의 중격으로 나뉘어져 있다고 하였으며, 하복통은 콕콕 찌르는 듯이 간간히 있었다고 한다.

초경은 2년 전에 시작하였으며 최종월경은 2010년 11월 8일부터 12일까지 있었다. 평소 월경 주기는 25~35일 정도이었고, 양은 하루에 패드 4~5장 정도를 사용하였으며, 월경통이 심하다고 하였다. 성경험은 없다고 하였다.

신체검진에서 혈압은 100/60mmHg, 맥박수 68회/분, 호흡수 20회/분, 체온은 36.4도이었다. 하복부와 치골 상부에서 중등도의 압통이 있었으며 반발통은 없었다.

오심, 구토, 변비, 설사를 포함한 다른 특별한 증상은 없었다. 소변임신반응검사에서 음성이었고, 소변 현미경검사소견도 정상이었다. 혈액검사에서 혈색소치는 12.5gm/dl, 백혈구수 14,730/mm3(호중구 82%)이었으며, 응급혈액화학검사에서는 이상이 없었다. 혈중 Ca-125 수치는 405ng/ml이었다.

경직장초음파검사 소견은 다음의 그림과 같았다.

1) 초음파검사소견

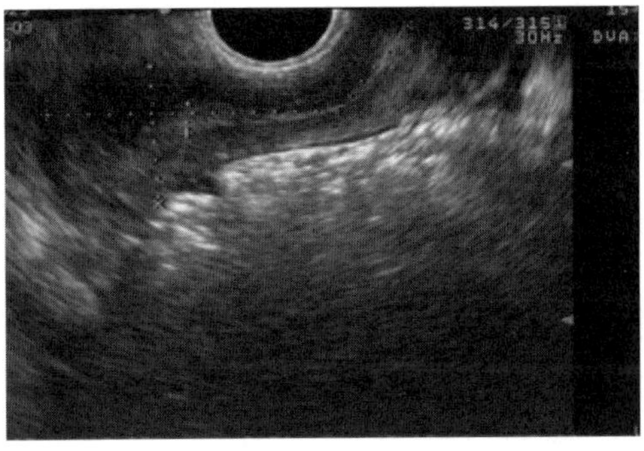

[그림 10-1] 우측으로 치우친 자궁(경직장)

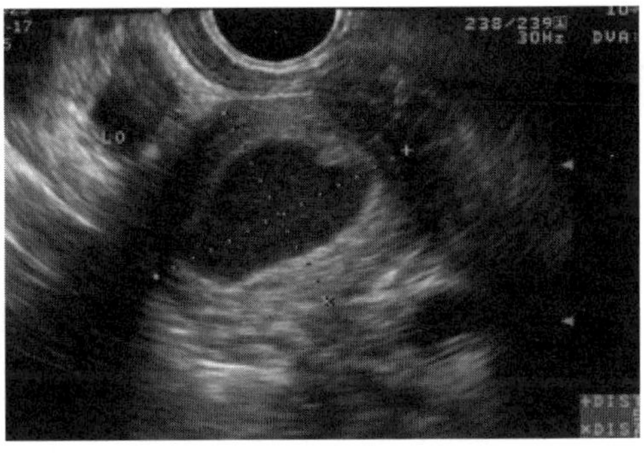

[그림 10-2] 좌측의 제1종물

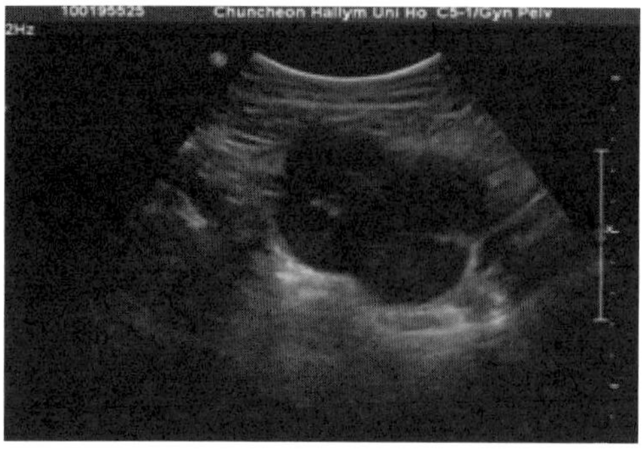

[그림 10-3] 좌측의 제2종물(복부초음파)

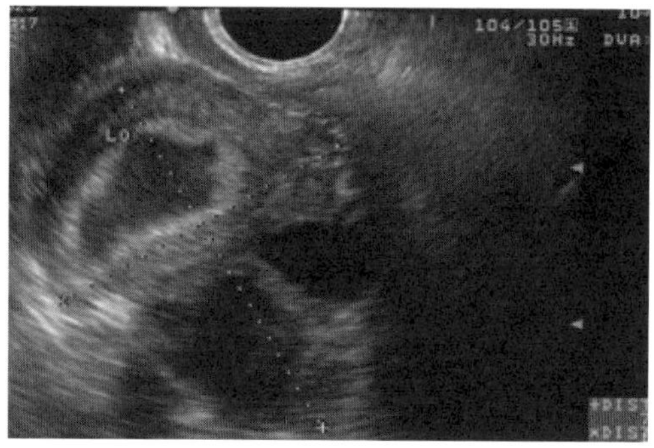

[그림 10-4] 좌측의 제1, 제2종물(경직장)

2) Problem Lists

본 증례에 대하여 감별진단을 하는 데에 필요한 요소들을 다음과 같이 요약할 수 있겠다.

- 13세, 성경험 없음
- 자궁 좌측에 종물
  - 제1 : 벽이 두껍고 내용물은 액체
  - 제2 : 격막이 있는 낭성 종물
- 하복통
  - 간헐적인 콕콕 지르는 듯한 통증
  - 심한 월경통
  - 압통은 있으나 반발통은 없음
- 백혈구 증가
  - 14,730/mm^3
  - 발열은 없음

2. 감별진단

상기의 증상과 징후, 초음파소견을 참고로 생각해 볼 수 있는 질병들과, 각각의 질병에 대한 합당한 점과 맞지 않는 점을 생각해 보자.

1) 이차변성을 동반한 자궁 근종

(1) 합당한 소견

- 제1종물의 벽이 자궁근층의 음영과 유사하다([그림 10-1]과 [그림 10-2]).
- 월경통이 있어 왔다.
- 간헐적 복통이 있었던 것과 압통은 있으나 반발통이 없는 점은 근종의 이차 변성을 생각할 수 있다.

(2) 맞지 않는 소견

- 근종이 생기기에는 어린 나이이다.
- 장막하근종은 월경통이 드물다([그림 10-5]).
- 이차변성은 주로 임신 중에 잘 발생하는데 임신이 아니다.
- 제1종물 내면의 원통형의 진한 음영이 근종의 이차 변성이 아니라면 설명하기 곤란하다([그림 10-2]).
- 인접해 있는 격막이 있는 낭성 종물은 근종과 연관시키기 어렵다([그림 10-3]).

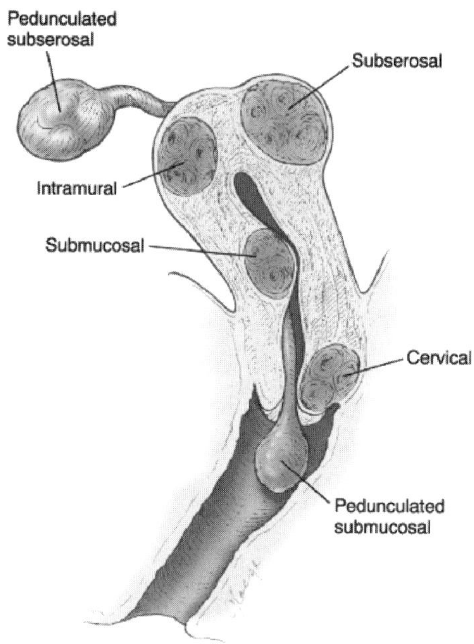

[그림 10-5]

2) 난소 상피세포 종양

(1) 합당한 소견

- 자궁 좌측의 낭성 종물은 난소의 상피세포 종양과 유사하다(제2종물, [그림 10-3]).
- 특히 격막이 있는 것은 상피세포 종양, 특히 점액성 낭종의 특징이다.
- Ca-125의 증가는 난소종양, 특히 장액상 난소암에서 흔하다.

(2) 맞지 않는 소견

- 난소 상피세포 종양은 자궁내막종 외에는 월경통이 드물다.
- 장액성 난소암으로 보기에는 어린 나이이다.

3) 양성 낭성 기형종(Mature Cystic Teratoma)

(1) 합당한 소견

- 난소의 양성기형종은 어느 연령에서나 흔한 난소 종양이다.
- 이런 종양은 대개 고형성과 낭성부분이 혼합되어 있다([그림 10-4]).
- 꼬임이 흔하여 이런 경우에 통증을 수반한다.

(2) 맞지 않는 소견

- 양성기형종은 대개 월경통과는 무관하다.
- Ca-125가 잘 증가하지 않는다.
- 표면이 대개 편평하다([그림 10-6]).

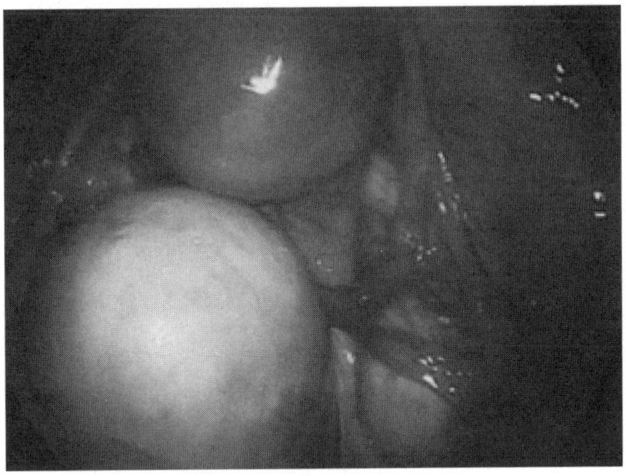

[그림 10-6]

4) 자궁내막증

(1) 합당한 소견

- 초음파검사에서 액체(혈액)를 내포한 부속기 종물의 소견이다([그림 10-2]).
- 월경통이 특징적인 증상이다.
- 난소암 이외에 Ca-125의 증가가 특징인 종물이다.

(2) 맞지 않는 소견

- 자궁내막증이 생기기에는 어린 나이이다(초경 후 2년).
- 제1종물의 벽이 자궁내막증으로 보기에는 두껍다([그림 10-2]).
- 제2종물에 격막이 있는 것은 자궁내막증의 흔한 소견이 아니다([그림 10-3]).

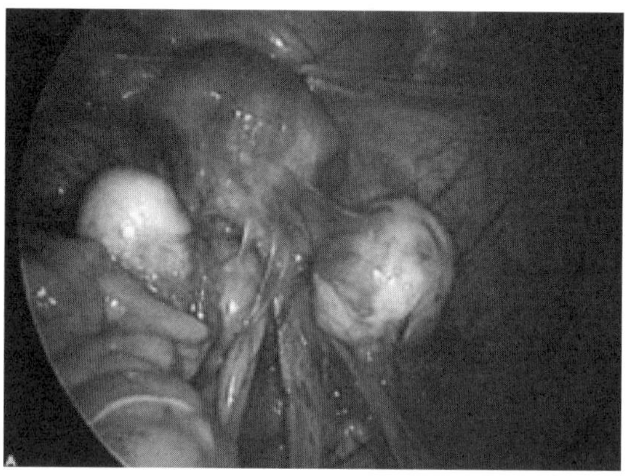

[그림 10-7]

5) 자궁관-난소 농양

(1) 합당한 소견

- 벽이 두껍고 내용물이 액체인 종물이다([그림 10-4], [그림 10-7], [그림 10-8]).
- 염증성 종물이므로 하복통, 압통이 흔히 동반된다.
- 백혈구 증가가 흔하다.

(2) 맞지 않는 소견

- 염증의 또 다른 특징인 열이 없다.
- 염증인 경우에는 압통과 반발통이 같이 있으나 본 증례에서는 압통은 있으나 반발통이 없다.
- 농양인 경우에는 대개 급성의 경과를 보이나 급성의 경과가 아니다.
- 염증과 농양은 대부분 성경험이 있는 경우에 생기나 본 증례는 성경험이 없다.

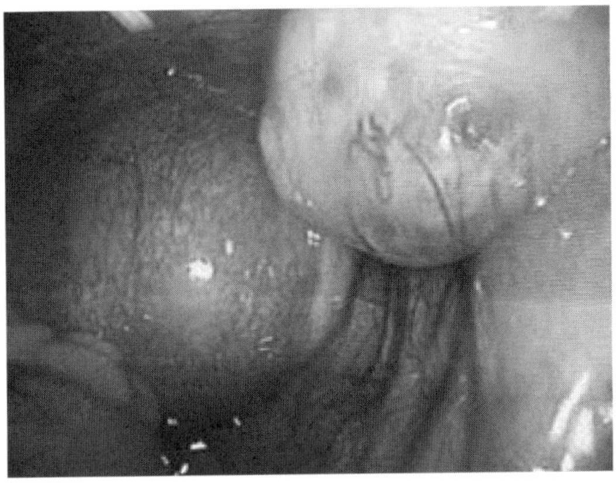

[그림 10-8]

6) 소통성이 없는 자궁혈증

(1) 합당한 소견(제1종물에 대하여)

- 종물의 벽이 자궁 근층과 유사하여 자궁조직으로 볼 수 있다([그림 10-2], [그림 10-9]).
- 내부의 액체는 내막을 가지고 있는 자궁에서 볼 수 있는 월경혈(자궁혈증)로 보인다.
- 초음파검사에서 자궁내막 음영으로 보이는 부분이 있다([그림 10-2]).
- 월경통은 월경혈의 유출로가 없거나 제한된 자궁의 특징적인 증상으로 볼 수 있다.

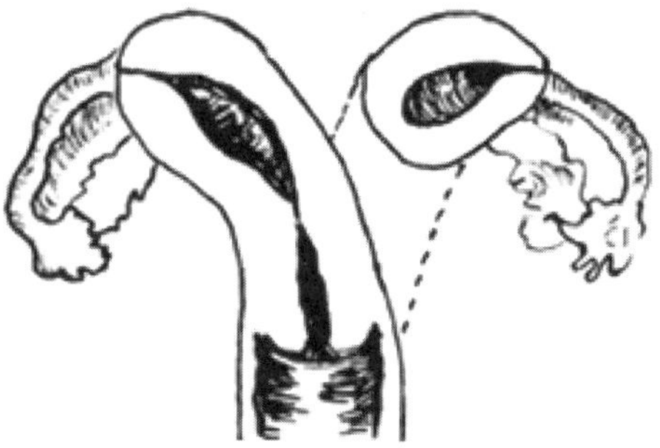

[그림 10-9]

(2) **합당한 소견**(제2종물에 대하여)

- 격막이 있는 낭성 종물은 월경혈이 역류되어 자궁관을 팽창시킨 소견으로 볼 수 있다 : 자궁관혈증([그림 10-4]).
- Ca-125의 증가는 자궁의 팽창, 월경혈의 역류와 염증반응으로 설명할 수 있다.
- 월경혈이 자궁관을 통하여 역류되면 자궁내막증이 잘 생긴다.

7) 일차적 임상 진단

현재까지의 감별진단과정을 통하여 생각해 볼 수 있는 일차적 임상진단은 다음과 같다.

(1) **자궁내막이 있는 폐쇄성 자궁기형**

- 우측 단각자궁＋소통성이 없는 좌측 흔적 자궁혈증([그림 10-10])
- 좌측 자궁관혈증
- 골반복막의 자궁내막증

(2) **현 시점에서 더 생각해 볼 수 있는 진단으로는 다음과 같은 것들이 있다.**

- 자궁기형＋좌측 난소 상피세포 낭종
- 자궁기형＋좌측 자궁관혈증

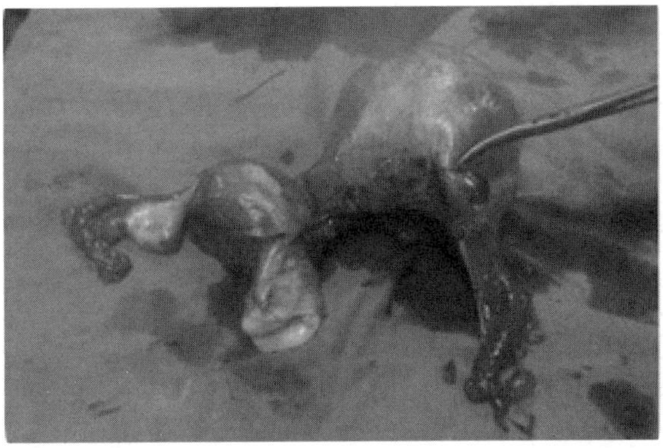

[그림 10-10]

8) 최종 감별진단을 위한 추가검사 계획

- 복부 CT, MRI 검사
- 복강경 검사
- 비뇨기계 기형 유무 확인을 위한 정맥 신우조영술

(1) CT 소견

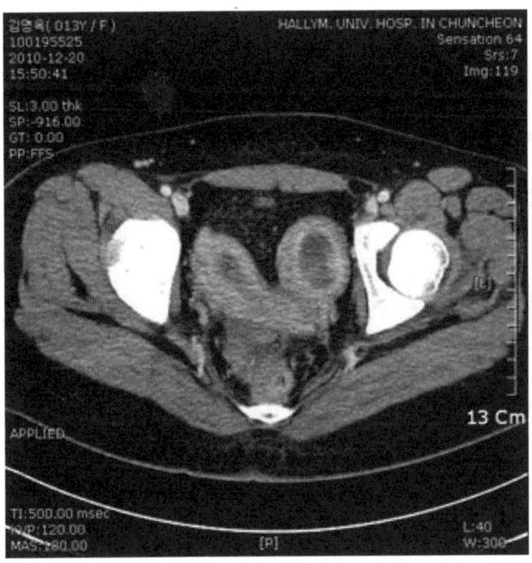

[그림 10-11] 자궁과 제1종물

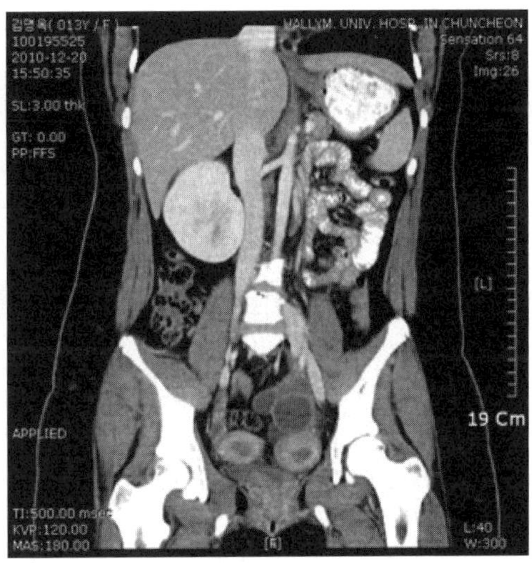

[그림 10-12] 자궁, 제1, 제2종물, 좌신장 결손

(2) MRI 소견

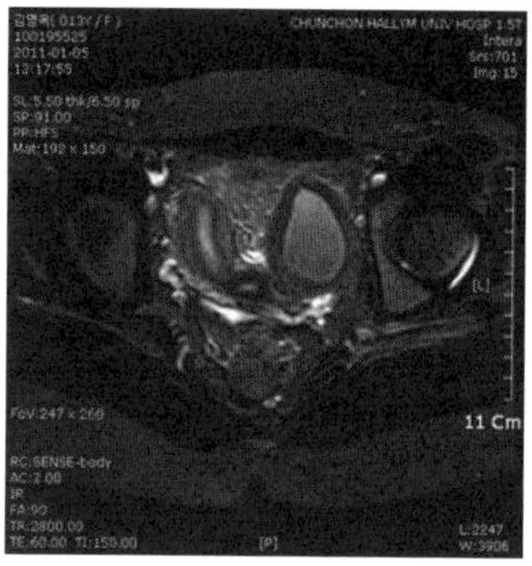

[그림 10-13] 우측 자궁, 좌측 제1종물

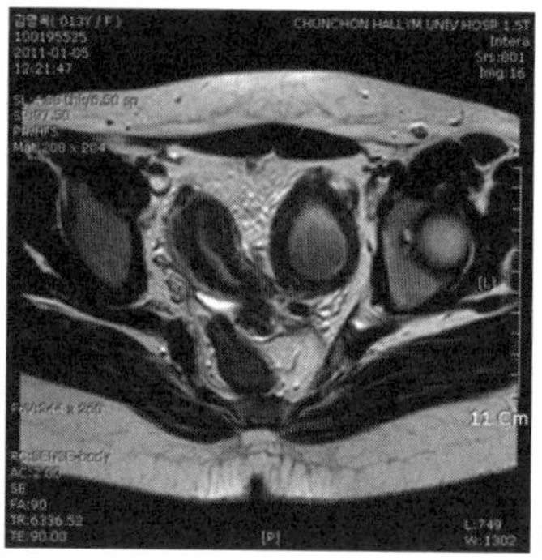

[그림 10-14] 우측 자궁, 좌측 제1종물

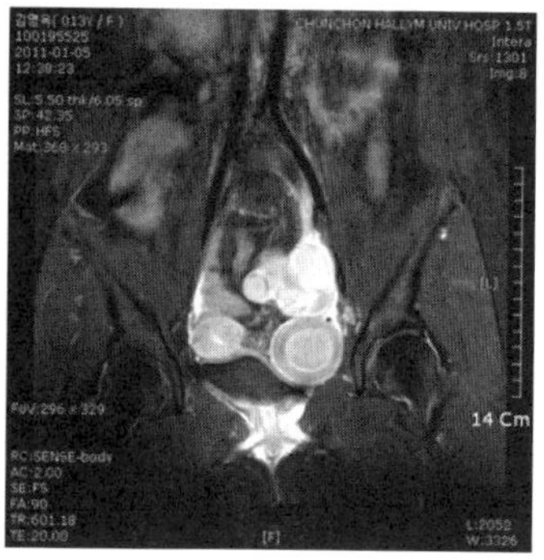

[그림 10-15] 우측 자궁, 좌측 제1, 제2종물

9) 최종적 임상 진단

- 영상의학검사 결과 예상했던 임상적 진단이 거의 틀림이 없을 것으로 생각됨
- 좌측 신장결손이 있는 것도 진단됨

10) 감별진단에 나온 Ca-125와 자궁내막증

(1) Ca-125

① 체강상피(ceolomic epithelium)에서 발생한 조직의 병적 상태에서 증가를 보이는 표지물질

복막, 복강내 장기의 표면, 자궁내막, 늑막 등의 종양, 감염, 염증반응, 팽창 시에 증가함

증가를 보이는 대표적 질환 또는 상황 명

- 난소의 장액성 상피세포암
- 자궁내막증
- 임신, 복막염, 근종, 복부 수술 후

② 각 질환의 진단과 치료후의 경과관찰에 이용됨

(2) 자궁내막증

① 자궁내강의 상피세포인 자궁내막 조직이 자궁내막 이외의 장소에 비정상적으로 발생하여 생기는 질병
② 난소와 자궁의 후면, 더글라스와에 잘 발생
③ 발생기전은 여러 가지 설이 있으나 월경혈의 역류로 인한 자궁내막세포의 타 장소로의 이식과 생존이 가장 타당한 이론
④ 본 증례와 같이 월경혈의 역류가 심할 수 있는 상황에서 발생빈도가 매우 증가한다

11) 수술 후의 최종진단

(1) 우측에 단각자궁
(2) 제1종물 : 소통성이 없는 좌측 흔적 자궁, 자궁혈증
(3) 제2종물 : 좌측 자궁관혈증+좌측 난소 자궁내막종
(4) 심한 유착을 동반한 골반복막의 자궁내막증

3. Disease Review

1) 생식기관의 발생

- 배아형성 4주에 생식기 능선(genital ridge)
- 배아형성 6주에 원시 생식샘(primordial gonad)

- 뮬러관 : 여성생식기관의 전구기관
- 울프관 : 남성생식기관의 전구기관

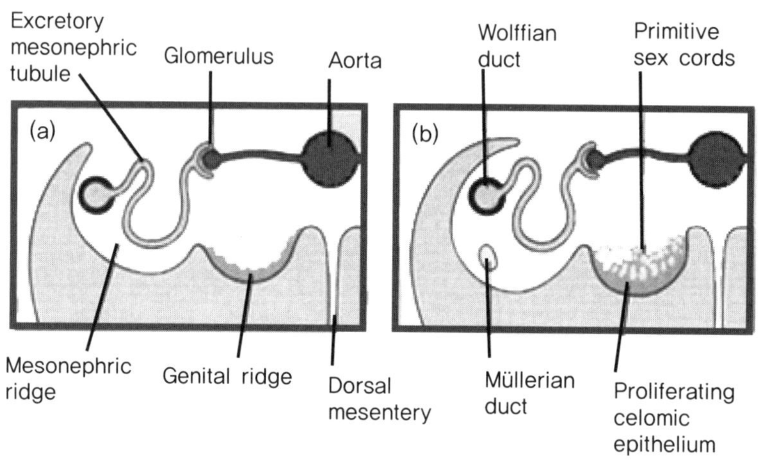

[그림 10-16]

(1) XY 염색체를 가진 남성의 경우에는 Y 염색체에 SRY(성결정 유전자)를 가지고 있다. 이 경우에는 SRY에 의하여 미분화 생식샘이 고환으로 분화한다. 고환으로 분화된 후에는 Sertoli cell이 생겨 이로부터 항뮬러관호르몬(AMH)이 분비되고 이 물질은 여성의 생식기관의 전구기관인 뮬러관 구조를 퇴화시켜 자궁을 발생시키지 않는다. 한편 고환의 또다른 세포인 Leidig cell은 테스토스테론을 분비하여 남성생식기관의 전구기관인 울프관의 구조를 발달시킨다.

(2) XX 염색체인 경우에는 AMH의 분비가 없어 뮬러관이 퇴화하지 않고 발달하여 자궁관, 자궁, 질의 상부를 형성하고, 테스토스테론이 없어 울프관은 발달하지 못한다.

(3) 뮬러관으로 발달하는 경우에는 뮬러관 상부는 분리된 채로 발달하여 자궁관을 형성하고, 뮬러관 하부는 측방융합으로 인하여 자궁과 질의 일부를 형성하며, 수직융합으로 인하여 자궁과 질 간의 통로를 형성한다. 또 뮬러관은 하부에서 비뇨생식굴(urogenital sinus)과 융합한다. 이 과정에서 오류가 생기면 다양한 생식기관의 기형과 이상을 초래한다.

2) 발육 이상

- 무형성증 : 로키탄스키 증후군
- 뮬러관 융합 이상 : 자궁의 기형
- 내부공간 형성 이상 : 자궁과 질의 기형
- 원인은 불명

(1) 자궁경부 무발생(Cervical agenesis)

① 발생 빈도 : 1/80,000~1/100,000
② 증상 : 원발성 무월경, 자궁혈증(hematometra), 주기적 통증, 자궁관혈증(hematosalpinx), 자궁내막증이 잘 생기고, 자연적으로는 임신을 할 수 없다.
③ 치료 : 자궁－질 문합술, 배아이식술

(2) 자궁체부 이상

① 빈도 : ~10%까지 매우 다양하게 보고
② 미국 불임학회 분류, 1988.
- 발육부전 또는 무발육(hypoplasia & agenesis)
- 단각자궁(unicornuate uterus)
- 두자궁(uterine didelphys)
- 두뿔자궁(bicornuate uterus)
- 중격자궁(septate uterus)
- 궁상자궁(arcuate uterus)
- DES(diethylstilbesterol)노출

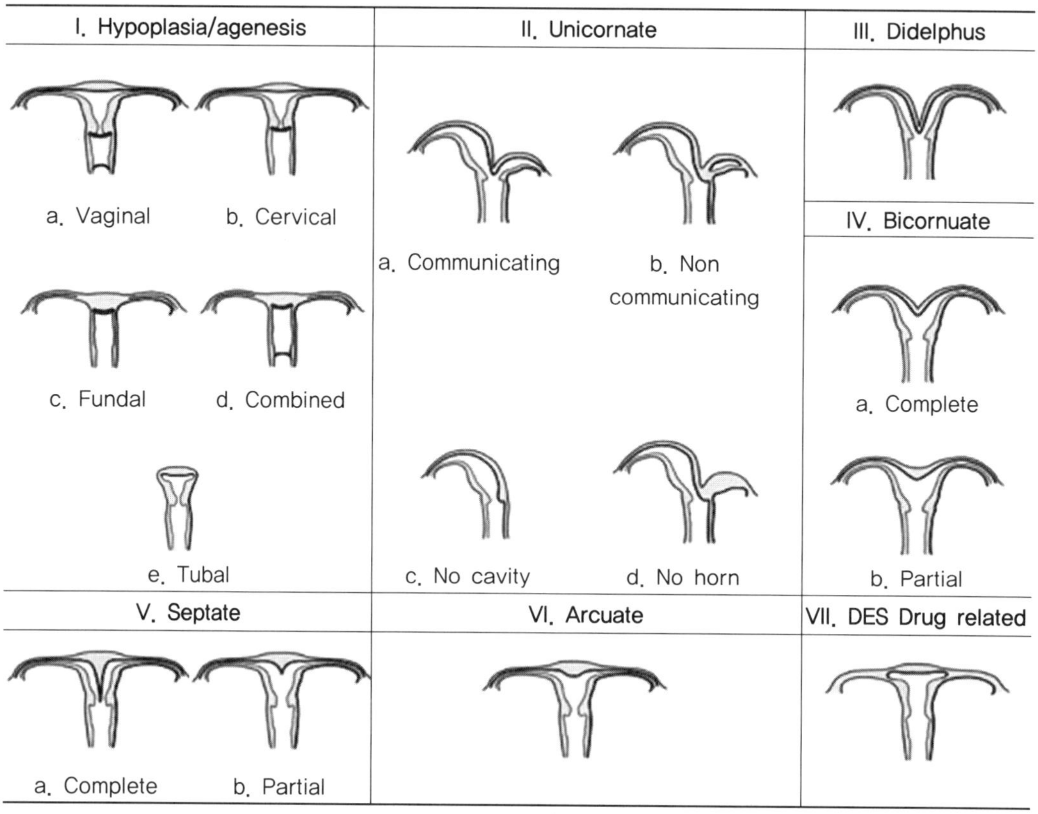

[그림 10-17] 자궁체부 이상

③ Telinde's modification of AFS classification

- Class I 뮬러관 발생 이상(dysgenesis of the Mullerian ducts) : 자궁이나 질의 무형성(MRKH 증후군)
- Class II 뮬러관 수직 융합 이상(disorders of vertical fusion of the Mullerian ducts) : 가로 질중격, 자궁경부 무발생
- Class III 뮬러관 측방 융합 이상(disorders of lateral fusion of the Mullerian ducts) : 중복 질, 중복 자궁, 쌍각 자궁, 중격 자궁, 궁상 자궁 등. 대칭적이며 일측성 폐쇄가 있는 경우에는 대부분 동측 신장 결손이 동반
- Class IV 수직-측방 융합의 결손에 의한 희귀한 형태(unusual configuration of vertical-lateral fusion defects) : 하부 요로계 이상을 동반

3) 임상적 증상

(1) 기형의 종류에 따라 증상의 유무, 정도, 발현 시기가 다르다.

(2) 무증상

- 비폐쇄성이거나 자궁내막이 없는 경우

(3) 원발성 무월경

- 폐쇄성 기형

(4) 월경통

- 일측은 교통성, 일측은 자궁내막이 있는 폐쇄성 기형
- 자궁혈증, 자궁관혈증, 질혈증, 종괴, 자궁내막증

(5) 생식기능에의 영향

- 불임
- 초기 및 제2삼분기 유산
- 분만전 출혈, 조기 진통, 조기 양막파수, 조산
- 이상 태위
- 난산
- 제왕절개율 증가
- 자궁 파열
- 분만 후 출혈, 잔류 태반

4) 진단

(1) 초음파검사
(2) 자궁난관조영술([그림 10-18], [그림 10-19])
(3) MRI
(4) 질경검사, 자궁경검사
(5) 복강경검사와 수술

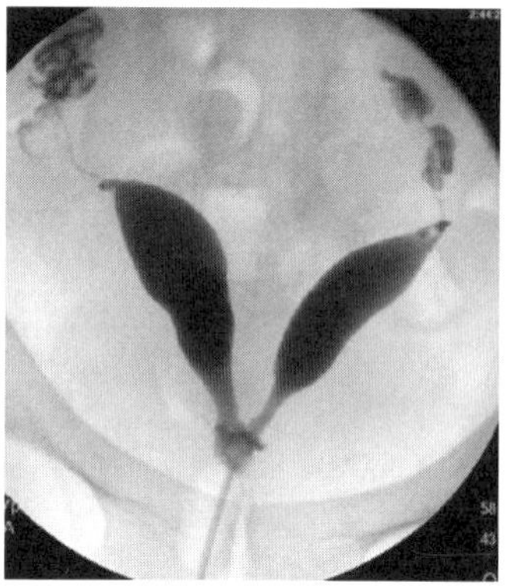

[그림 10-18]

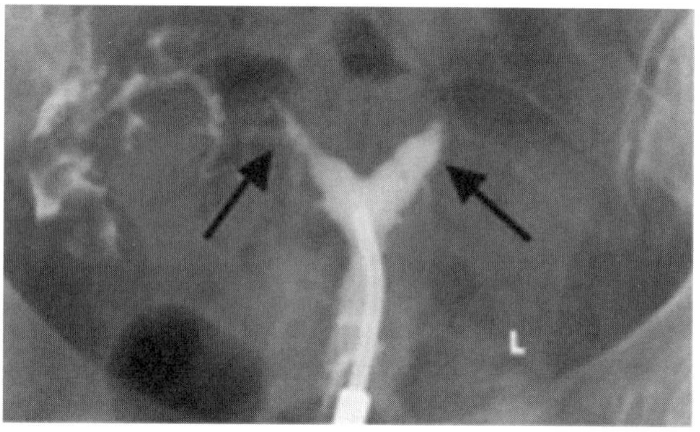

[그림 10-19]

5) 치료

(1) 폐쇄가 있는 경우

- 월경통, 복통, 자궁내막증 때문에 수술적 치료

(2) 불임

- 불임의 원인이 되는 경우는 흔치 않다.
- 충분히 기다려 보고 다른 원인이 없을 경우에 수술

(3) 불량한 산과력을 가진 경우

- 수술 후 불임이 될 수도 있고 산과적 예후가 더 나빠질 수도 있으므로 신중한 판단이 필요
- 중격자궁과 쌍각자궁이 중복자궁보다 산과적 예후가 더 불량
- 반복적 임신 중기 유산 또는 조산 : 자궁경관 봉축술

(4) 수술적 치료

- 자궁내막이 있는 폐쇄성 기형 : 제거술
- 쌍각 및 중격 자궁 : 자궁성형술(metroplasty), 자궁경을 통한 중격제거술

제11장 Approach to the Newborn Infant

1. Neonatal Period
2. Physical Examination of the Newborn
3. Physical Examination 1
4. Physical Examination 2
5. Physical Examination 3
6. Physical Examination 4
7. Breastfeeding

1. Neonatal Period

1) Neonatal Period

(1) The first 4wk of life after birth

(2) Highly vulnerable time!!

(3) Physiologic adjustments for extrauterine environment

(4) Many physiologic & biochemical changes

(5) Neonatal mortality

- The 1st 24hr of life
- 65% of infant mortality

(6) Perinatal mortality

- Full-term : congenital anomalies
- Preterm : RDS, CLD, immaturity

(7) Postnatal mortality

- SIDS, infection, trauma

2) Neonatal Care

(1) Maximum observation

(2) Minimal handling

(3) Basic requirement

① Establish respiration
② Adequate nutrition
③ Maintain a normal body temperature
④ Avoiding contact with infection

(4) Delivery room care

① Warm table
② Head down position
③ Clear the mouth, pharynth, nose
④ Tactile stimulation
⑤ Aspiration of gastric contents
⑥ Apgar score

3) Physiology of the Newborn Temperature Control

(1) Heat loss!!

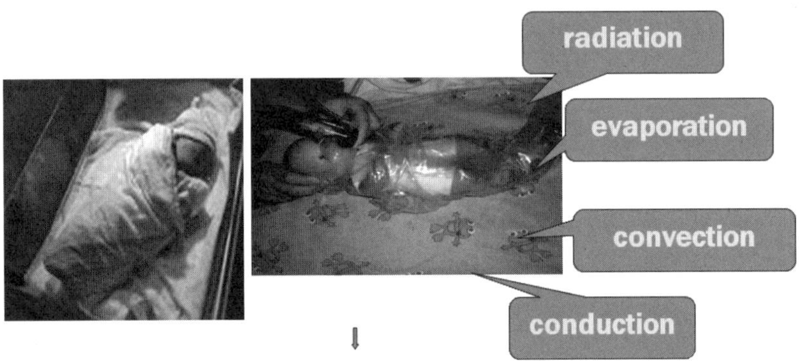

[그림 11-1]

신생아의 특징 : subcut.fat tissue 적다.
body surface area 넓다.
amniotic fluid에 젖어 있다.

(2) Neutral thermal environment

4) Apgar Score

sign	0	1	2
Heart rate	absent	Below 100	Over 100
Resp. effort	absent	Slow, irregular	Good crying
Muscle tone	limp	Some flexion	Active motion
Response to catheter in nostril	No response	grimace	Cough/sneeze
color	Blue, pale	Body pink, extrem.blue	Complete pink

5) Nursery Care

(1) maintenance of body heat

(2) Room condition 21~25 ℃

(3) Aseptic skin & cord care : triple dye

(4) Eye : 0.5% erythromycin
1.0% tetracycline

(5) Vitamin K1 injection

(6) Vaccination

2. Physical Examination of the Newborn

- Patience
  - Gentleness
  - Procedural flexibility
- Initial exam : every 30min after birth or until stabilized
- Second exam : within 24hr of birth

1) Measure the infants

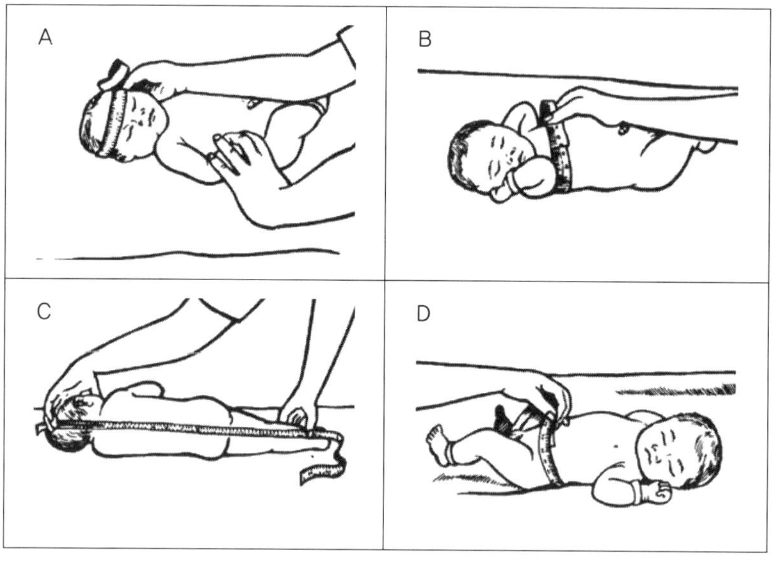

[그림 11-2]

2) Physiology of the Newborn Skin

Vasomotor instability
peripheral circulatory sluggishness

- Acrocyanosis
- Harlequin color change

- Mottling
- Pallor : asphyxia, anemia, shock, edema
- Plethora : polycythemia
- Mongolian spot
- Erythema toxicum
- Vellus hair/Lanugo
- Milia : sebaceous hyperplasia

(1) Harlequin color change

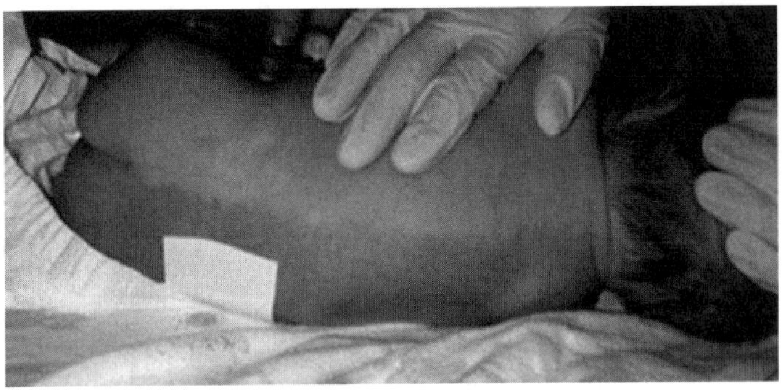

[그림 11-3]

(2) 신생아의 피부

- 피부가 얇고, 모발이 적고, 세포 간 유착이 약하다.
- 땀 및 피지의 분비 부족
- 외부 자극에 민감
- 세균감염에 취약
- Contact dermatitis 드물다.
- 미숙아, 손상된 피부, 음낭 : 경피흡수 증가

(3) Dermal sinus/dimple

- Neuroectodermal tumor?
- Spinal malformation?

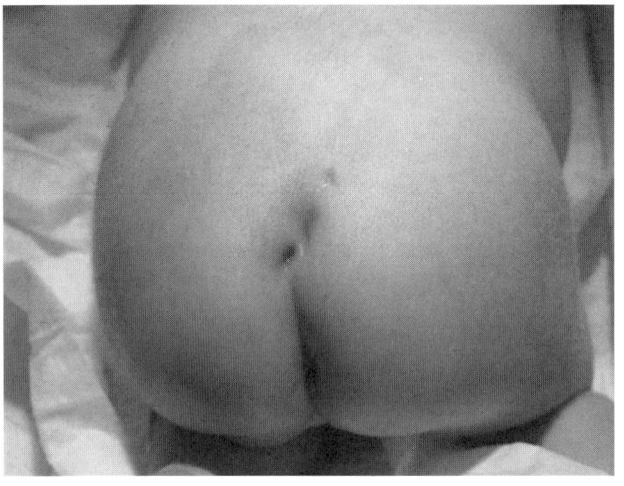

[그림 11-4]

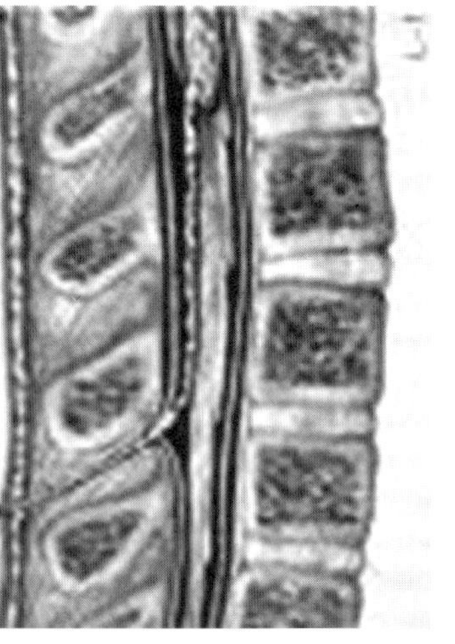

[그림 11-5]

3. Physical Examination 1

- Chest pectus carinatum/excavatum
  witch's milk/engorgement
  accessory nipple
  shield-shaped chest
  heart murmur (1 : 12 CHD)
  sinus bradycardia

1) Physiology of the Newborn Respiratory

- Diaphragmatic resp.
- Periodic breathing
- Initiation of breath : thermal environment
  mechanical stimulation
  chemical stimulation

2) Physiology of the Newborn Circulatory

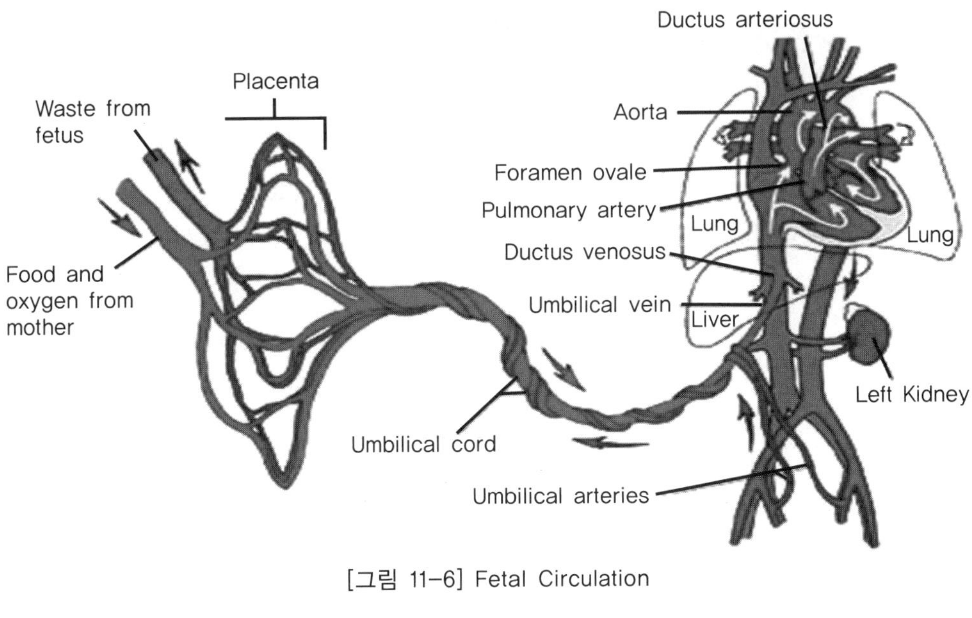

[그림 11-6] Fetal Circulation

4. Physical Examination 2

1) Head

- Caput succedaneum
- Cephal hematoma
- Molding/skull fracture
- Fontanelles (ant. 20mm)
- Suture line/craniosynostosis
- Craniotabes
- Indentation

(1) Newborn head molding

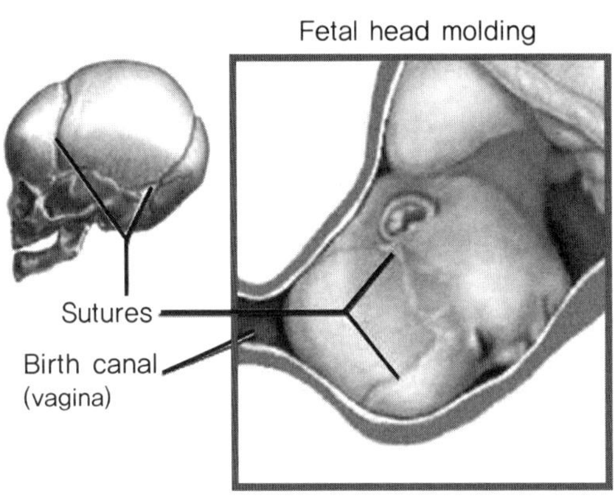

[그림 11-7]

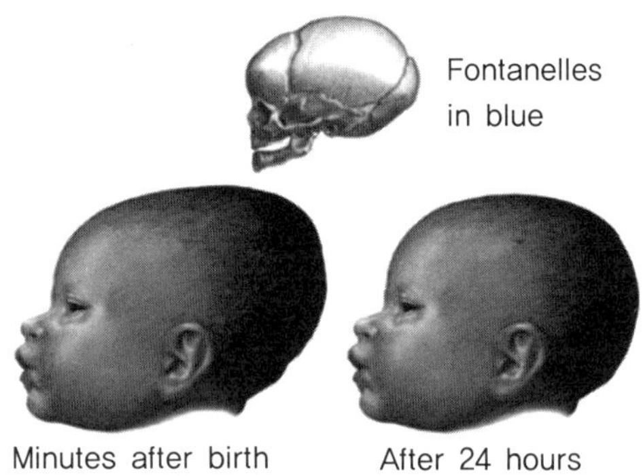

[그림 11-8]

(2) Craniosynostosis

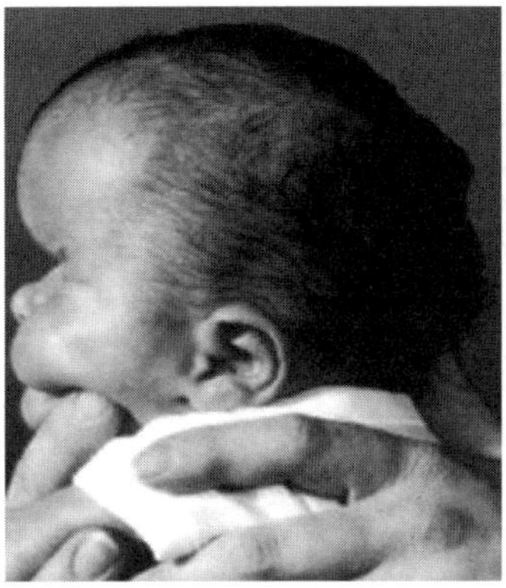

[그림 11-9]

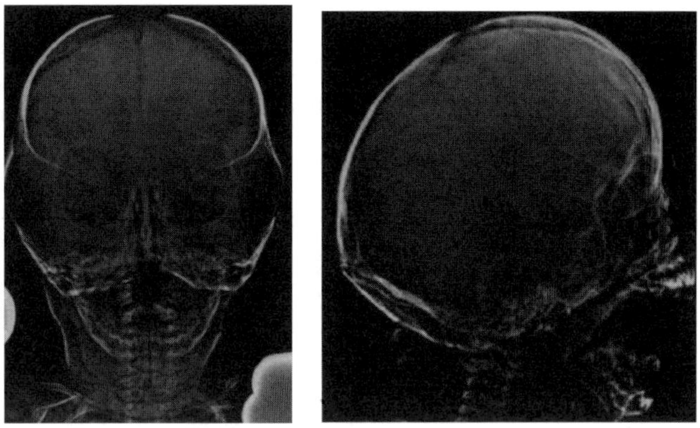

[그림 11-10]

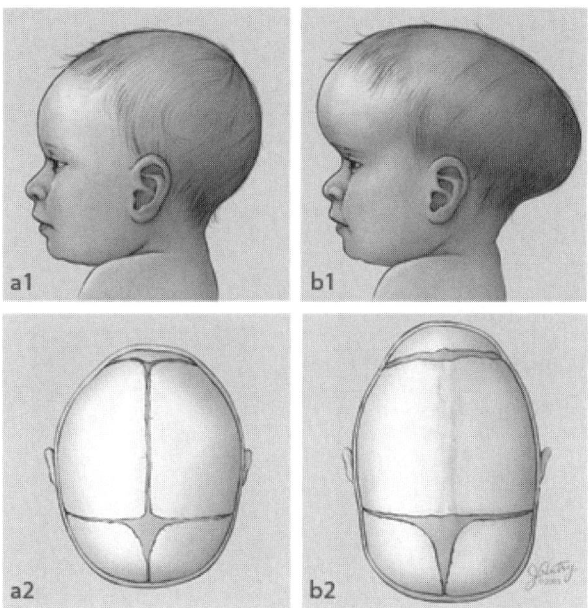

[그림 11-11]

(3) Facial palsy

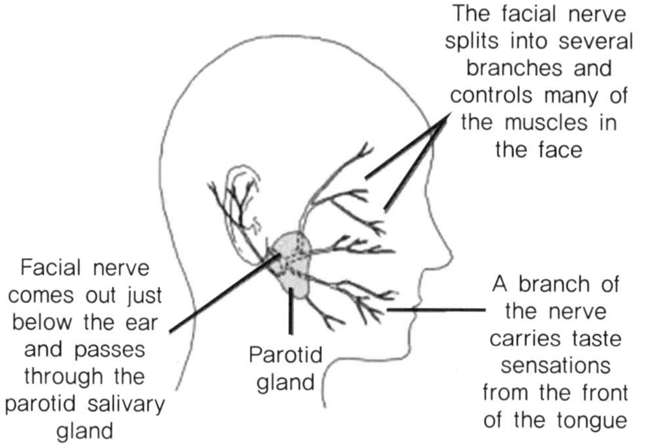

[그림 11-12] The Facial Nerve

2) Eye

- Labyrinthine(neck) reflex
  - Red reflex
  - Leukokoria
  - Pupillary reflex(G.A 30wk)
  - Subconjunctival hemorrhage

(1) Labyrinthine reflex

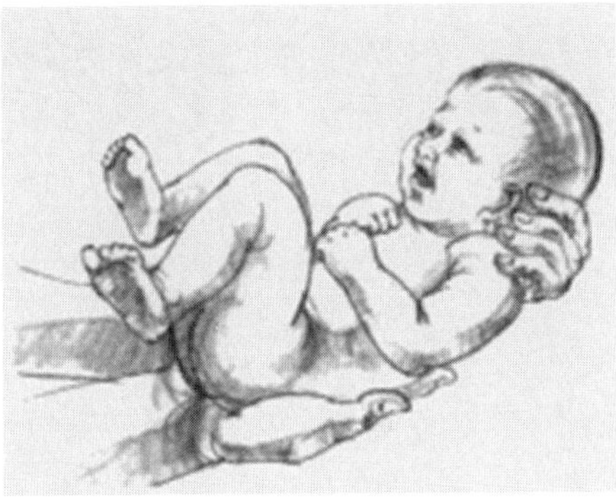

[그림 11-13]

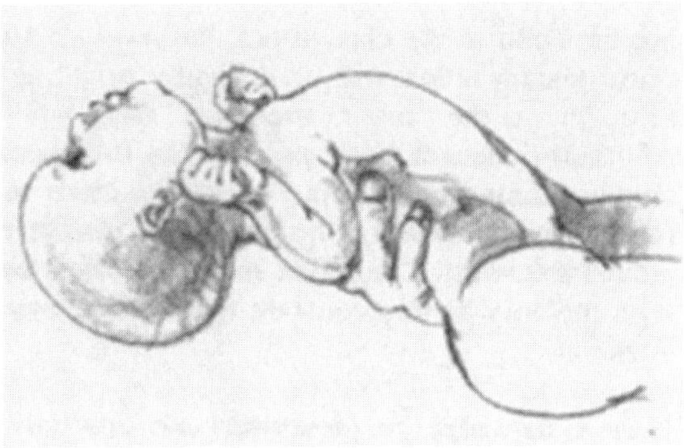

[그림 11-14]

3) Neck

- Goiter/cystic hygroma
- Congenital torticollis
- Redundant skin/webbing
- Branchial cleft rests

4) Mouth

- Retention cysts
- Ebstein pearls
- Natal teeth
- Frenulum
- Labial tubercle(sucking callus)

5) Cleft Palate/Cleft Lip

- 수술시기
- **영양공급**
- **감염방지**
- 청력장애
- 발음장애
- 치아부식

5. Physical Examination 3

- Abdomen
  - Visible gastric, bowel patterns
  - Abdominal mass(1/1000.benign)
  - renal pathology : 55% of mass

- Genitalia
  - Imperforated anus
  - Clear white mucus in vagina
  - Transitory hydrocele

1) Physiology of the Newborn Digestive

(1) Bowel musculature : weak

(2) Bowel gas passage

- stomach (at birth)
- small intestine (2-3hr)
- large intestine (3hr)
- Meconium passage > 24hr : intestine obstruction
- Transitional stool : the first 4ds-2wk

2) Physiology of the Newborn Urinary System

- Immature nephron
- GFR : 25% of adult value
- Low tubular concentration function
- Urinary system work-up : after 2 days
- Urate excretion

(1) Hydrocele

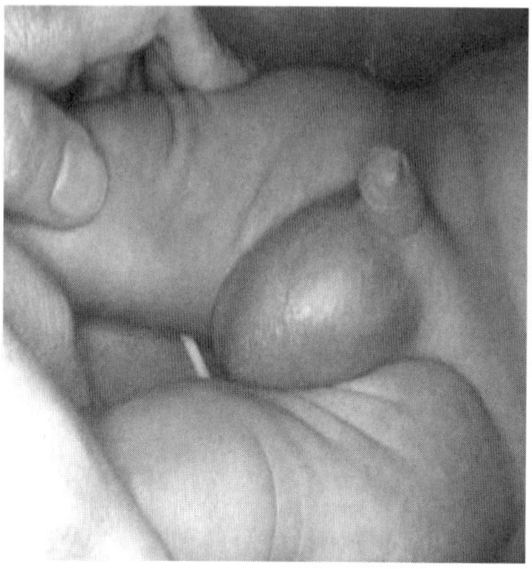

[그림 11-15]

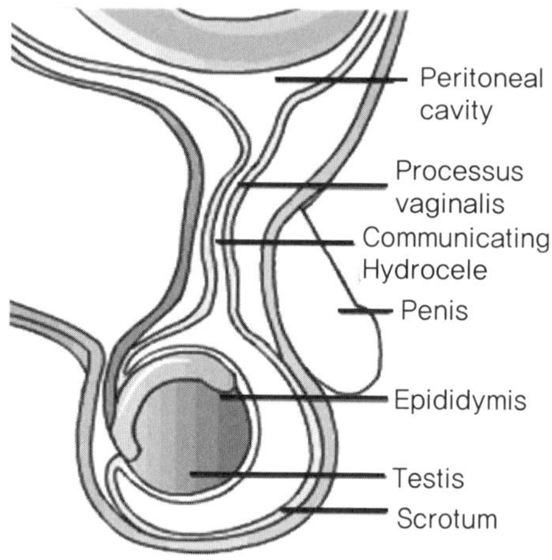

[그림 11-16] Communicating Hydrocele

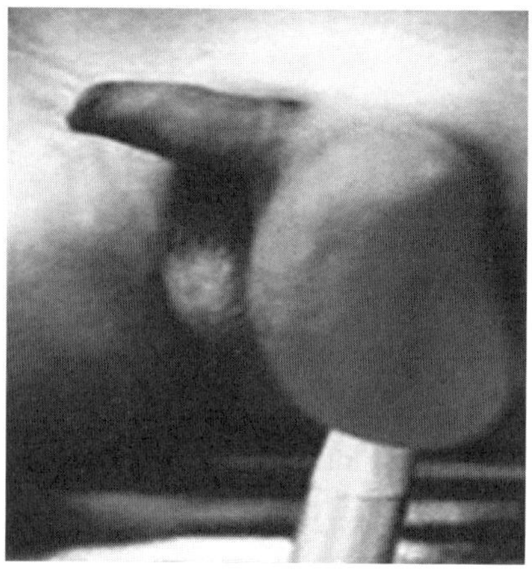

[그림 11-17]

(2) Inguinal hernia

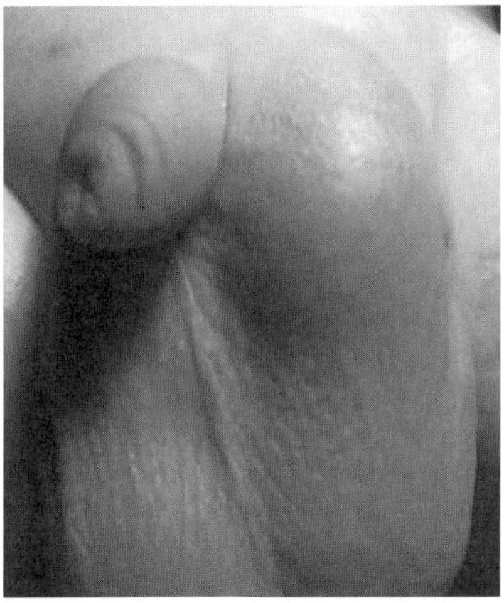

[그림 11-18]

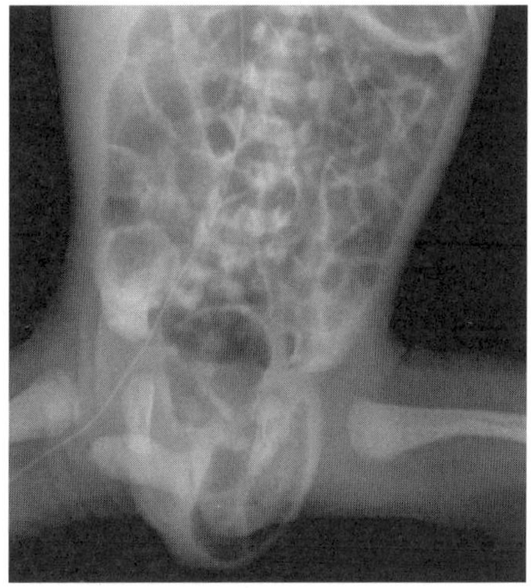

[그림 11-19]

(3) Umbilical hernia

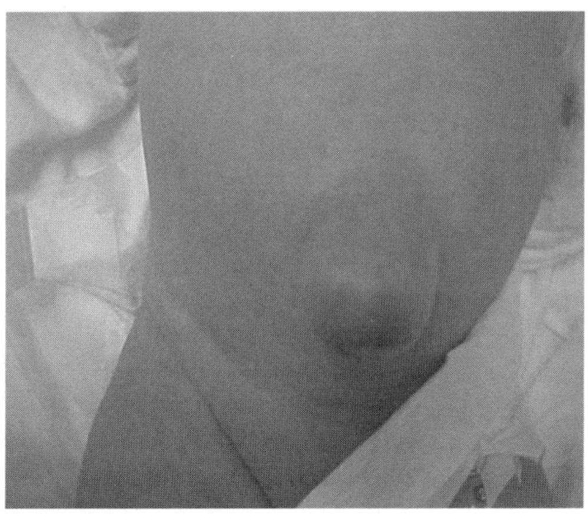

[그림 11-20]

6. Physical Examination 4

- Musculoskeletal
  - Positional deformation
  - Congenital dislocation of hip
  - Fetal neuromuscular dis.

1) Congenital Dislocation of Hip (DDH)

Ortolani maneuver. & Barlow maneuver.

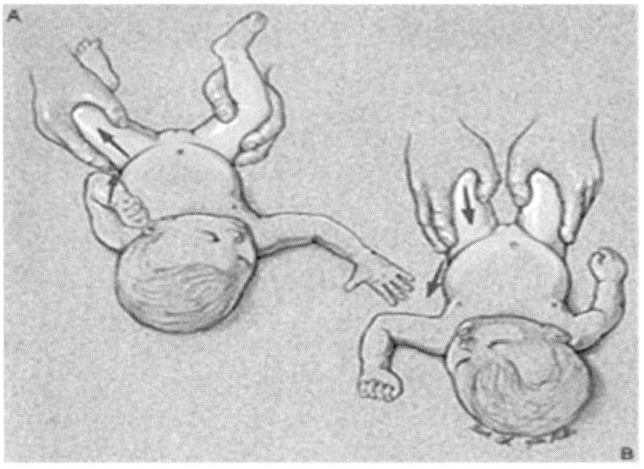

[그림 11-21]

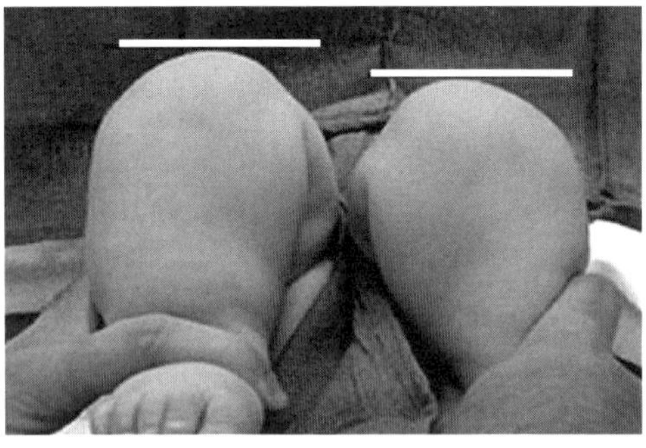

[그림 11-22] Galeazzi Sign

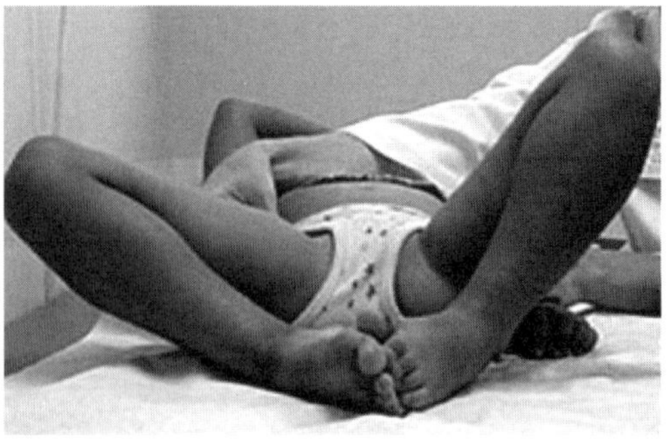

[그림 11-23] Limited Abduction

2) Physiology of the Newborn Nervous System

- Immature cerebral cortex
- Normal premitive reflex

(1) Supporting reaction Stepping reflex

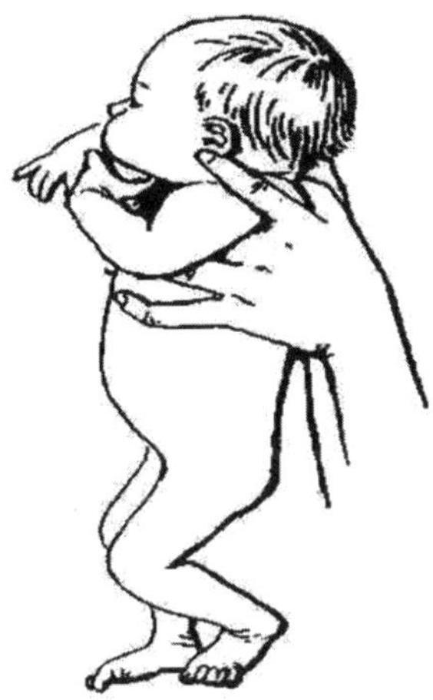

[그림 11-24]

(2) Moro reflex

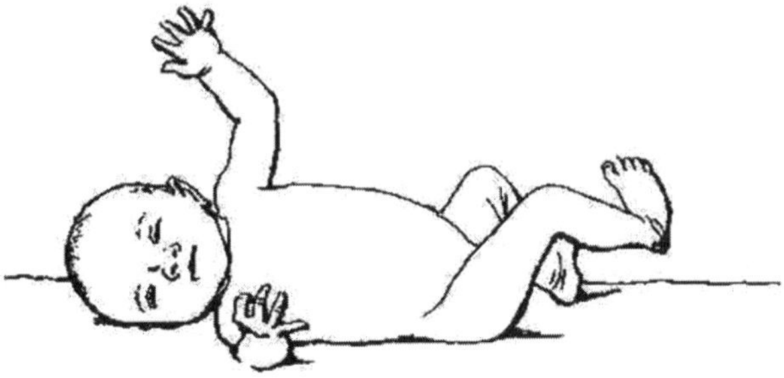

[그림 11-25]

(3) Rooting reflex

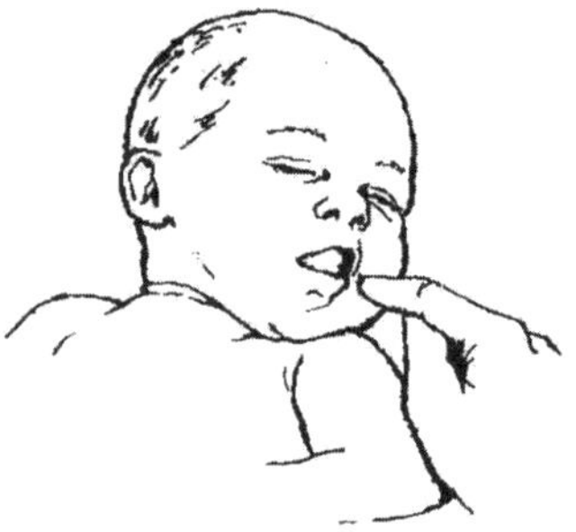

[그림 11-26]

(4) Grasping reflex

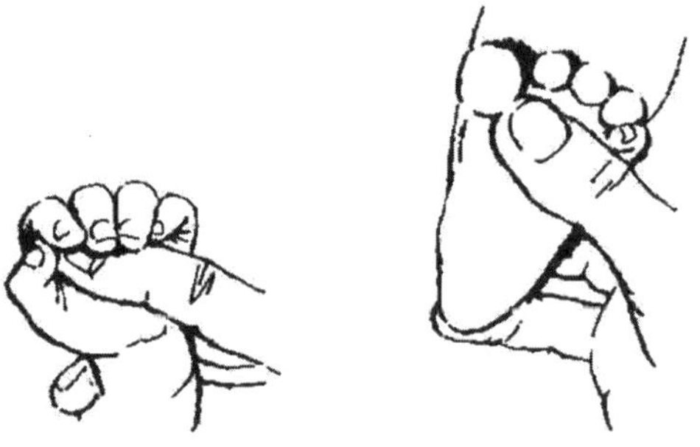

[그림 11-27]

(5) Asymmetric tonic neck reflex Neck-righting reflex

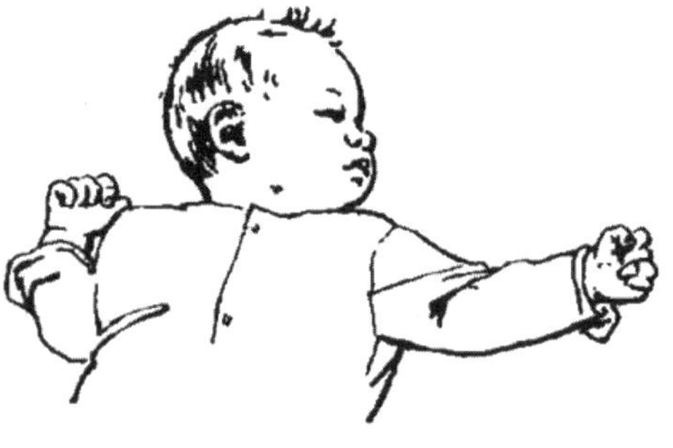

[그림 11-28]

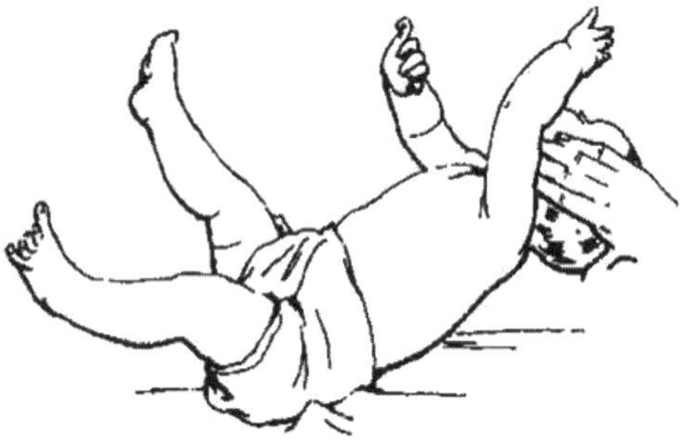

[그림 11-29]

7. Breastfeeding

1) Ten Steps to Successful Breastfeeding

The Special Role of Maternity Services, a joint WHO/UNICEF statement published by the World Health Organization.

(1) Every facility providing maternity services and care for newborn infants should :

① Have a written breastfeeding policy that is routinely communicated to all health care staff.

② Train all health care staff in skills necessary to implement this policy.

③ Inform all pregnant women about the benefits and management of breastfeeding.

④ Help mothers initiate breastfeeding within half an hour of birth.

⑤ Show mothers how to breastfeed, and how to maintain lactation even if they should be separated from their infants.

⑥ Give newborn infants no food or drink other than breast milk, unless medically indicated.

⑦ Practise rooming-in-that is, allow mothers and infants to remain together-24hours a day.

⑧ Encourage breastfeeding on demand.

⑨ Give no artificial teats or pacifiers (also called dummies or soothers) to breastfeeding infants.

⑩ Foster the establishment of breastfeeding support groups and refer mothers to them on discharge from the hospital or clinic.

(2) Cup-feeding a baby

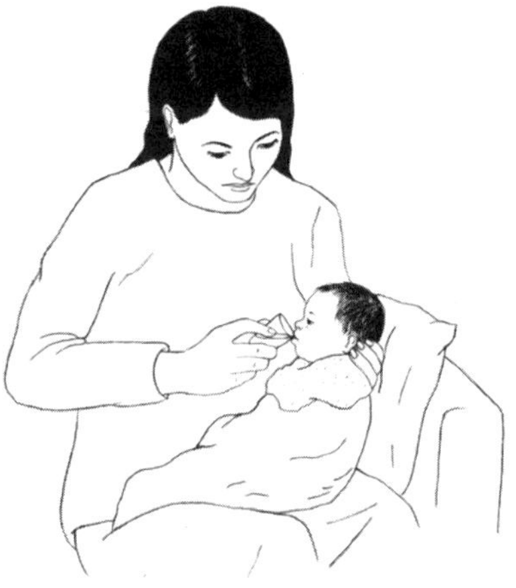

[그림 11-30]

(3) Rooming-in

Why?

- Reduces costs
- Requires minimal equipment
- Requires no additional personnel
- Reduces **infection**
- Helps establish and maintain **breastfeeding**
- Facilitates the **bonding process**

2) 질문

(1) 다음 중 모유수유가 가능한 경우?

① 폐결핵으로 4개월째 치료 중
② B형간염 보균자이며, 출생 후 아기는 HBIG & HBV vaccination한 경우
③ 임신 전에 매독으로 치료 받음
④ 분만합병증으로 심한 출혈
⑤ 영양실조상태의 모체
⑥ 아기는 galactosemia로 진단받음

(2) 다음 환아에서 치료계획

재태 기간 30주, 출생 체중 970g인 남아가 제왕절개술로 태어나 호흡곤란을 주소로 신생아중환자실로 입원하였다. 산모는 38세이었고, 본원에서 정기적인 산전 진찰을 받아 왔으며 특이소견은 없었고 산과력은 1－0－0－1으로 기록되어 있었다.

약 8일 전에 양막 파열이 있어 7일 전부터 산부인과에 입원하여 안정을 취하며 Augmentin와 dexamethasone 투여를 받고 있었다.

출생 후, 환아의 Apgar score는 1분에 3점, 5분에 6점, 15분에 7점

생후 30분경 늑간과 늑골하 함몰, 호기성 신음, 입 주변부 청색증

호흡수 80회/분, 맥박 100회/분

Oxihood로 산소 5 liter/min 투여 중, pulse oximeter로 측정된 산소포화도는 84%

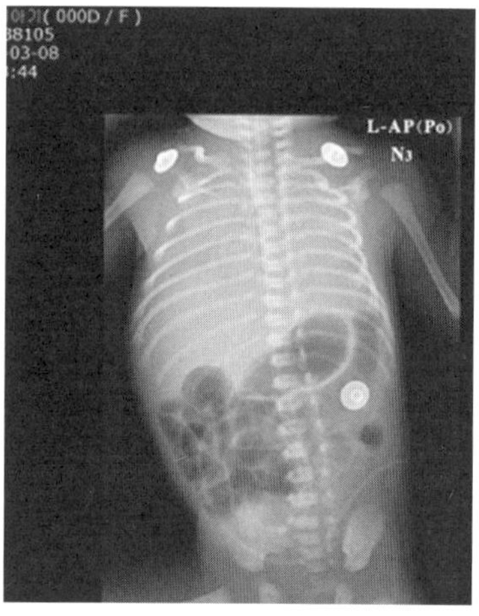

[그림 11-31]

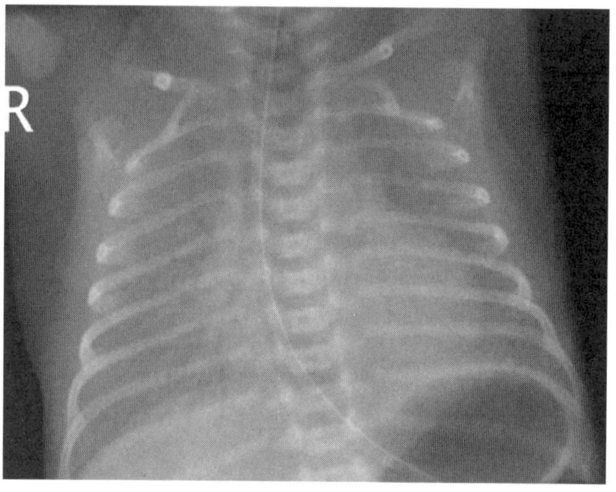

[그림 11-32]

(3) Lab. finding

① 일반혈액검사

- WBC count 20.99x10^3/uL
- RBC count 4.19x10^6/uL
- Hb 17.5g/dl
- Hct (Hematocrit) 53%
- MCV 107.6fL
- MCH 37.1pg
- MCHC 34.5%
- Platelet count 320 x10^3/uL
- RDW 15%
- MPV 7.7fL
- Neut count 18.94x10^3/uL
- Lymph count 1.31x10^3/uL
- Mono count 0.41x10^3/uL
- Eos count 0.12x10^3/uL
- Baso count 0.11x10^3/uL
- LUC count 0.10x10^3/uL

  ESR 2mm/hr

② Arterial blood gas analysis

- pH 7.120
- Blood PCO_2 61.9mmHg
- Blood PO_2 46.7mmHg
- Base excess −11.5mmol/L
- Bicarbonate 15.8mmol/L
- O_2 Saturation 78.3%

(4) 입원 중 발생한 변화에 대한 치료 계획

- 입원 5일째 환아는 체중 890g, 비교적 안정 상태
  호흡기는 CPAP(continuous positive airway pressure) 유지
- 생후 6일째부터 호흡곤란이 악화되어, 다시 인공호흡기를 SIMV mode로 바꾸게 되었다.

(흡입산소농도(FiO₂) 0.6, 최대흡기압력(PIP) 16cmH_2O, 호기종말양압(PEEP) 4cmH_2O, 호흡횟수(RR) 40/min, 흡인호흡시간(Ti) 0.35sec.)

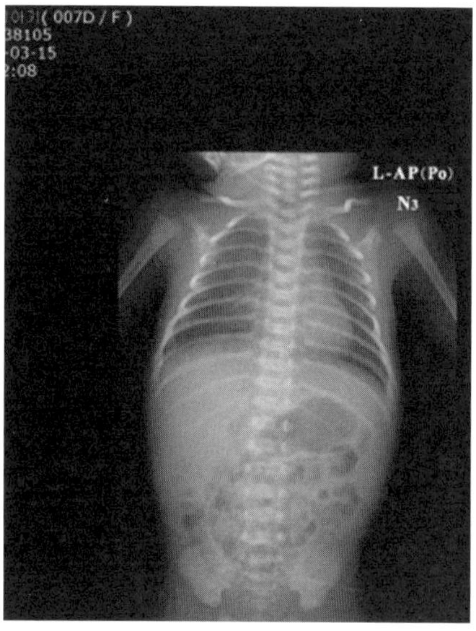

[그림 11—33]

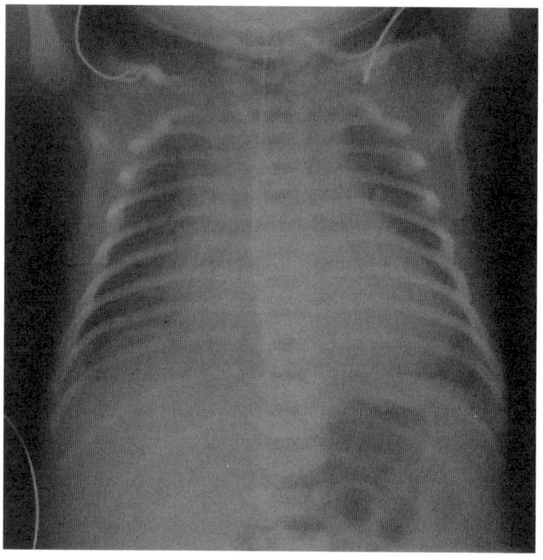

[그림 11—34]

(5) 2-D echocardiography

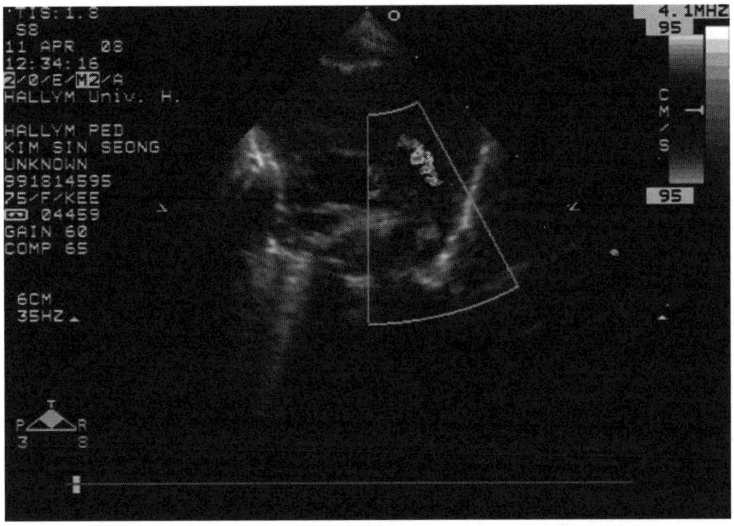

[그림 11-35]

제12장 Approach to the Patient with Arthralgia, Back Pain, Neck Pain

1. Degenerative Osteoarthritis
2. Cervical Disease
3. Lumbar Disease

1. Degenerative Osteoarthritis

1) Osteoarthritis (OA)

(1) "Change of the joint"

- Articular cartilage destruction
- Subchondral sclerosis
- Periarticluar osteophyte
- Joint capsule fibrosis
- Vascular congestion

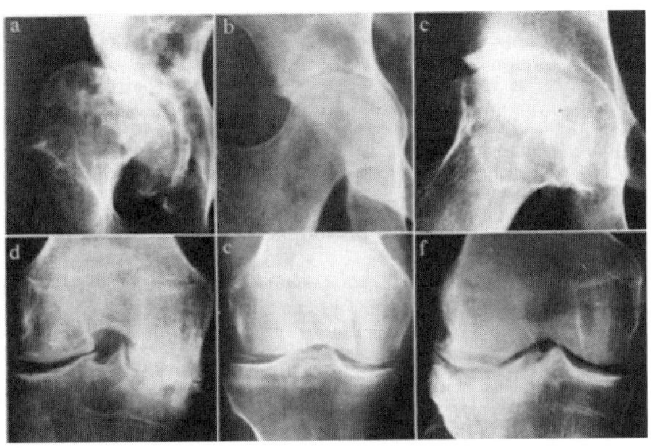

[그림 12-1]

(2) Classification : cause

- Primary osteoarthritis = **degenerative osteoarthritis**
- Secondary osteoarthritis
  - Congenital disorder (ex congenital hip dislocation)
  - Trauma (ex fracture)
  - Metabolic disorder (ex **Gouty arthritis**)
  - Inflammatory disorder (ex **Rheumatoid arthritis**)
  - Infection (ex septic arthritis)

(3) Classification : anatomical location

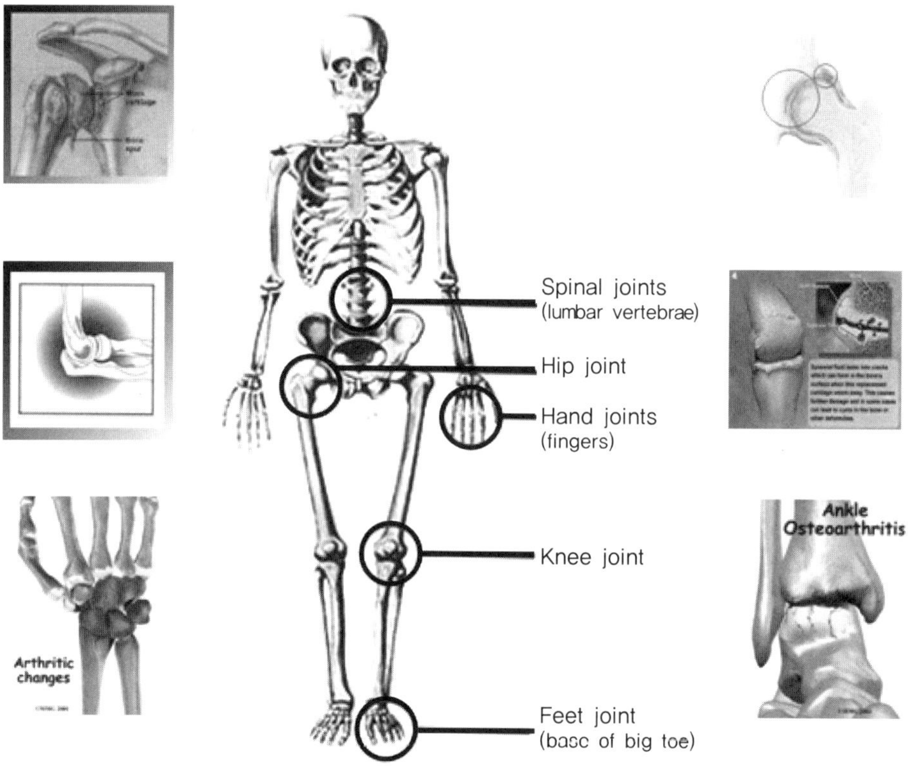

[그림 12-2]

(4) Prevalence and epidemiology

- About 60~90% of people over age 65
- Under 45yrs it is equally common in men and women
- Over 55yrs its more common in women
- More than 33million people in the US (16% of the population) have a form of arthritis
- Worldwide it is estimated that 9.6% of men and 18.0% of women aged 60 years have symptomatic OA

(5) Risk factors

- Age (65 years   prevalence 11 %)
- Sex (female > male) ↑
- Race (white < black)
- Gene (OA contribution rate 50~65%)
- Obesity (over loading-knee OA)
- Injury (sports, repetitive stress)
- Hormone (estrogen deficiency)
- Nutrition : Vit C, D deficiency

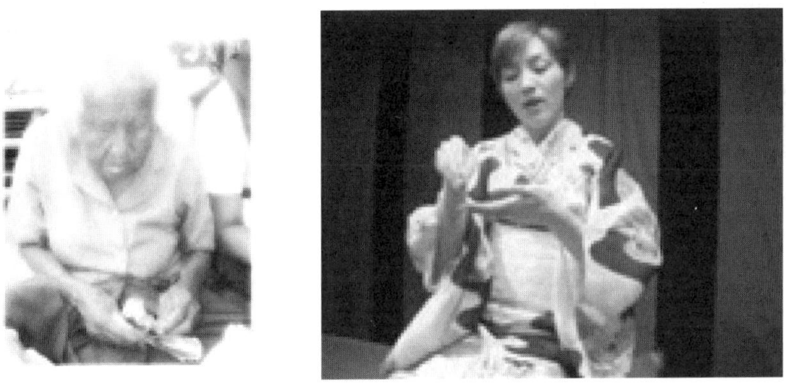

[그림 12-3] Age, Sex, Race

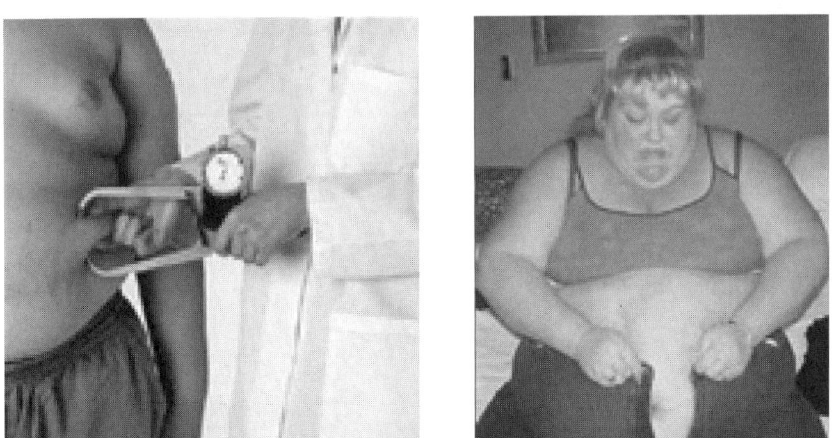

[그림 12-4] Overweight & Obesity

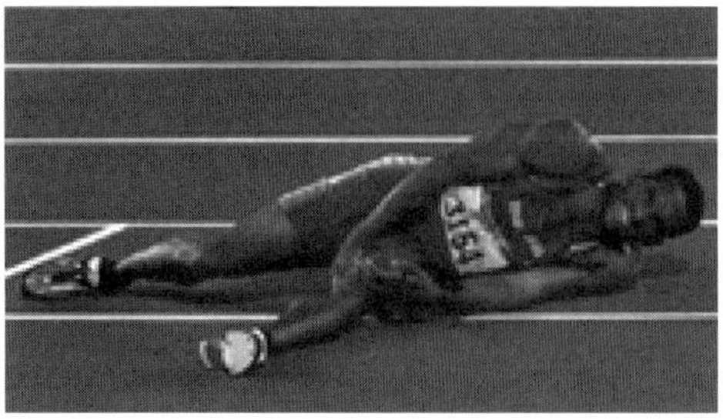

[그림 12-5] Injury & Stress

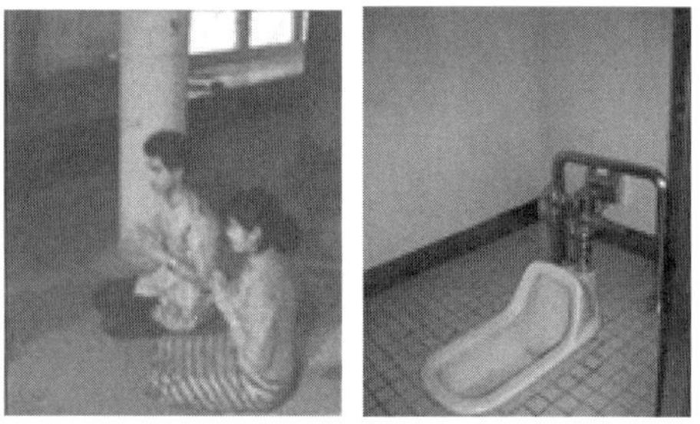

[그림 12-6] Repetitive Vulnerable Position

(6) Pathogenesis

- Articular cartilage gets disrupted.
- Fragments of cartilage released into joint (crystal).
  : calcium pyrophosphate dihydrate, calcium phosphate
- There is complete loss of cartilage.
- Bone is exposed.

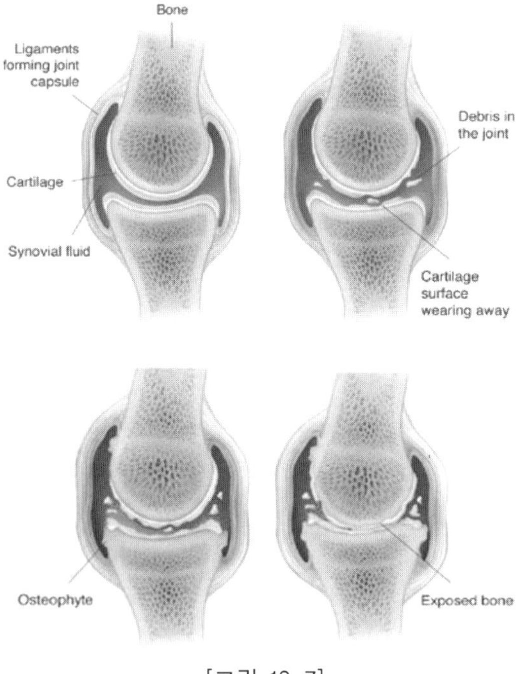

[그림 12-7]

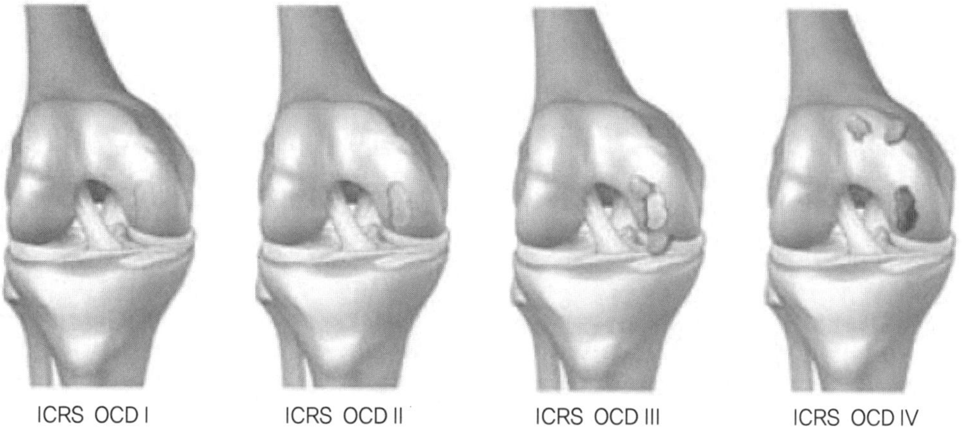

[그림 12-8] Stage of Articular Lesion

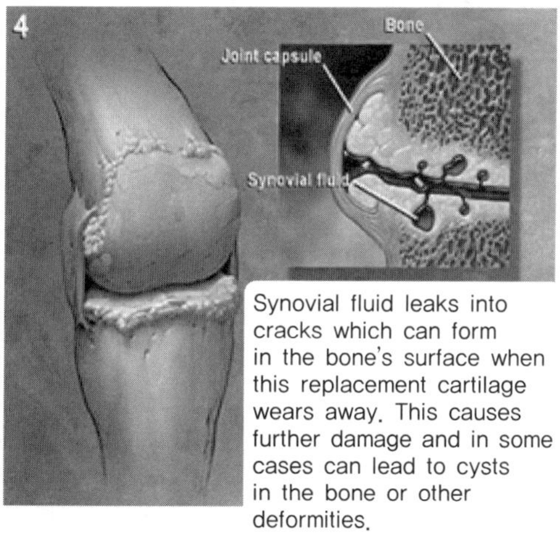

[그림 12-9]

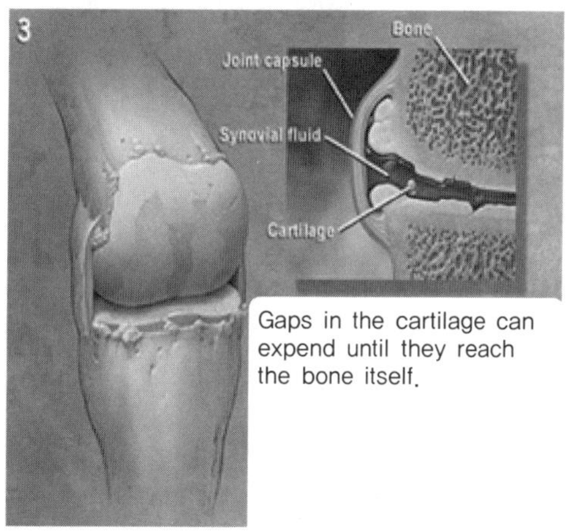

[그림 12-10]

(7) What to look for in an X-ray

- Subchondral sclerosis
- Joint space narrowing
- Subchondral cysts
- Osteophytes

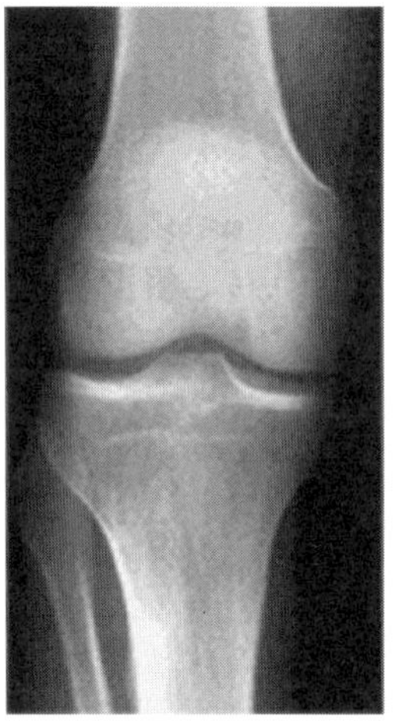
Normal X-ray

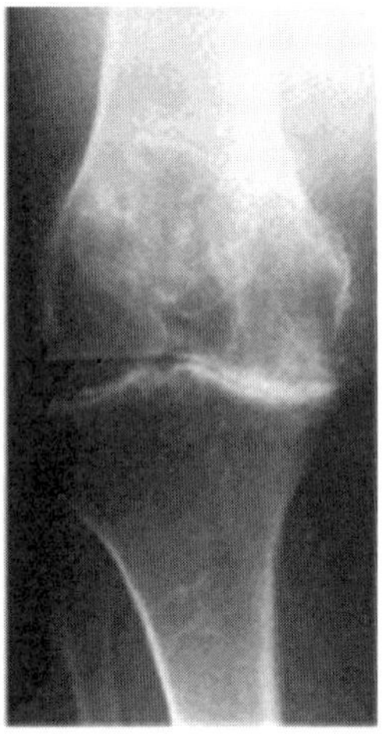
OA

[그림 12-11]

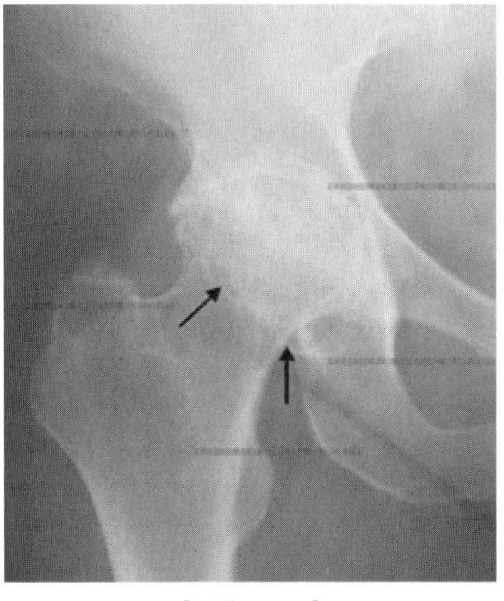
[그림 12-12]

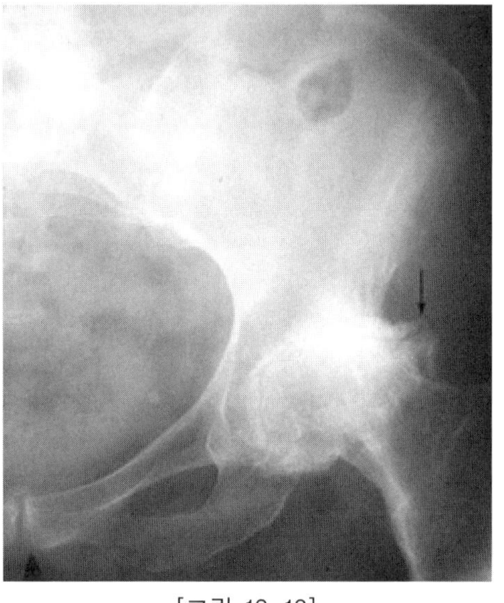
[그림 12-13]

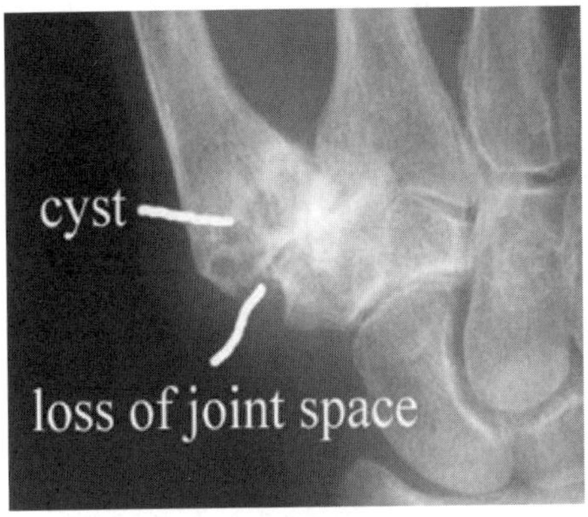

[그림 12-14]

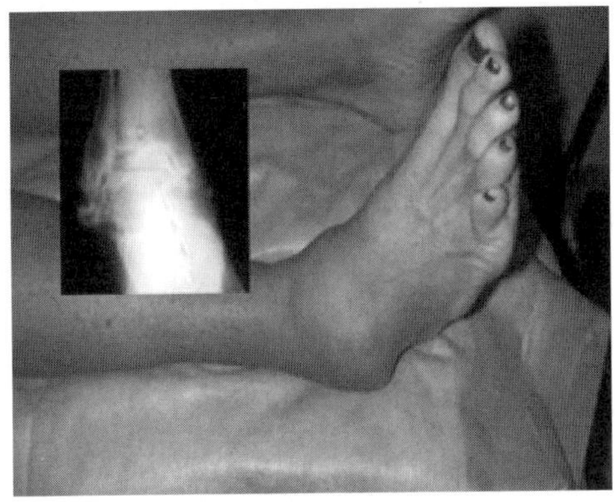

[그림 12-15]

(8) Clinical features and diagnosis

- Pain Sources
  - Joint effusion and stretching of the joint capsule
  - Torn menisci
  - Inflammation of periarticular bursae
  - Periarticular muscle spasm
  - Psychological factors
- Slow motion
- Pain may be aggravated with weather changes.

(9) Clinical diagnosis(Exam)

- Joint line tenderness
- Crepitus
- Bony enlargement
- Deformity
- Instability
- Restricted movement
- Effusion
- Muscle weakness or wasting

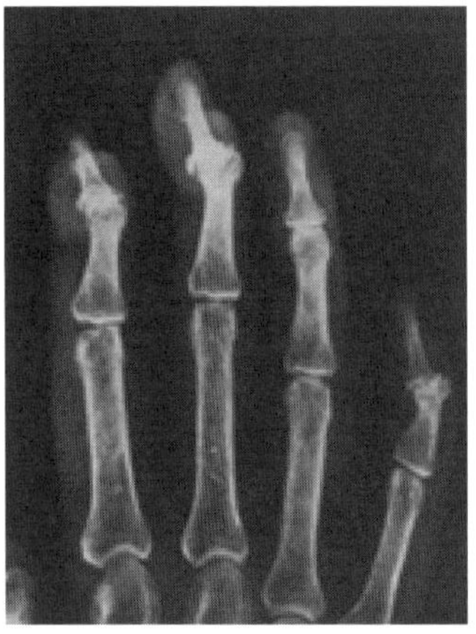

[그림 12-16]

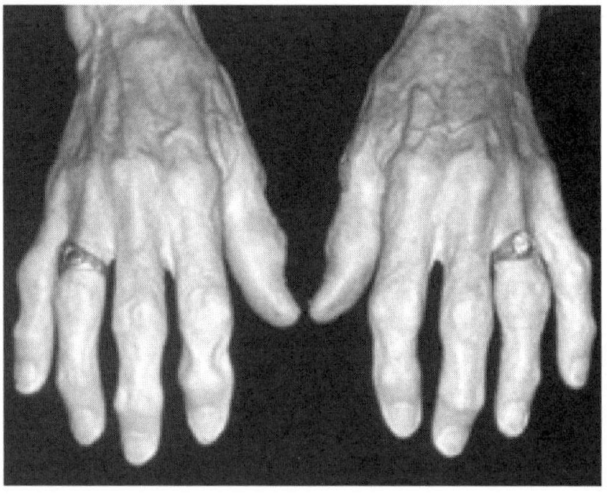

[그림 12-17] Heberde nodes
Bouchard's nodes

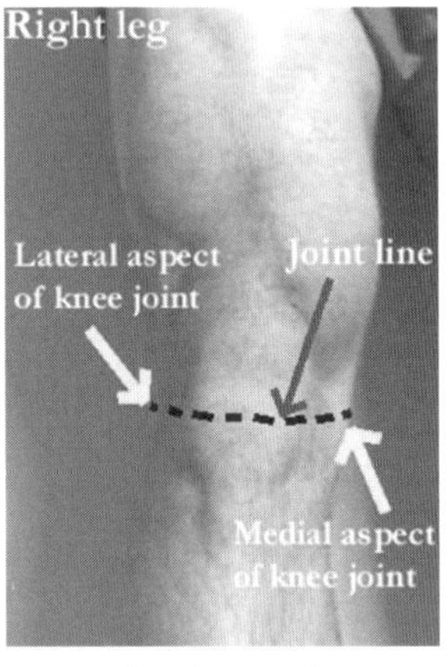

[그림 12-18]

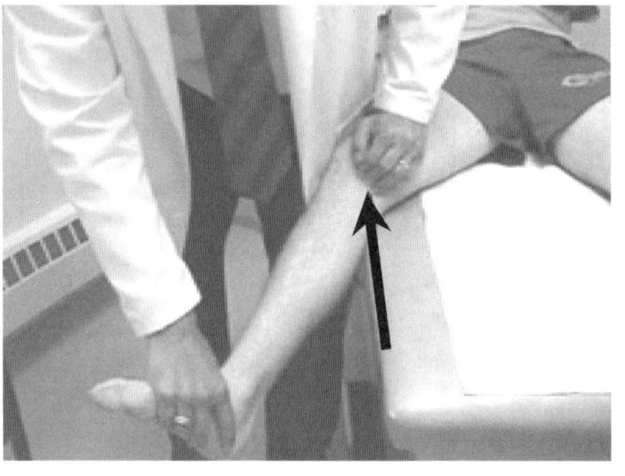

[그림 12-19]

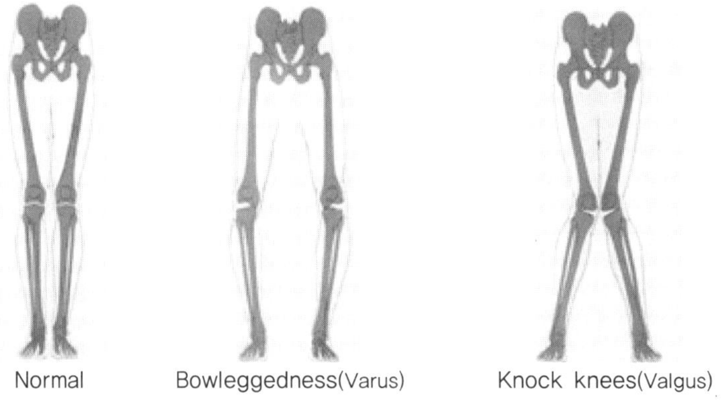

[그림 12-20]

2) Treatment

(1) Education

- Psychological support : 병의 진행이 비교적 느리므로 기능의 유지가 가능함을 이해시킴
- Rest : 자주 쉬는 것이 장시간 안정보다 좋다.
  적당한 휴식과 운동의 균형 유지
- 체중 부하의 감소 : 신발, 지팡이, 목발, 보행기

(2) Exercise and diet

- 체중감량 : 5kg 감량 시 증상발현 50% 감소
- 유산소 운동 : 보행, 자전거, 수영

(3) Brace

- Latersal wedge, patella taping

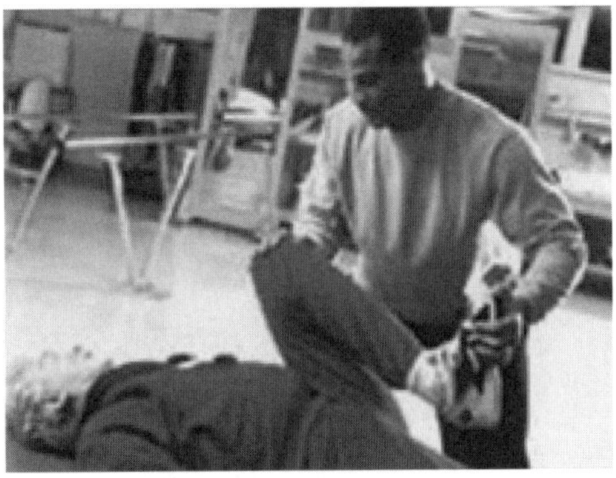

[그림 12-21]

Isotonic
Isometric
Aerobic, non-contact ex.
swimming, jogging, work out,
yoga and thi-chi

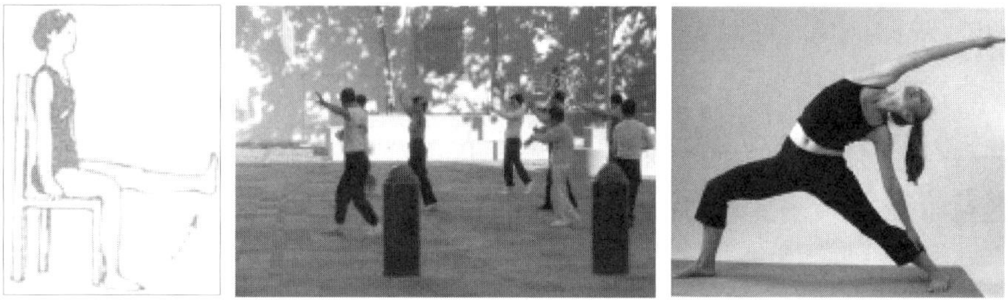

[그림 12-22] Exercise

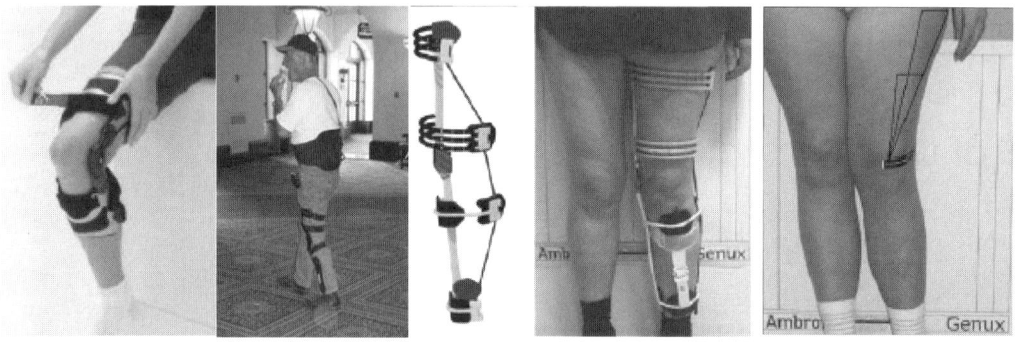

[그림 12-23] Unloader Knee Brace

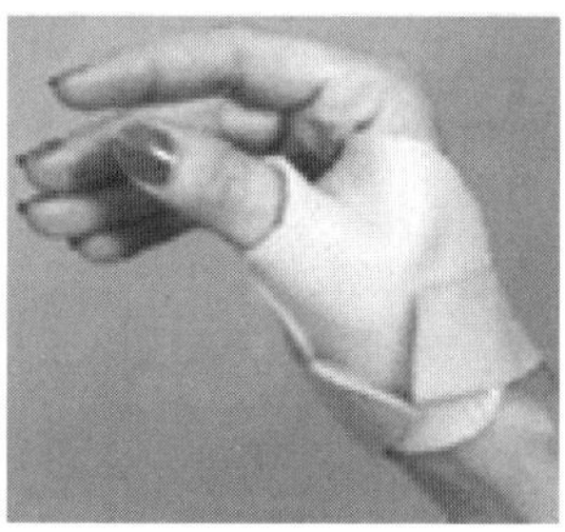

[그림 12-24]

(4) Medication

① Analgesics

- Acetominophen at doses of up to 4g per day
- Inexpensive
- Effective for many mild pain states
- Safety : no GI irritation or peptic ulcer disease
- 간독성 및 신장 독성 : 비교적 드물다－NSAID보다 안전
- 통증이 심하지 않은 골관절염의 첫 치료약

② NSAIDs

- 중증도 이상의 통증, 염증이 동반된 경우
- 처음에는 작용 시간이 짧은 약제를 필요 시마다 간헐적 사용
- NSAID의 선택기준 : 의사의 경험, 환자의 선호도, 투약 간격, 비용 등으로 결정
- 부작용 : **위궤양 및 장 출혈 : 신부전, 혈소판 기능 이상, 발진 및 과민 반응**

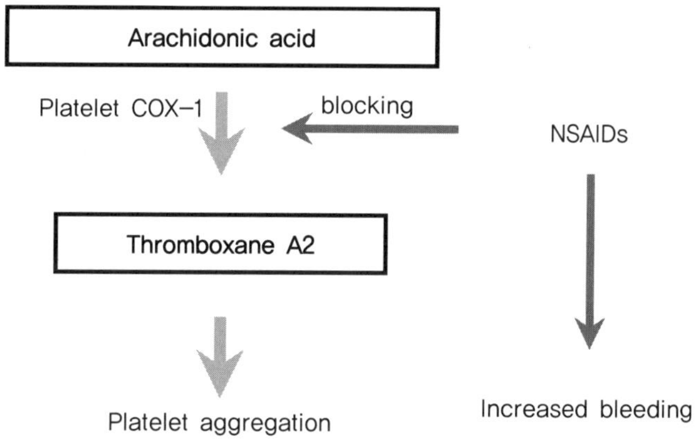

[그림 12-25] 신부전, 혈소판 기능 이상

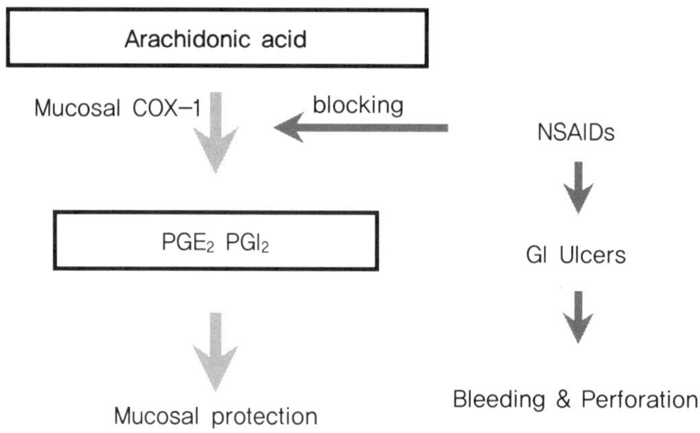

[그림 12-26] 위궤양 및 장 출혈

- 선택적 COX-2 억제제
  - Benefits : GI safety
    Lack of platelet-related bleeding
    진통효과는 비슷하다.
    colon cancer의 빈도를 낮춘다.
  - Risks : Renal effects : hypertension/edema
    부작용은 계속 연구 중이다.
    장기 사용에 대한 안정성

③ Topical agent

- NSAID cream
- Capsaicin cream
- 습포제(Ketotop, Trast)

(5) Local injection

① Intraarticular Steroid Infection

- Depomedrol 40mg+1% xylocaine : 1~2주 간격, 최대 6회
- Triamcinoone acetate : 25mg(knee), 10mg(small joint)
  작용 기간이 비교적 길다.

– 염증과 관절 삼출시 사용
– 관절 감염 시 금기
– 연골 파괴의 촉진 가능성
– 체중 부하 관절에는 연 3~4회 이내로 제한

② Intraarticular Hyaluronate Injection

- Glucuronic acid＋N-acetyl glucosamine
- Viscosupplementation : lubrication & shock absorption
- Proteoglycan & HA formation,
- Antiinflammatory effect : Inhibit WBC chemotaxis
- FDA approval
- 1주 간격으로 5회 관절강내 주사
- Side effect : pain & skin erruption

(6) Surgical treatment

① Tidal knee irrigation
② Arthroscopic débridement
③ Corrective osteotomy
④ Joint replacement

Unicompartment Total joint arthroplasty Articular resurfacing Patellofemoral replacement

[그림 12-27] Arthroplasty

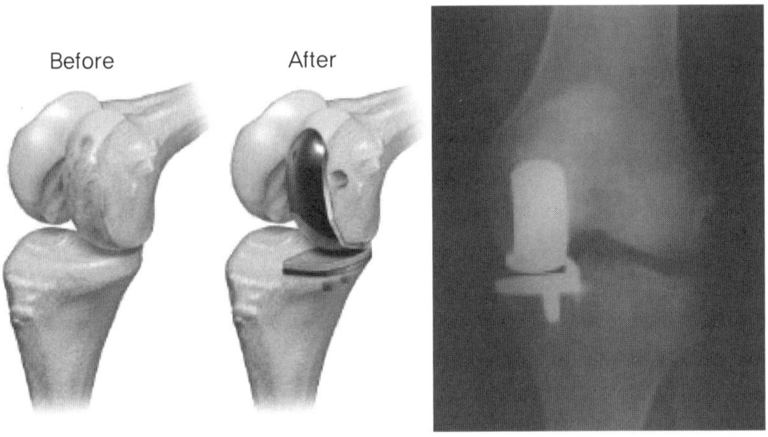

[그림 12-28] Unicompartment Arthroplasty

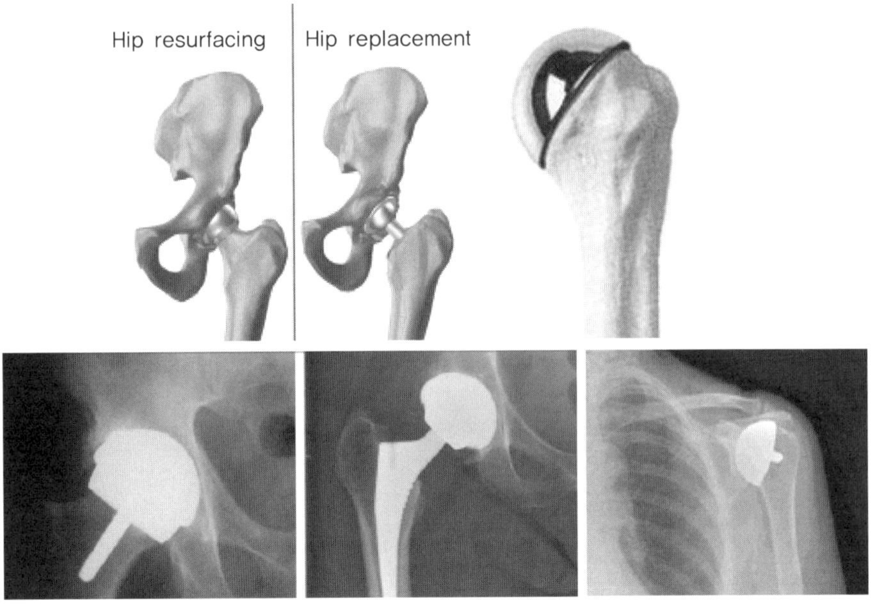

[그림 12-29] Articular Resurfacing

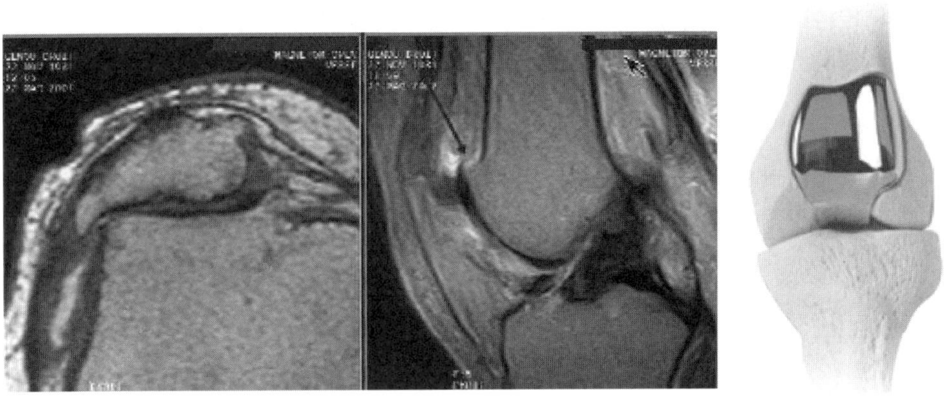

[그림 12-30] PFJ Arthroplasty

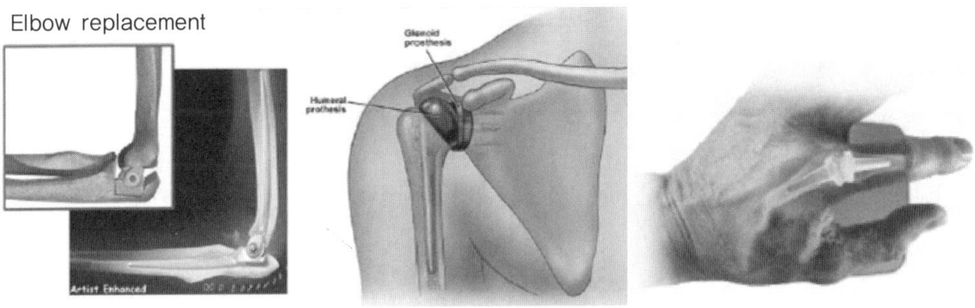

[그림 12-31] Total Joint Arthroplasty

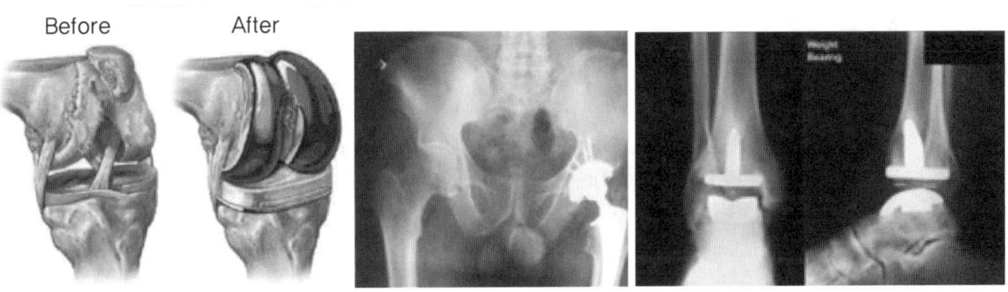

[그림 12-32] Total Joint Arthroplasty

3) 골관절염의 단계적 치료

Should be Individual

- **환자**마다 침범된 관절, 정도, 전신상태, 기대심리, 동반 질환 등이 다르다.
- **개개인에 맞추어 치료법을 결정한다.**

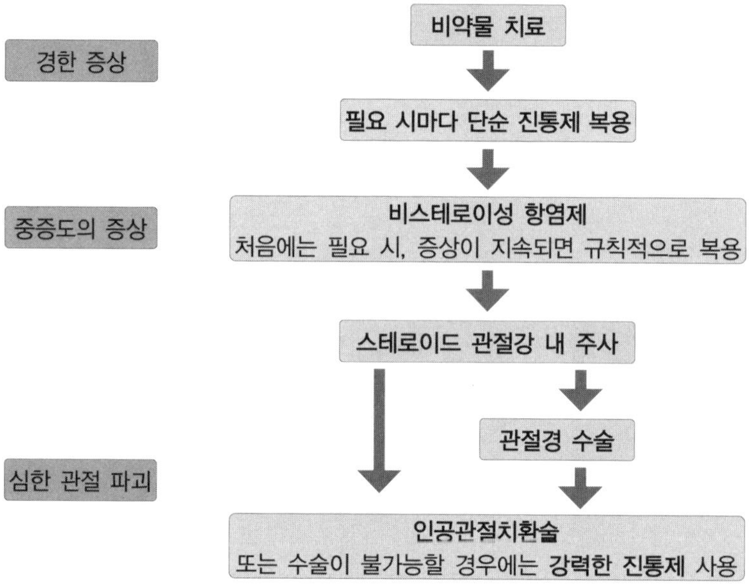

[그림 12-33]

4) 증례 1

(1) "69세 여자 환자 knee joint pain for 10years Pain intensity – mild, 체중 65kg / 키 159cm"

(2) 치료계획

① 체중 감량 지시, 운동 및 물리 치료

② Medication – acetaminophene 2~3g

③ 증상 악화시는 NSAID

④ Intraarticular injection – HA, steroid injections 시행

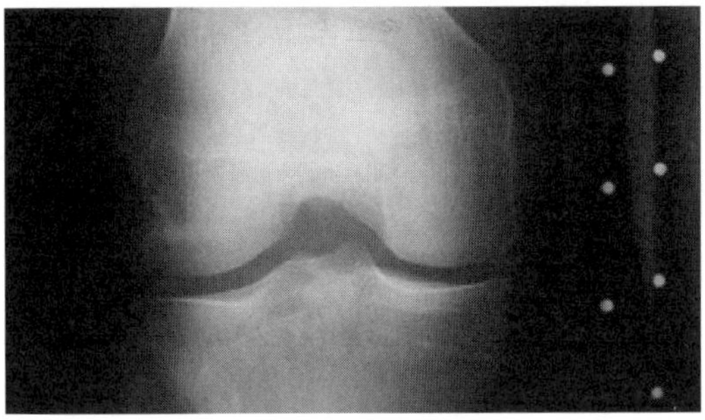

[그림 12-34]

5) 증례 2

(1) "75세 여자 환자 **knee joint** pain for 10years Pain intensity – severe Synovial swelling, 체중 65kg / 키 160cm"

(2) 치료계획

① 체중 감량 지시, 운동 및 물리 치료
② Medication – NSAID
③ Intraarticular injection – steroid
④ 일정 기간 대증 치료 후 수술 권유

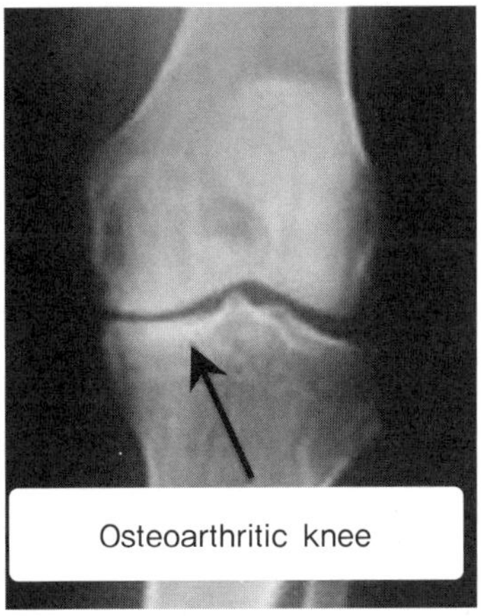

[그림 12-35]

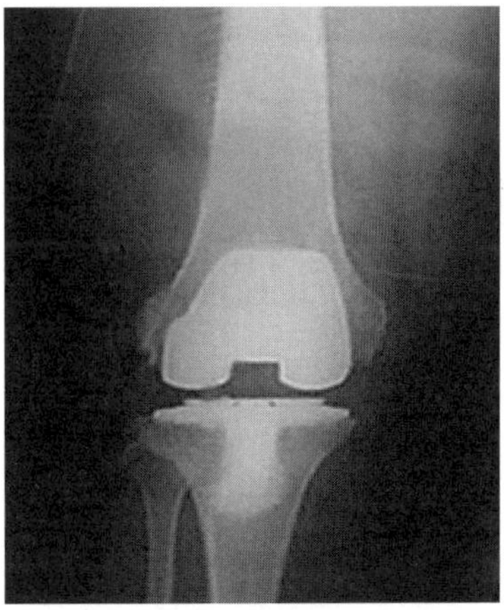

[그림 12-36]

2. Cervical Disease

1) Spinal Disease

(1) Cervical spine

- Disk herniation(HNP)
- Spondylotic myelopathy
- Ossfication of posterior longitudinal ligament (OPLL)

(2) Thoracic spine

- HNP

(3) Lumbar spine

- HNP
- Degenerative disk disease (DDD)
- Spinal stenosis
- Spondylolisthesis

(4) Fracture

(5) Infection

- TB, pyogenic, fungal spondylitis

(6) Tumor

- Metastasis
- Multiple myeloma

- Haemangioma
- Osteosarcoma

(7) Deformity

- Lumbar degenerative kyphosis
- Scoliosis
  : Congenital
  : Idiopathic
  : Neuromuscular

2) Cervical Disease

(1) Symptoms

① Axial neck pain : radiate to the shoulder or periscapular region
② Cervical radiculopathy : arm pain, sensory or motor finding
③ Cervical myelopathy : long tract clinical finding(arm & leg)

3) Pathogenesis of Symptoms

(1) Neck pain

- Cause : muscle, ligament, degeneration of disk or facet joint – nerve fiber & nociceptive nerve ending

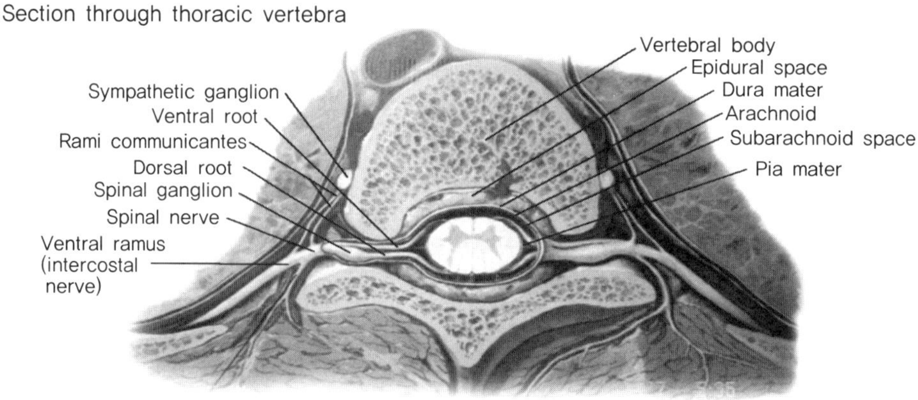

[그림 12-37] Spinal Nerves

(2) Cervical radiculopathy

- Cause : canal & foraminal size decrease

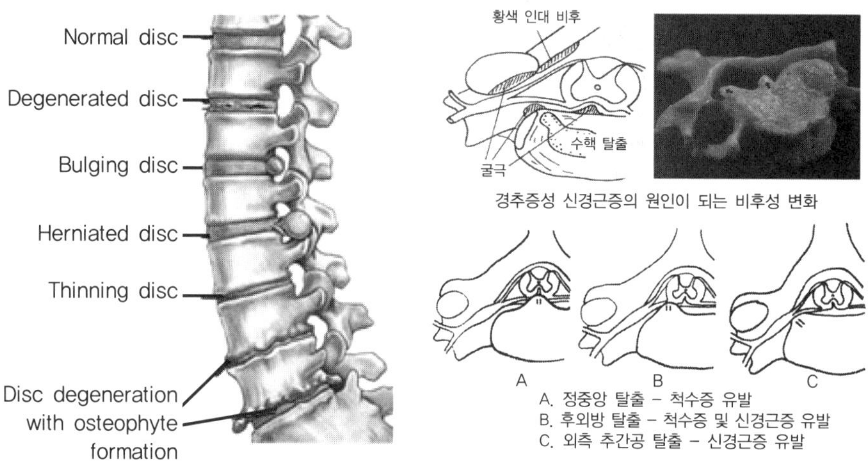

[그림 12-38]

(3) Cervical myelopathy

- Cause : mechanical compression of spinal cord
- Predisposing factors : AP diameter of canal
  - Normal 17, 18mm, developmental stenosis : less than 13mm
  - Cross section area of cord less than $60mm^2$
  - AP cord compression ratio less than 0.4

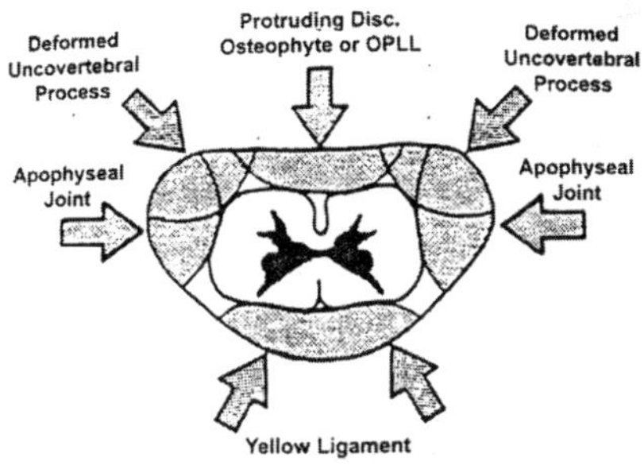

[그림 12-39]

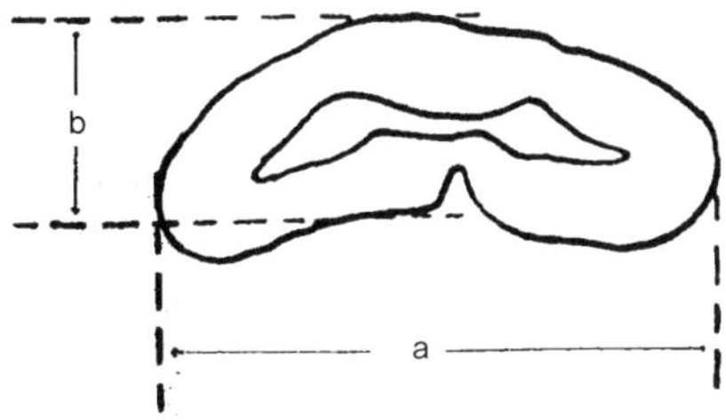

[그림 12-40]

4) Clinical Evaluation

(1) Cervical radiculopathy

① Neurologic exam

- sensory dermatome check motor
- reflex change

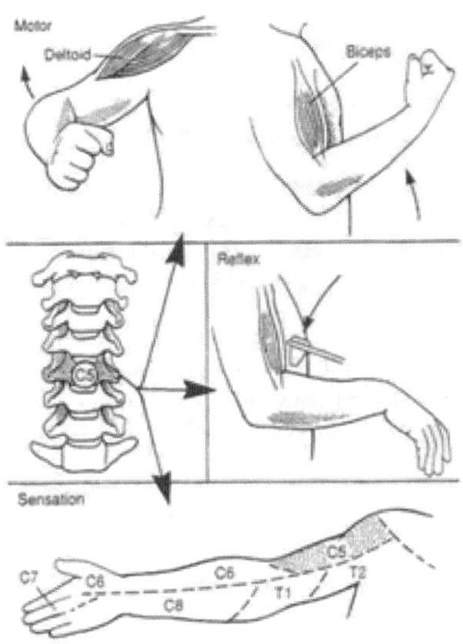

[그림 12-41]

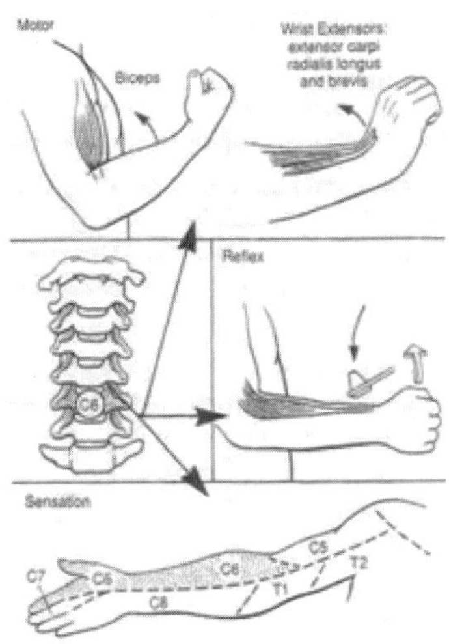

[그림 12-42]

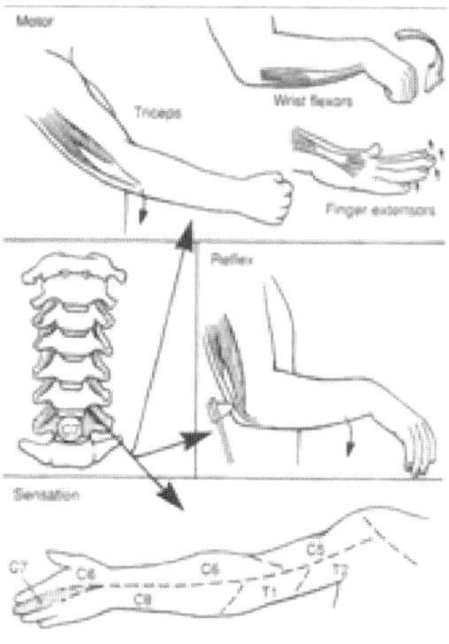

[그림 12-43]

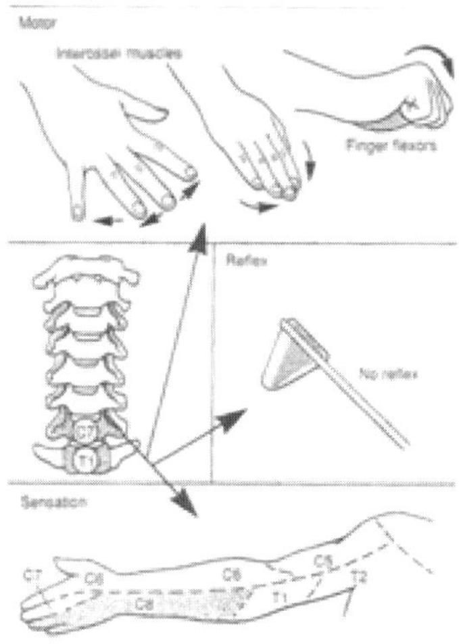

[그림 12-44]

② Spurling sign : neck extension & lat. Rotation → pain aggravation

③ Shoulder abd. relief sign (Bakody's sign.)

: arm elevation → pain relief

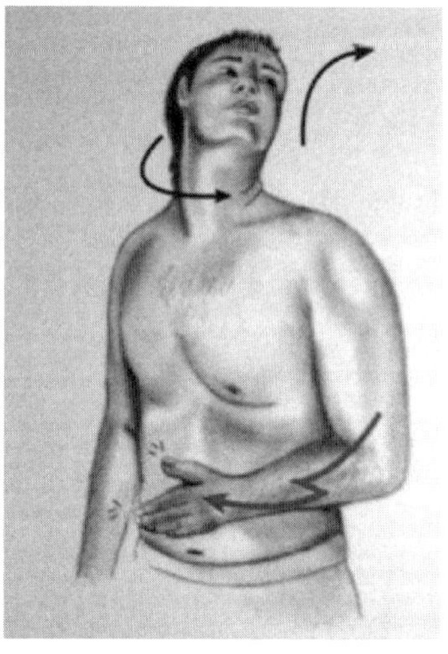

[그림 12-45]

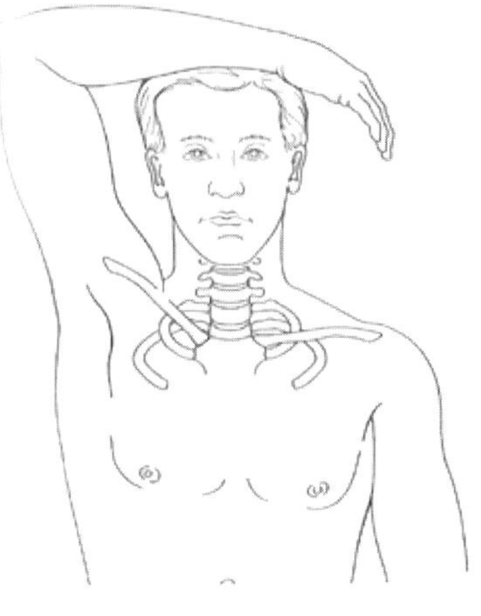

[그림 12-46]

(2) Cervical myelopathy

① Clumsiness or hand fine motor loss

② Gait disturbance : balance loss

③ Voiding difficulty : urgency, hesitation, frequency(rarely retension)

④ Motor weakness

⑤ Sensory loss : pain, temperature, proprioception, vibration, touch

⑥ Abnormal reflex :

ankle clonus

Deep tendon hyperreflex

Inverted radial reflex

Hoffmann sign

Babinski

Hyperactive scapular humeral reflex (C3 above)

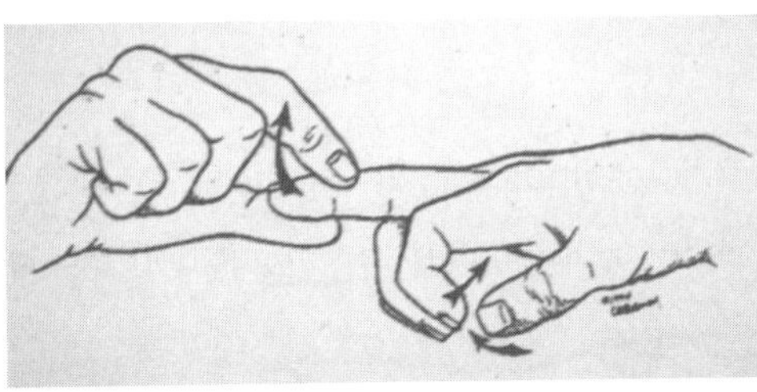

[그림 12-47]

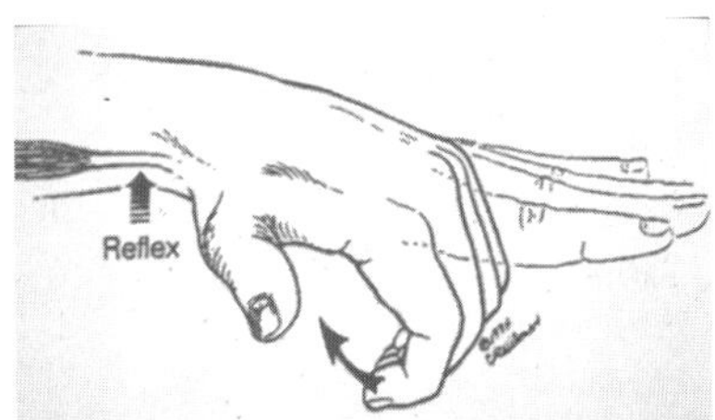

[그림 12-48]

⑦ finger escape sign : little finger를 adduction시켜서 30초 이상 유지할 수 없을 때

⑧ grip & release test : 10초에 20회 이하이면 의심

⑨ Lhermitte's sign

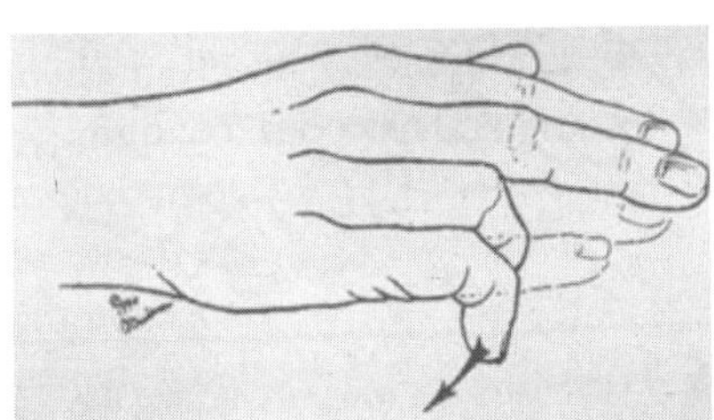

[그림 12-49]

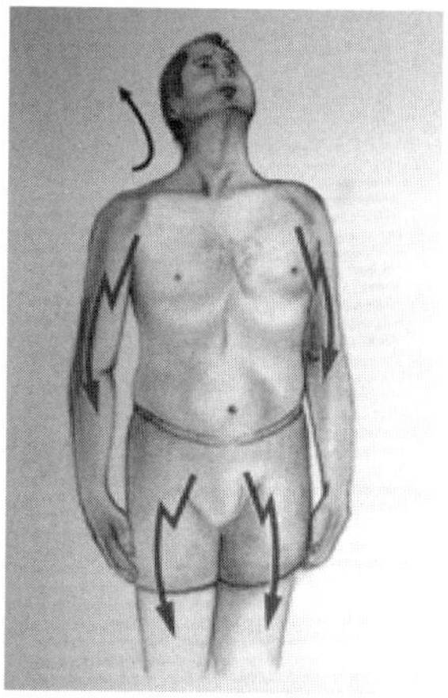

[그림 12-50]

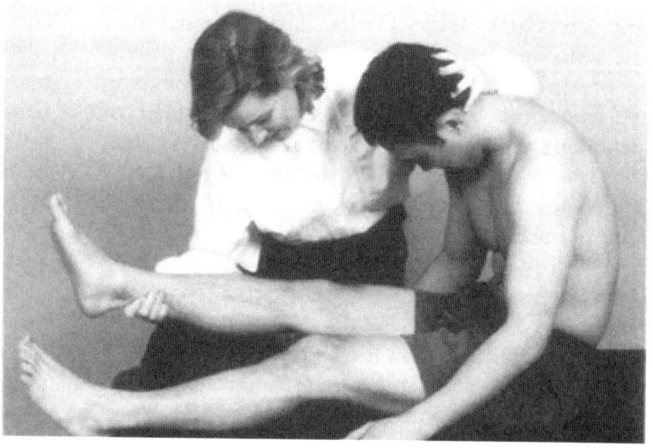

[그림 12-51]

5) Investigation

(1) Plain radiographs

- Degenerative change :
  disk height loss, facet & uncovertebral joint arthrosis, end plate sclerosis
- Cervical instability : translation of > 3.5mm, sagittal plane angulation > 11

(2) CT with myelography

- Compressive osteophyte, foraminal stenosis, OPLL

(3) MRI

- Diagnostic standard for evaluation of cervical spine
- Direct visualization of intramedullary cord change

(4) Electrodiagnostic study

- DDx. : myelopathy, radiculopathy, peripheral entrapment syndrome, brachial plexopathy
- MEP, SSEP, EMG

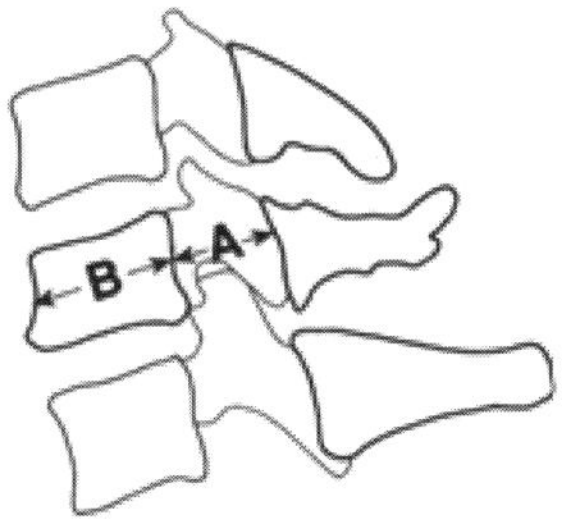

[그림 12-52]

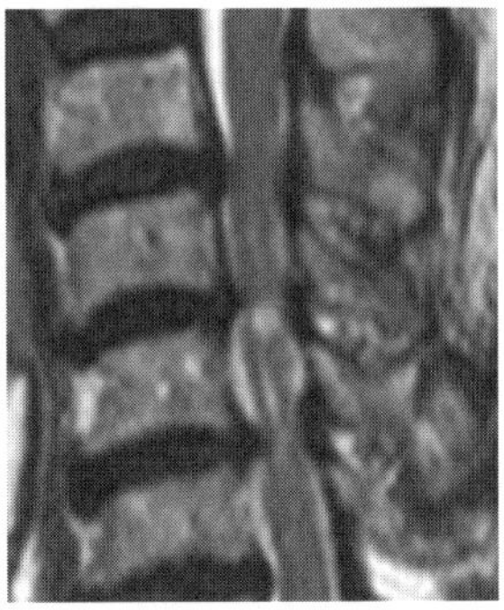

[그림 12-53]

6) Nonsurgical Management

- Medication : narcotic analgesics, NSAID, steroid, muscle relaxant, anti-depressant
- Short period rest
- Neck brace
- Physical modalities : heat, cold, sono, TENS, traction
- Epidural steroid injection

7) Surgical Management

(1) Indication for axial neck pain

① Severe cervical disk degenerative disease

- not relife more than 1 year conservative Tx.
- identify symptomatic level → provocative diskography

(2) Indication for cervical radiculopathy

① Failure of more than 3 months conservative Tx

② Progressive neurologic dysfunction

(3) Indication of cervical myelopathy

① Neurologic dysfunction, disability, radiograph, symptom duration

8) Surgical Management : Option

(1) Option for cervical radiculopathy (HNP)

① ACDF (center, bilateral, lat. disk lesion + neck pain)

② Post. Laminotomy－foraminotomy (lat. disk lesion + no neck pain)

(2) Option for cervical myelopathy (cervical stenosis)

① ACDF or ACCF

② Laminectomy or laminoplasty

9) Surgical Management : Techniques

(1) ACDF(ant. cervical diskectomy and fusion)

ACCF(ant. cervical corpectomy and fusion)

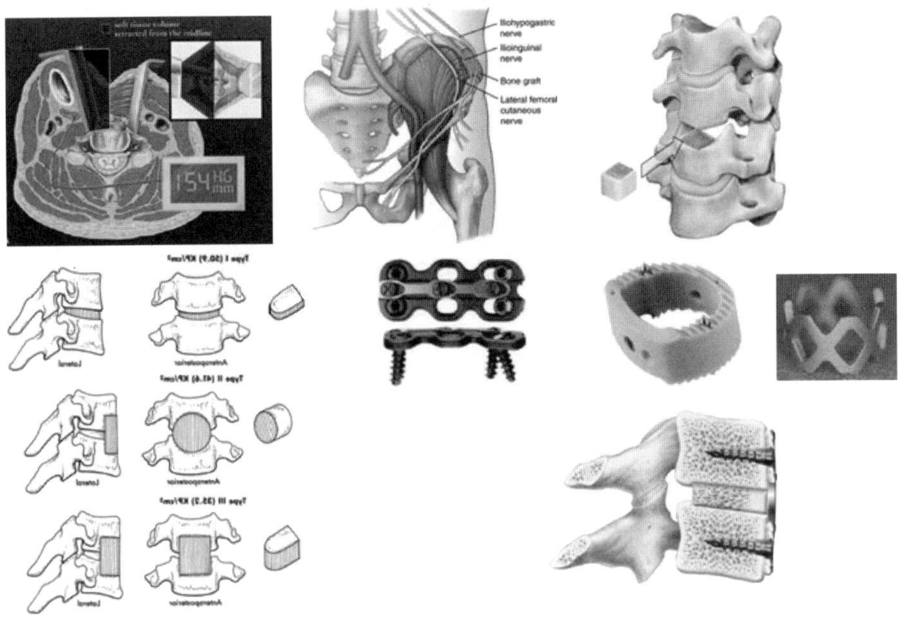

[그림 12-54]

(2) Total disk replacement

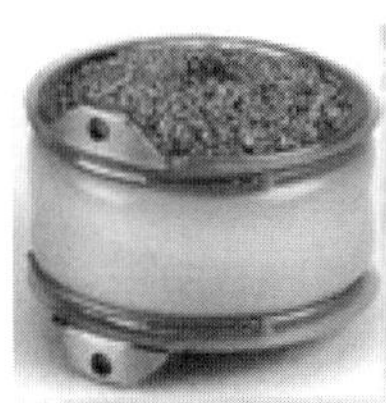

[그림 12-55]

(3) Posterior laminotomy-foraminotomy

- Unilateral lat. Or foraminal soft disk herniation or stenosis
- Lat. 1/3 sup. & inf. Hemilaminotomy, med 1/3 facetectomy

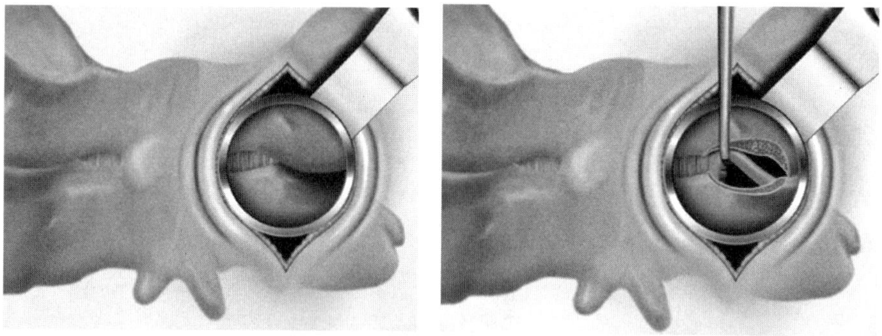

[그림 12-56]

(4) Laminoplasty

(5) Laminectomy

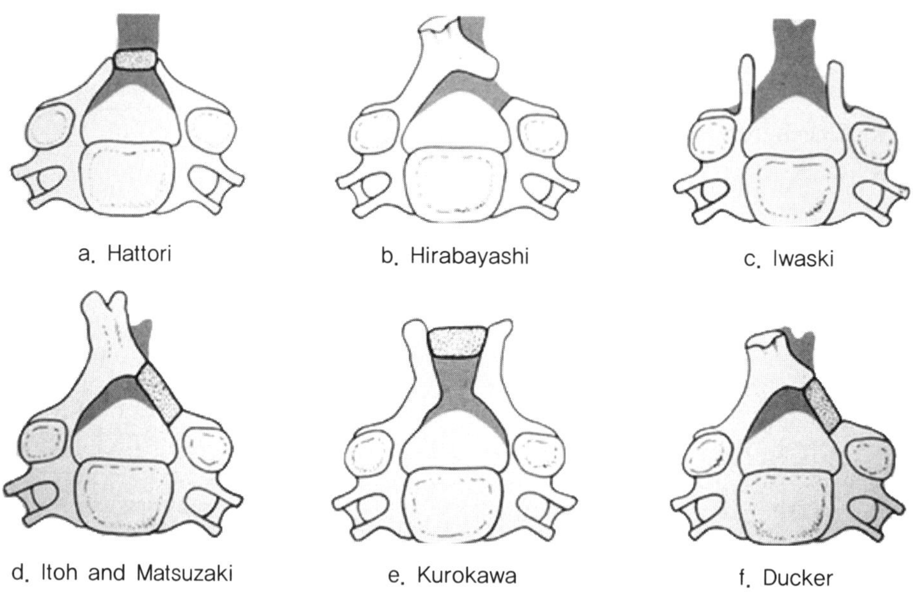

[그림 12-57]

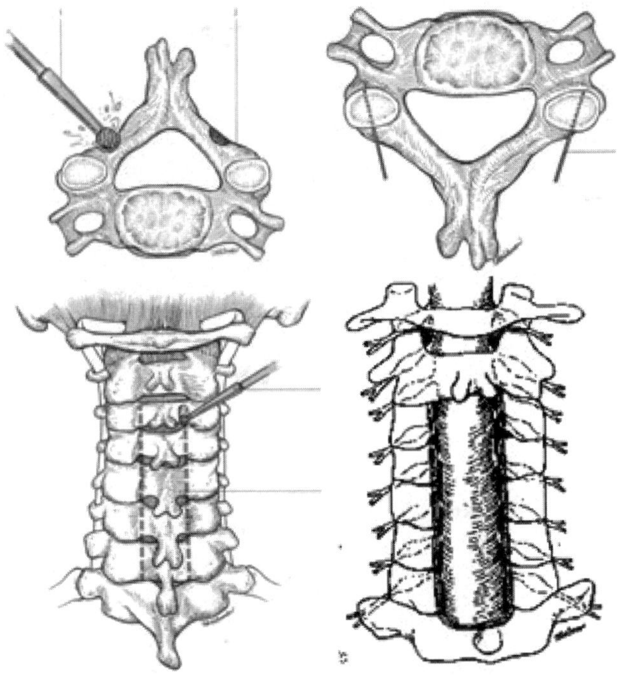

[그림 12-58]

10) CASE 36/F

- C/C : neck pain & Rt upper arm pain
- Onset : 9일 전 자고 일어나서 갑자기
- P/Ex : Motor deltoid (2/5)

  biceps (2/5)

  Sensory Rt C4,5 dermatome ↓

  DTR Biceps (++/++)

  Triceps (++/++)

  brachioradialis (++/++)

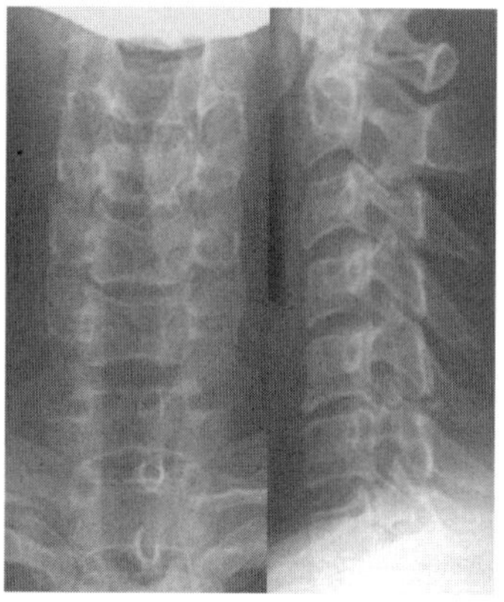

[그림 12-59] X-ray

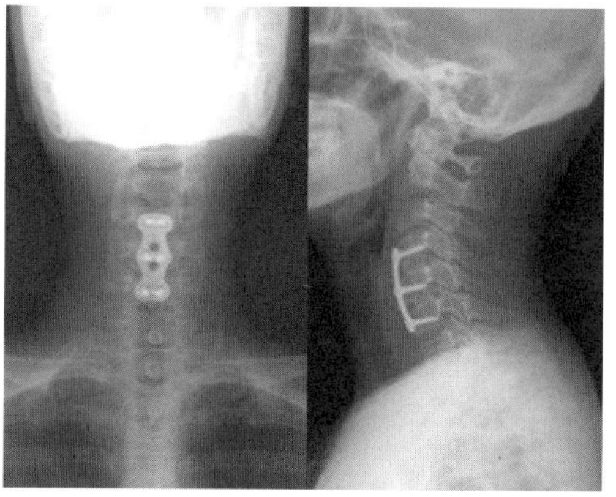

[그림 12-60] MRI

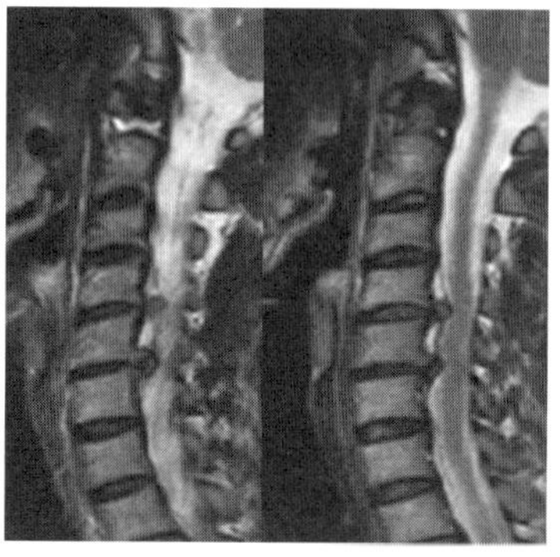

[그림 12-61] C4-5-6 HNP → ACDF

11) CASE 75/F

- C/C : (B) upper extremity numbness & weakness
- Pex : sensory decreased

  C5 → Rt 80 of normal, Lt 70 of normal

  C6 → Rt 70, Lt 50

  C7 → Rt 80, Lt 60

  C8 → Lt 70

  motor

  Gr III－IV (Lt dominant)

  hoffman's sign(+/+) ankle clonus(+/+)

  Gait disturbance(+) DTR(+++/+++)

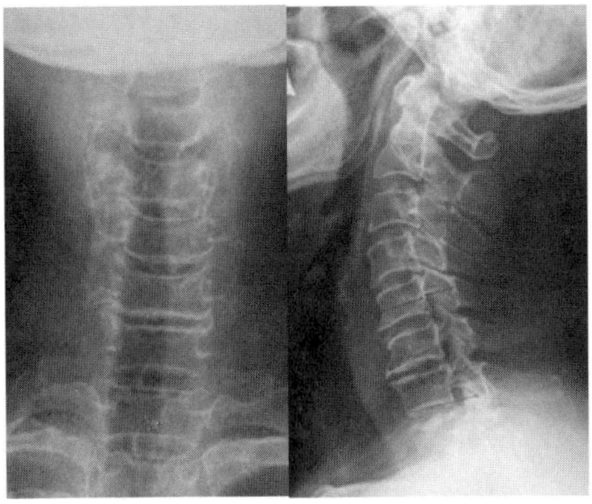

[그림 12-62] X-ray

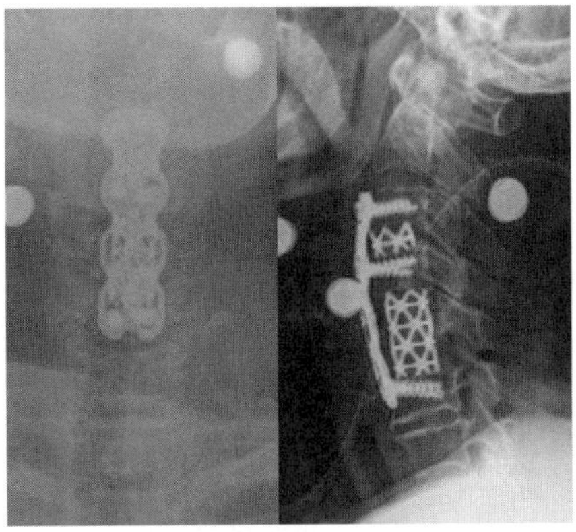

[그림 12-63] MRI

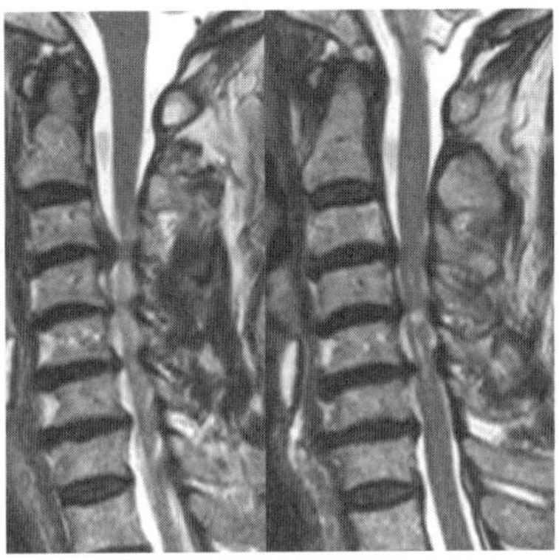

[그림 12-64]

C3-4-5-6 cervical spondylotic myelopathy

→ C3-4 ACDF, C4-5-6 ACCF(C5 corpectomy)

12) CASE 63/M

- C/C : Gait disturbance
- onset : 1/2 M
- P/Ex : Motor C5-T1 Gr (4 / 5)
  HF Gr (4 / 5)
  AD Gr (4 / 5)
  EPH Gr (4 / 5)

DTR Kj (+++ / +++)

Aj (++ / ++)

Grip & release (+ / +)

Finger escape sign(+ / −)

Hoffman reflex(+ / −)

Ankle clonus (+ / −)

Babinski sign (+ / −)

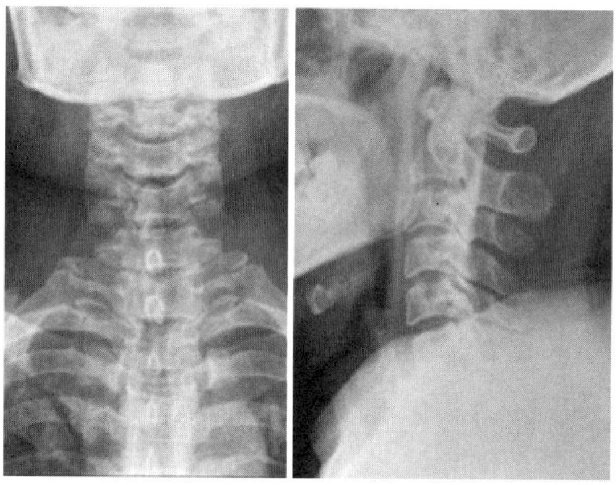

[그림 12-65] X-ray

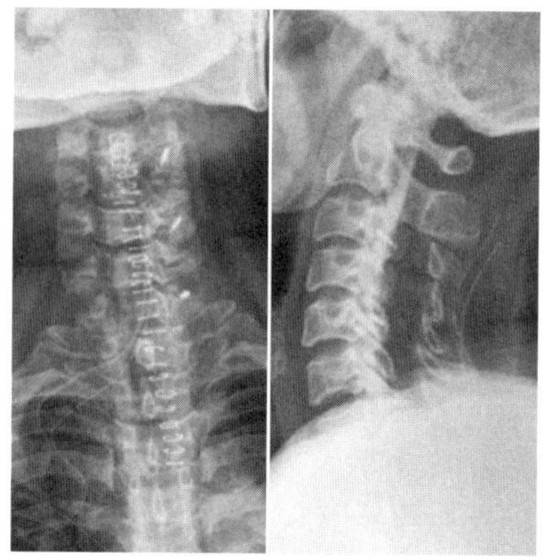

[그림 12-66] CT

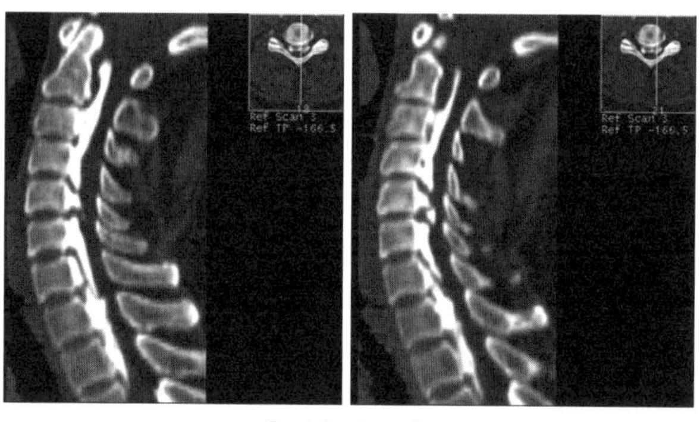

[그림 12-67]

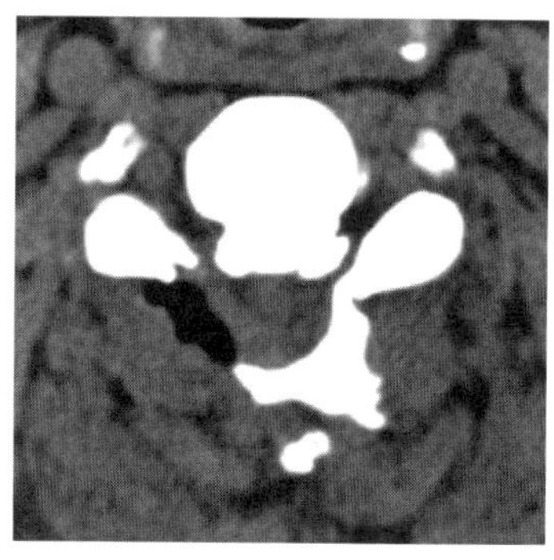

[그림 12-68]

cervical myelopathy d/t OPLL(ossification of post. longitudinal lig.)

→ laminoplasty

3. Lumbar Disease

- Common Sx.
  - Dack pain
  - Referred pain : Pain perceived at a site adjacent to or at a distance from the site of an injury's origin
  - Radiating pain : Pain caused by nerve root irritation. Pain felt at the dermatome of irritated nerve root
  - Claudication

1) Common Causes of Back Pain

- Back sprain
- Intervertebral disc herniation
- Internal disc disruption

  (= Degenerative disc disease)
- Spinal stenosis
- Spondylolisthesis
- Degenerative spondylosis
- Spondyloarthropathies
- Tumor, infection

2) Back Pain

- Affects 2/3 of adults
- Second most common reason for physicians visit
- Most common reason for work disability
- Epidermiology

〈표 12-1〉 Epidermiology

Characteristic	Prevalence (%)
Any LBP	60~80
Any radicular pain	2~40
LBP persisting at least 2wks	14
LBP & sciatica lasting at least 2wks	1.6
Lumbar spine surgery	1~2

3) Examination of Lumbar Spine : Radiculopathy

(1) Straight leg raising test

Pain at 30°~70° raising : Nerve root irritation (eg. HNP)

Pain at < 30° or > 70° raising : Articular origin, Muscular origin

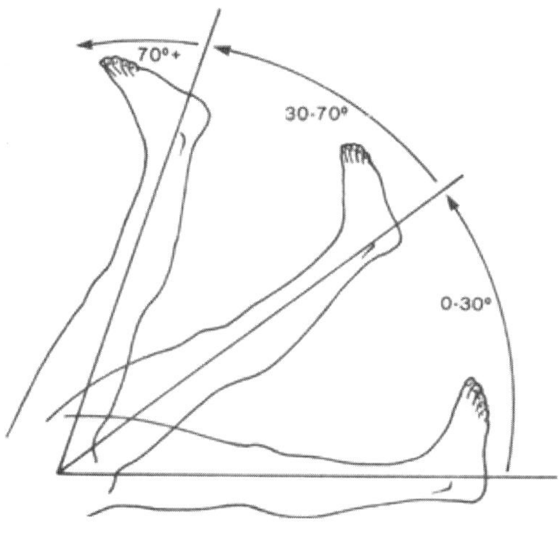

[그림 12-69]

(2) Sensory & motor

myotome & dermatome of nerve root

(3) Myotome

L3 : knee extension
L4 : ankle dorsiflexion
L5 : big toe dorsiflexion
S1 : ankle plantar flexion

(4) Motor power grade

0 = no movement
1 = muscle fires but no movement
2 = movement but not against gravity
3 = moves against gravity but not resist
4 = resists examiner but weak
5 = normal

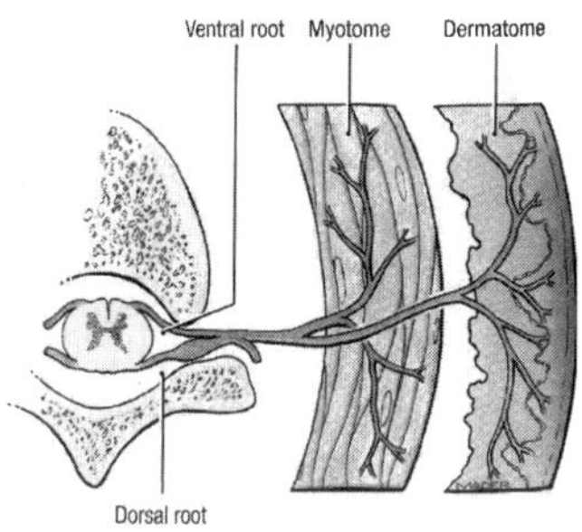

[그림 12-70]

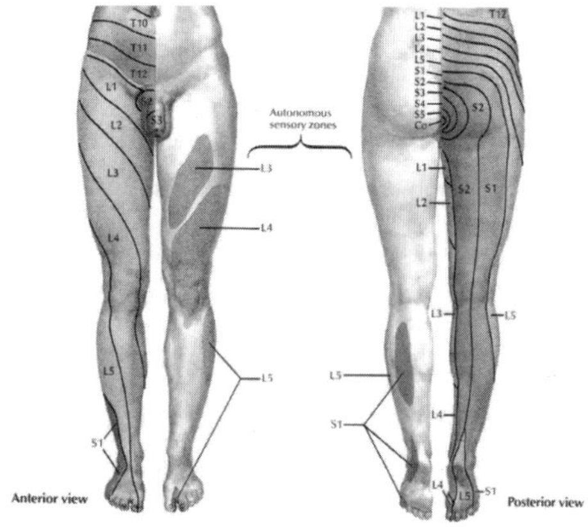

[그림 12-71]

(5) Level Reflex

L3－L4 Patellar jerk
S1－S2 Ankle jerk

(6) Babinski

Normal – Toes downgoing

Abnormal – Toes upgoing

(7) Spine level and involved areas

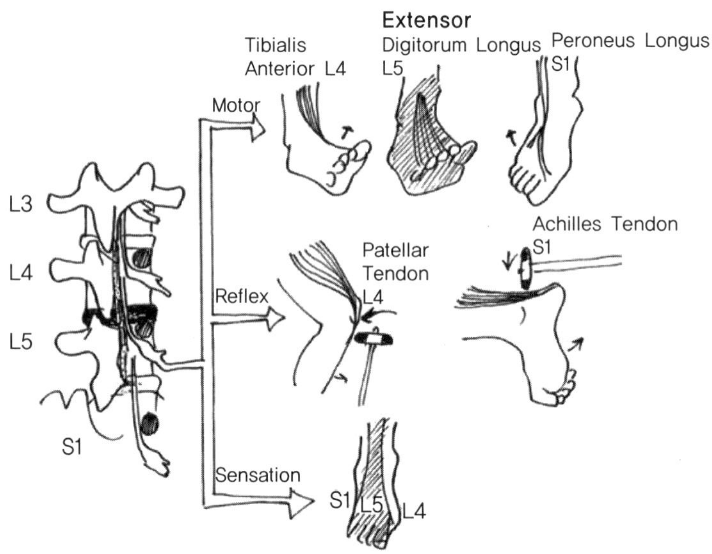

A herniated disc between vertebrae L4 and L5 involves the L5 nerve root. This is the second most common level of disc herniation in the lumbar spine.

[그림 12-72]

4) Examination of Lumbar Spine : Claudication

(1) Vascular claudication

Cramp-like pains in the legs (usually the calf muscles, but may be in the thigh muscles) caused by poor circulation of the blood to the leg muscles.

(2) Spinal/Neurogenic claudication

Pain felt on exertion by patients whose leg pain is caused by nerve root compression

(3) Comparison of Claudication

〈표 12-2〉

Evaluation	Vascular	Neurogenic
Walking distance	Fixed	Variable
Palliative factors	Standing	Sitting/bending
Provocative factors	Walking	Walking/standing
Walking uphill	Painful	Painless
Bicycle test	Positive(painful)	Negative
Pulses	Absent	Present
Skin	Loss of hair, shiny	Normal
Weakness	Rarely	Occasionally
Back pain	Occasionally	Commonly
Back motion	Normal	Limited
Pain character	Cramping-distal to proximal	Numbness, aching-proximal to distal
Atrophy	Uncommon	Occasional

5) Investigtion

(1) Plain radiographs

- Degenerative change : disk height loss, facet & uncovertebral joint arthrosis, end plate sclerosis
- Cervical instability : translation of > 3.5mm, sagittal plane angulation > 11

(2) CT with myelography

- Compressive osteophyte, foraminal stenosis, OPLL

(3) MRI

- diagnostic standard for evaluation of cervical spine
- direct visualization of intramedullary cord change

(4) Electrodiagnostic study

- DDx. : myelopathy, radiculopathy, peripheral entrapment syndrome, brachial plexopathy
- MEP, SSEP, EMG

6) Plain Radigraphs – AP & Lat.

- Alignment
  - Normal or Abnormal Curvature
  - Displacement
- Shape of Vert. Body
- Shape of Processes
- Pedicle
- Inter-pedicular Distance
- Disc space
- Soft tissue
  - Prevertebral soft tissue in cervical spine
  - Psoas shadow in lumbar spine

- Normal

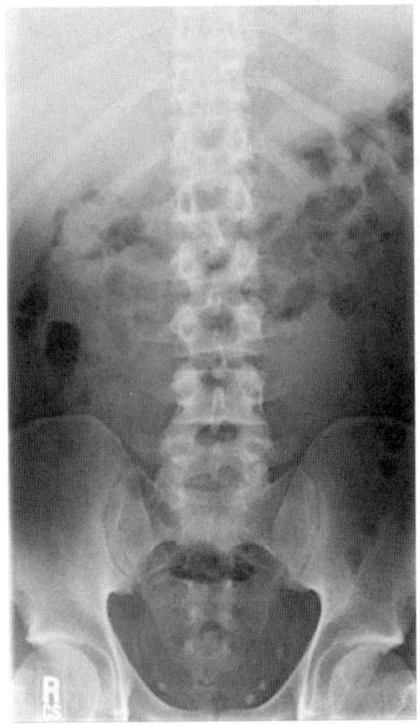

[그림 12-73]

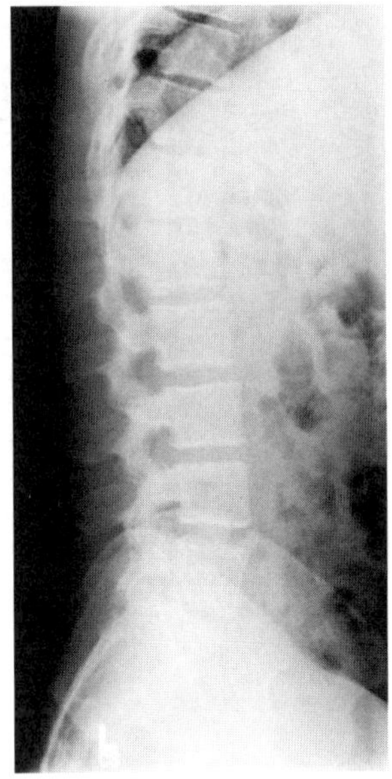

[그림 12-74]

- Compression fracture

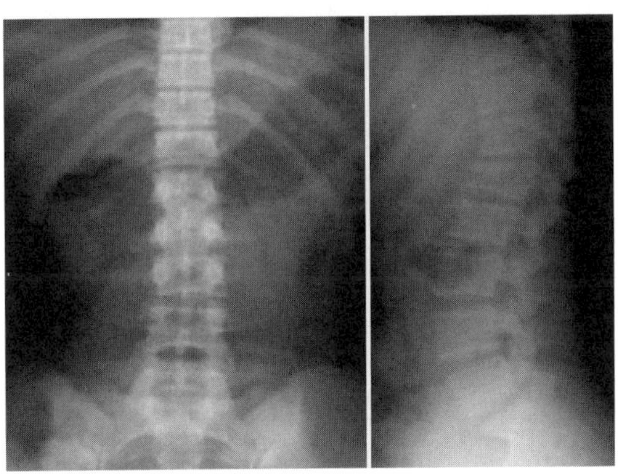

[그림 12-75]

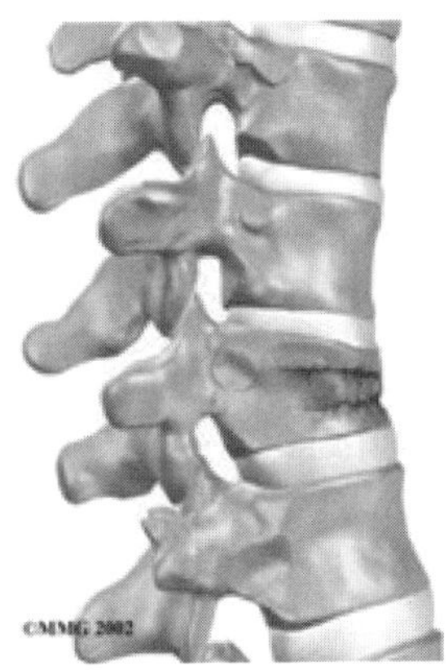

[그림 12-76]

• Isthmic spondylolisthesis

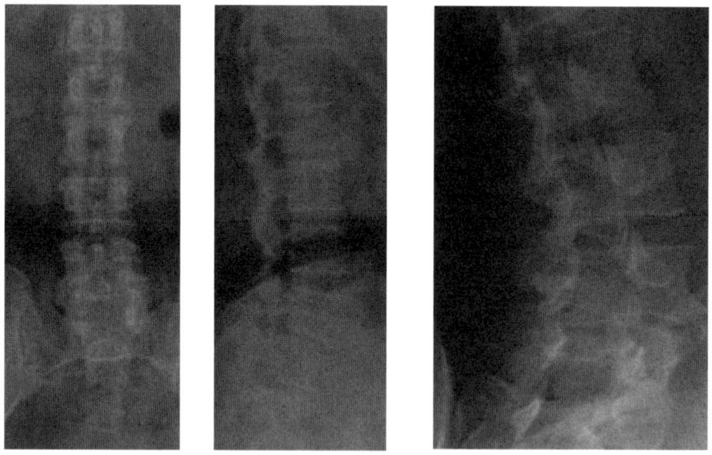

[그림 12-77]

7) CASE. F/28

• C/C : Rt buttock pain & Lt lower leg pain
  onset) 10M ago
  agg) 10D ago(수영하고 난 후)
• P/Ex : SLRT 30/full
  Motor BTDF(big toe dorsiflexion) 3/5
  Sensory Rt. L5 dermatome ↓
  DTR Ki (++/++)
  Ai (++/++)
  Ankle clonus (−/−)
  Babinski sign (−/−)
• X-ray, MRI

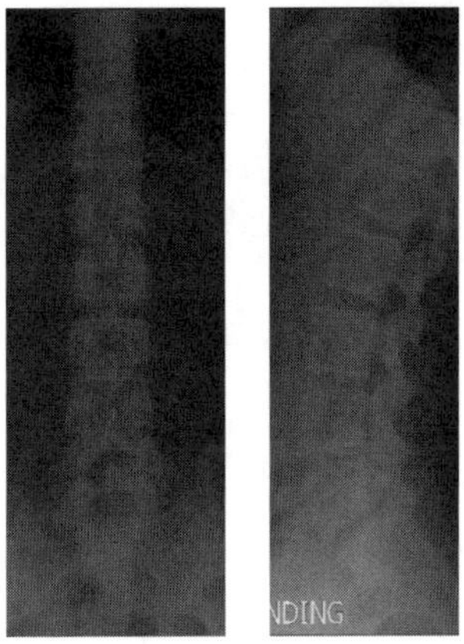

[그림 12-78]

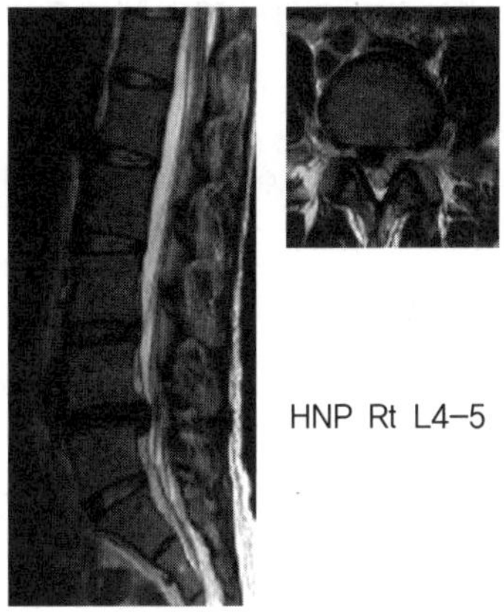

[그림 12-79]

- Percutaneous endoscopic lumbar discectomy(PELD)

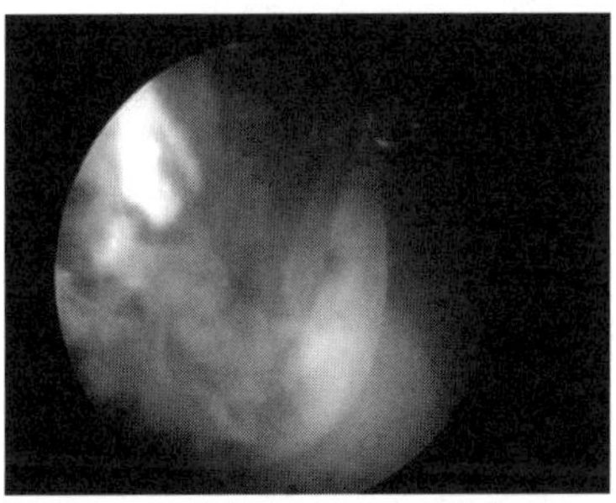

[그림 12-80]

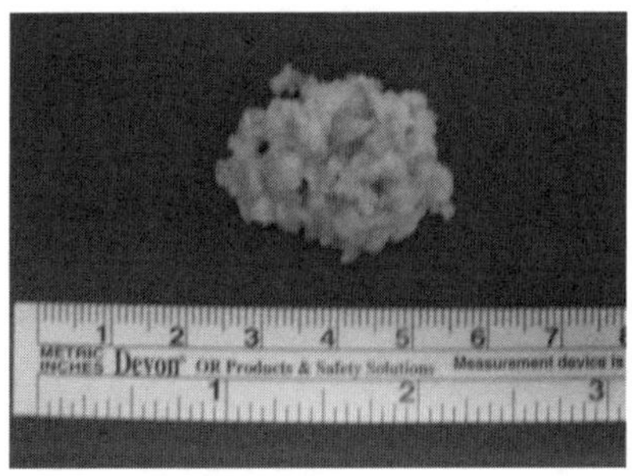

[그림 12-81]

8) Disease Review : Heniated Nucleus Purposus

(1) Definition

The progressive degeneration of a disc, or traumatic event, can lead to a failure of the annulus to adequately contain the nucleus pulposus.

Heniation of nuclueus purposus through annulus fibrosus

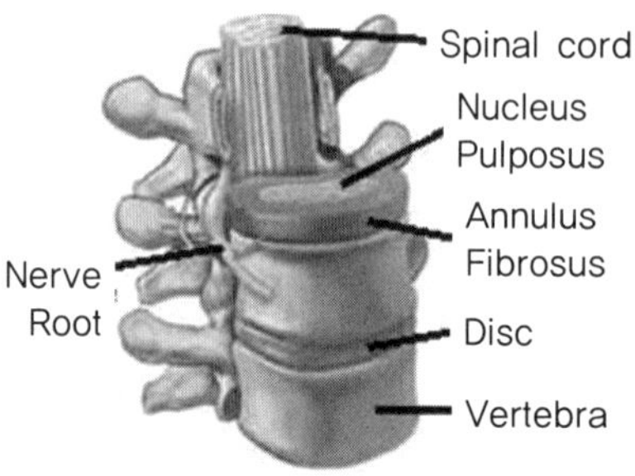

[그림 12-82]

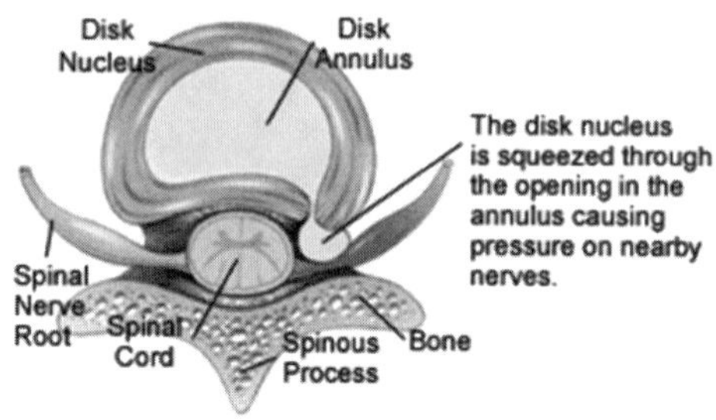

[그림 12-83]

(2) Symptoms

- Back pain
- Leg pain (Radicular pain) : pathophysiology

① Mechanical compression

→ ischemia → structural change (neural fibosis)

② Inflammation, cytokine

③ Autoimmiune reaction

(3) Physical examination

- Straight leg raising test (+) : Pain at 30°~70° raising

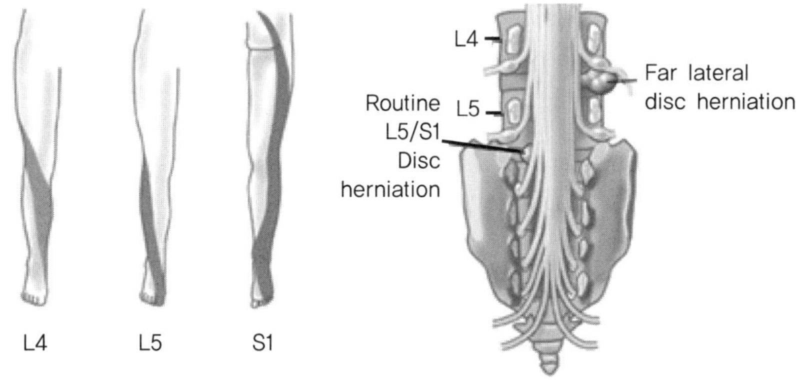

[그림 12-84]

(4) Natural Hx(Weber study, 1983)

- Prospective study (N=280)
- Op > conservative at POD 1 yr
- Op = conservative at POD 4 yrs

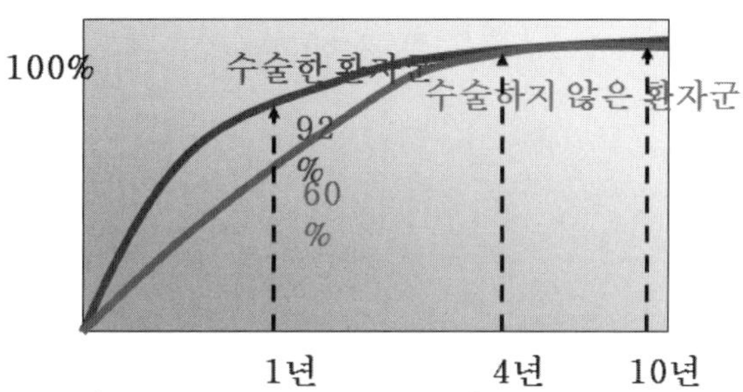

Weber et al. 1983

[그림 12-85]

(5) Varying degrees

- Disc bulgc
  ⇩ Mild symptoms
    : Usually go away with nonoperative treatment
    : Rarely an indication for surgery
- Extrusion (herniation)
  Moderate/severe symptoms
  : Nonoperative treatment

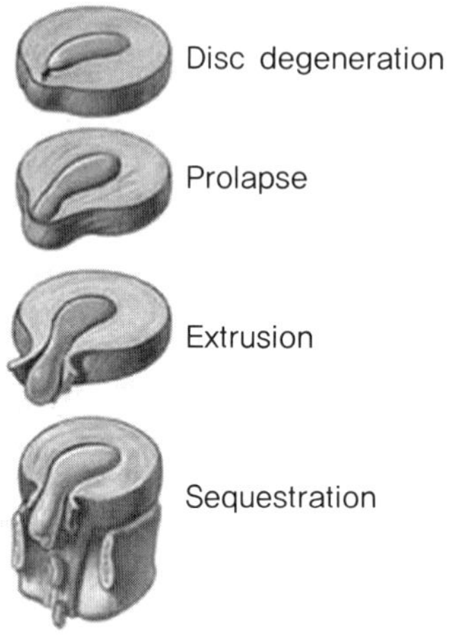

[그림 12-86]

(6) Diagnosis

- Myelography
  identify level of nerve root impingement
- CT

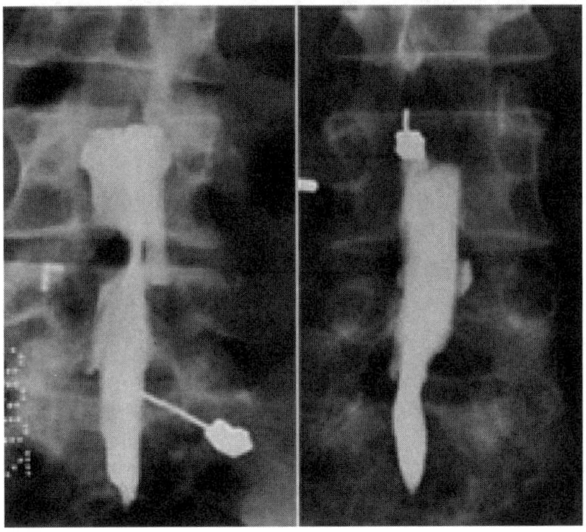

[그림 12-87]

- Magnetic resonance imaging (MRI)
  : Allow visualization of disc
  : Herniated discs are easily detected

(7) Nonoperative care

- Initial bed rest
- Nonsteroidal anti-inflammatory
- Physical therapy
  Exercise/walking
- Steroid injections

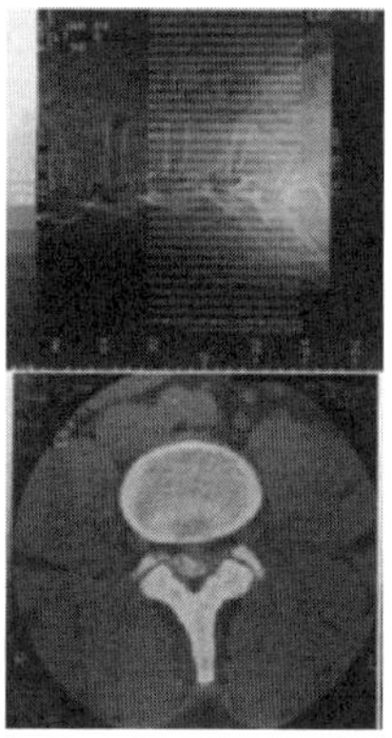

[그림 12-88]

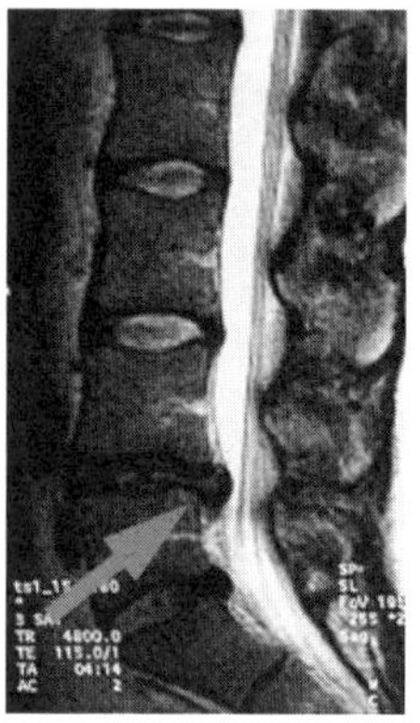

[그림 12-89]

(8) Operative indication

- Absolute : Cauda Equina Syndrome
  - Caused by a central disc herniation
  - Bilateral leg pain, loss of perianal sensation, paralysis of the bladder, and weakness of the anal sphincter
- Relative : progressive neurologic Sx

  No response of conservative Tx(6 weeks)

  Severe pain

(9) Surgical treatment : Open discectomy

- Laminotomy + discectomy
- Removal of the herniated portion of the disc
- Usually through a small incision
- High success rate

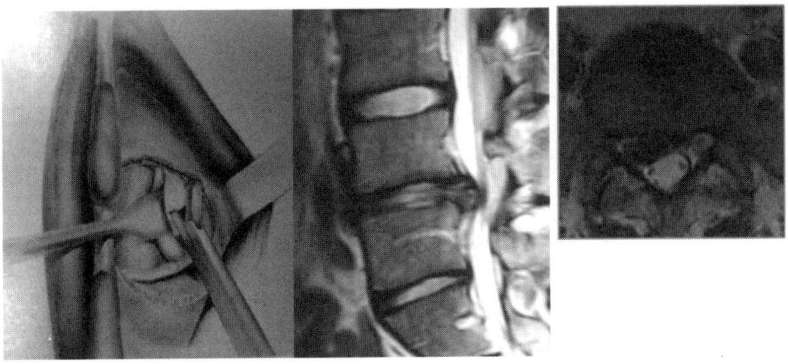

[그림 12-90]

① Alternative to standard discectomy

- Chemonucleolysis
- Percutaneous suction discectomy
- Microscopic discectomy
- Arthroscopic discectomy
- IDET (Intradiscal electothermal decompression and annuloplasty)

② Chemonucleolysis

- Success rate : 58~82%

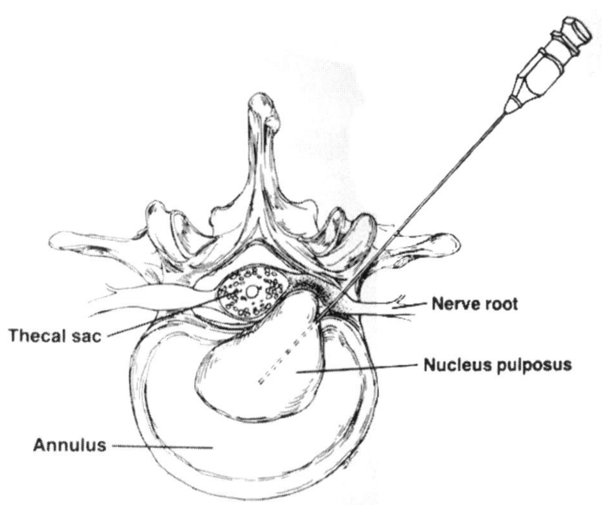

[그림 12-91]

③ Percutaneous suction discectomy

- Success rate : 50~87%

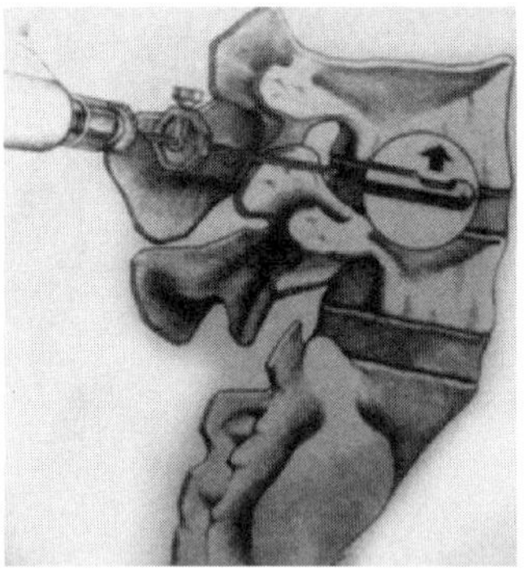

[그림 12-92]

④ Microscopic discectomy

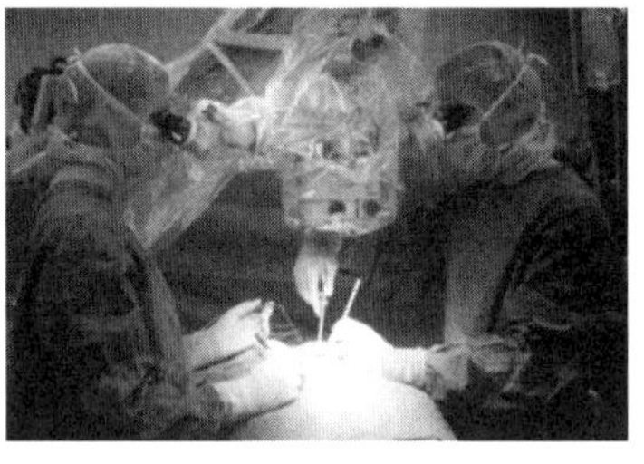

[그림 12-93]

⑤ Percutaneous endoscopic lumbar discectomy(PELD)

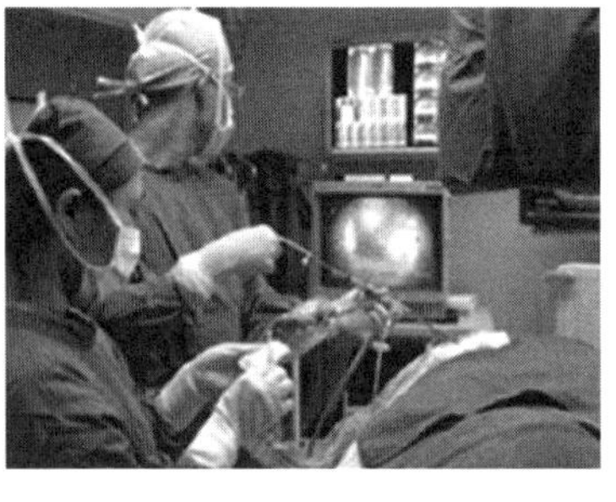

[그림 12-94]

9) CASE. M/72

- C/C : back & Buttock pain
  both lower leg pain
- Onset : 25Yr
- P/H : H/T(+)
- P/Ex

5분 이상 방사통

SLRT	full/full
Motor	intact
Sensory	intact
DTR	K/J +/+
	A/J +/+

- X-ray, MRI

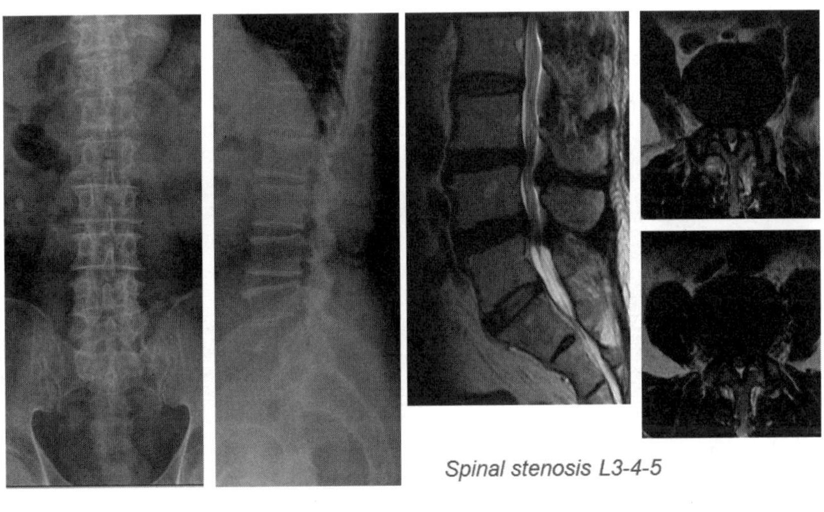

Spinal stenosis L3-4-5

[그림 12-95]

• Decompression procedure : Laminectomy

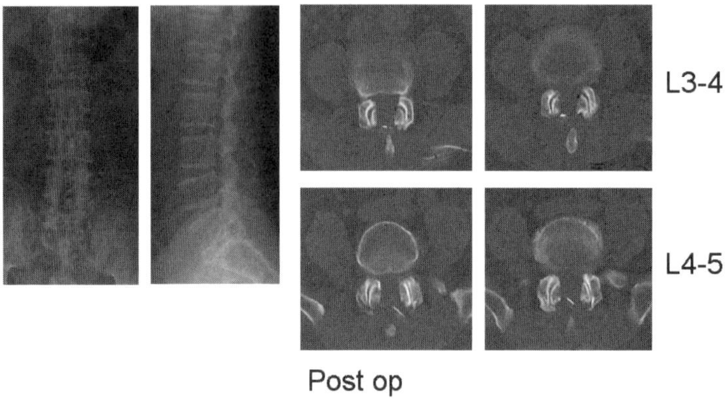

[그림 12-96]

10) Disease Review : Spinal Stenosis

(1) Definition

• Disc bulge, facet hypertrophy and flaval ligament thickening frequently combine to cause central spinal stenosis.
• Note the trefoil shape of stenotic spinal canal.

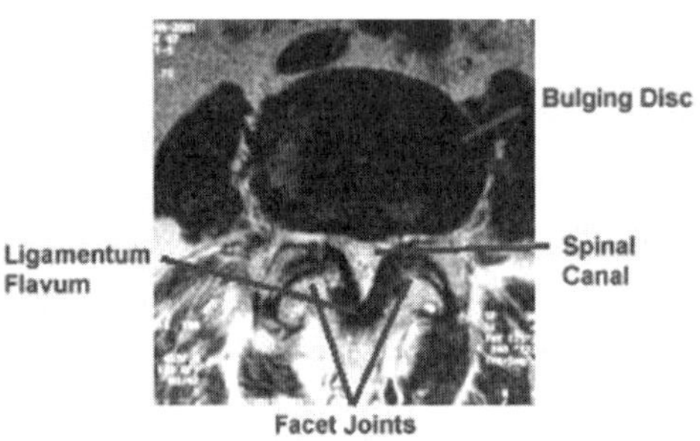

[그림 12-97]

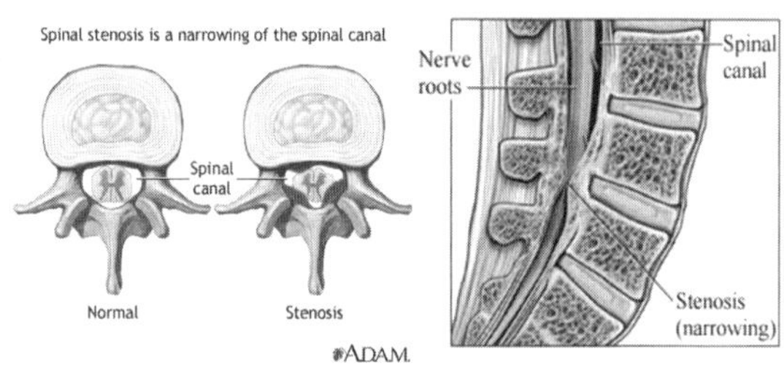

[그림 12-98]

(2) Pathophysiology

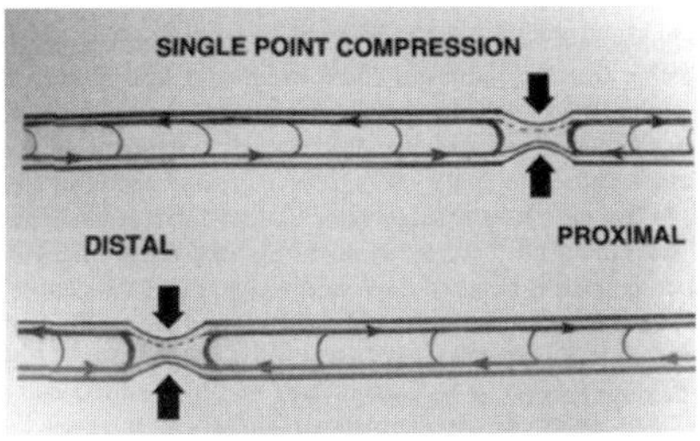

[그림 12-99]

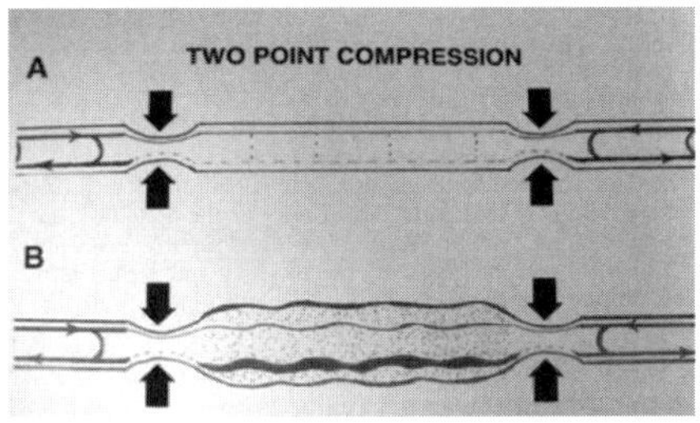

[그림 12-100]

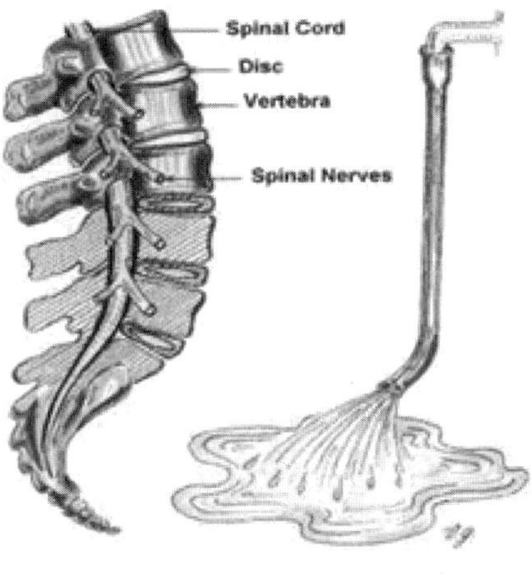

[그림 12-101]

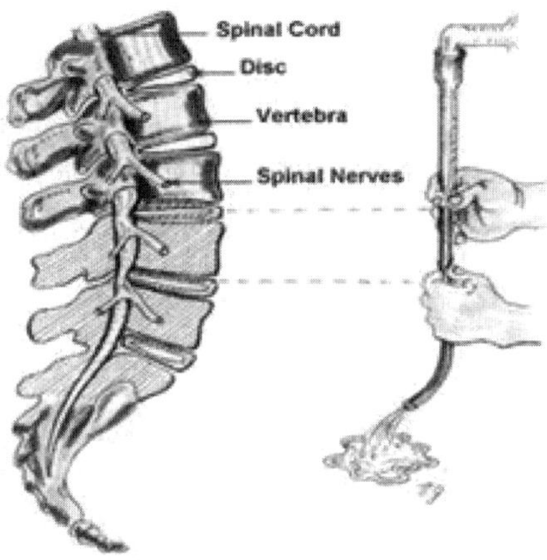

[그림 12-102]

(3) Most common presenting complaints

- Back pain (95%)
- Claudication (91%)
- Leg pain (71%)
- Weakness (33%)
- Bladder disturbances (12%)

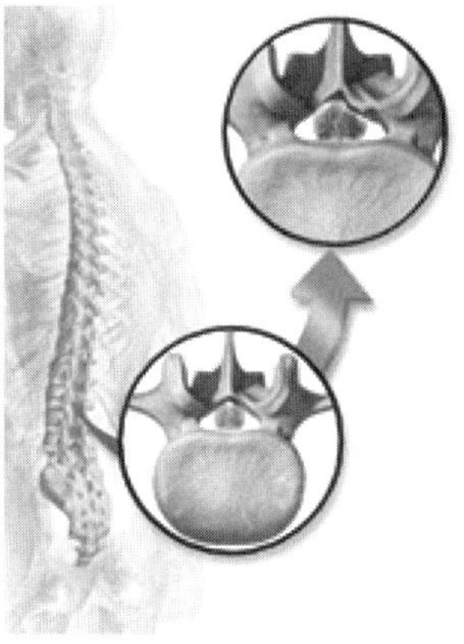

[그림 12-103]

(4) Diagnosis

- MRI
  - Best modality
  - Show not only morphological changes, but also pathological changes

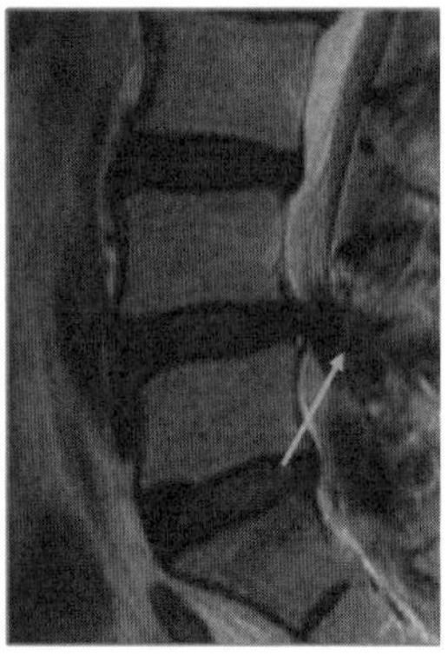

[그림 12-104]

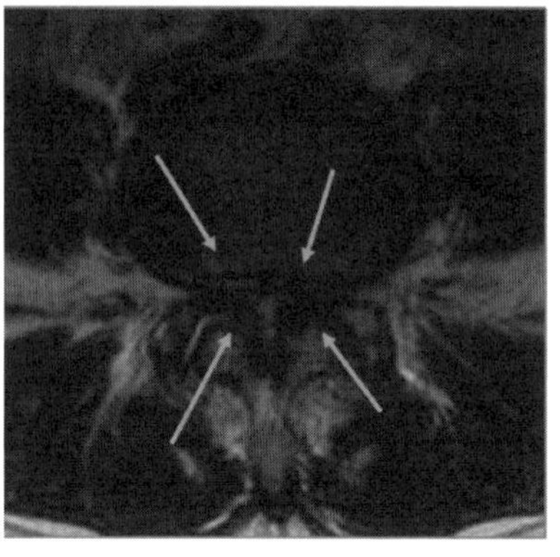

[그림 12-105]

11) Spinal Stenosis – Surgical Tx.

(1) Failure of nonoperative treatment

- Minimum of 3~6 months' duration
  - Decompression : Bone removal to widen area
- Laminectomy, Foraminotomy
  - High success rate
  - May require adjunct fusion to address instability

(2) Decompression procedure : Laminectomy

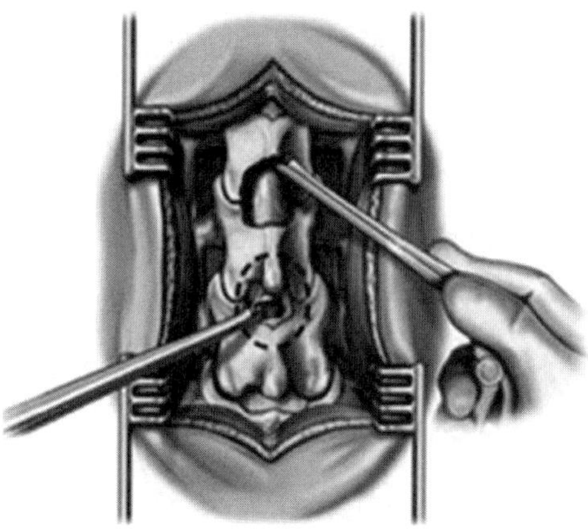

[그림 12-106]

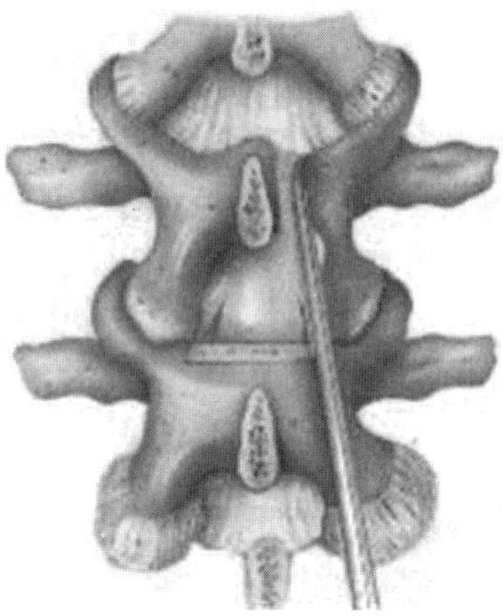

[그림 12-107]

(3) Lumbar Fusion

- Fusion procedure used to treat
  - Spondylolisthesis or iatrogenic instability
  - Spondylolysis
- Multiple approaches

(4) Anterior lumbar interbody fusion (ALIF)

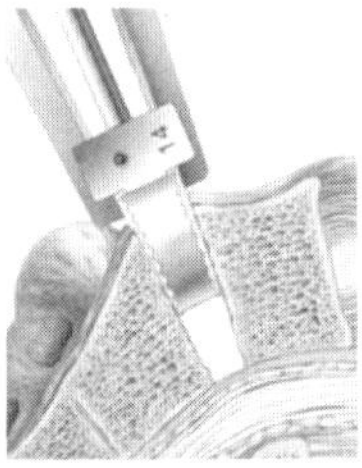
[그림 12-108]

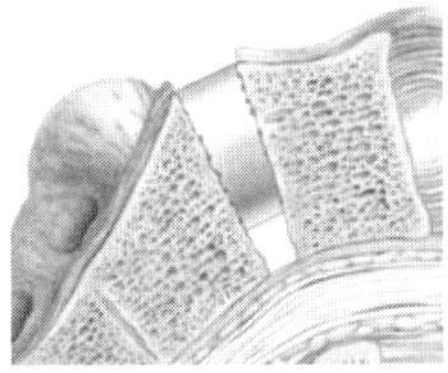
[그림 12-109]

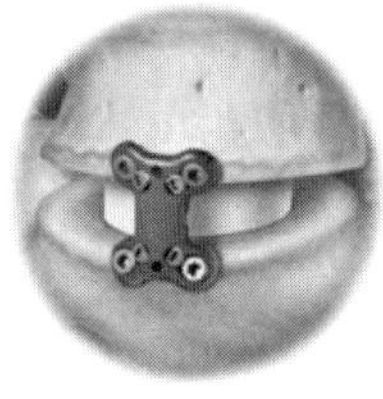
[그림 12-110]

(5) Posterolateralfusion (PLF)

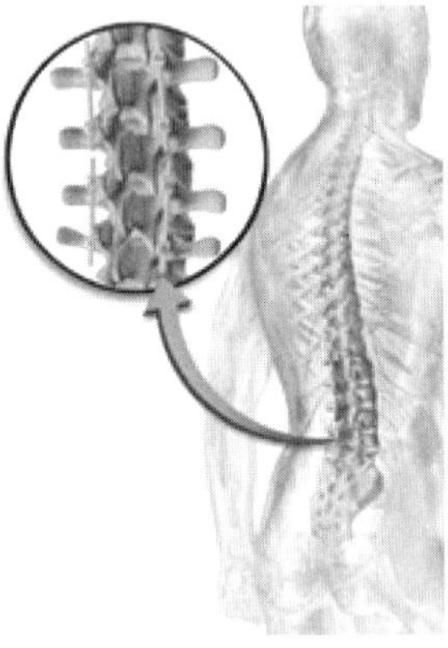
[그림 12-111]

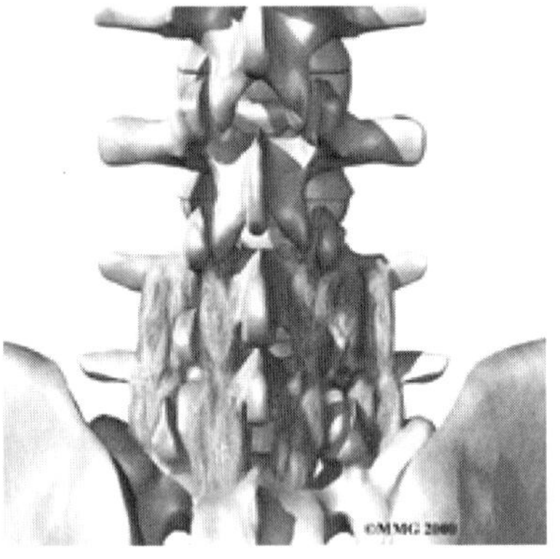
[그림 12-112]

(6) Posterior lumbar interbody fusion (PLIF)

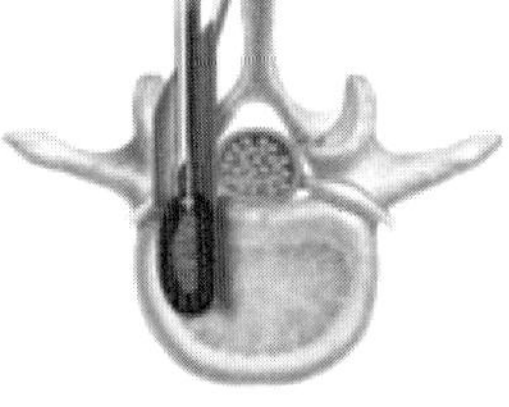
[그림 12-113]

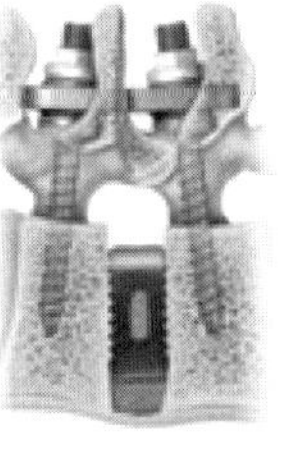
[그림 12-114]

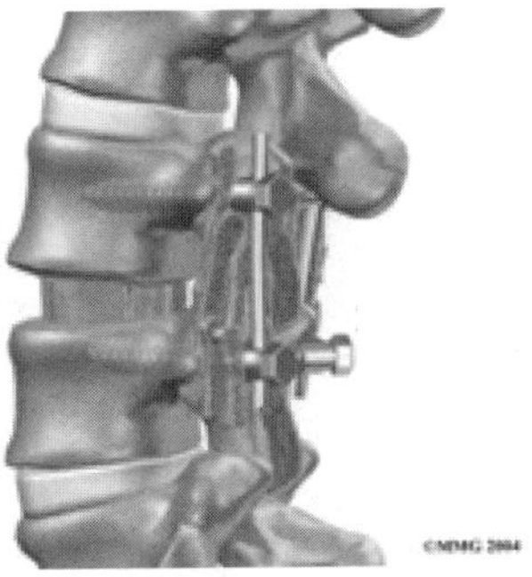

[그림 12-115]

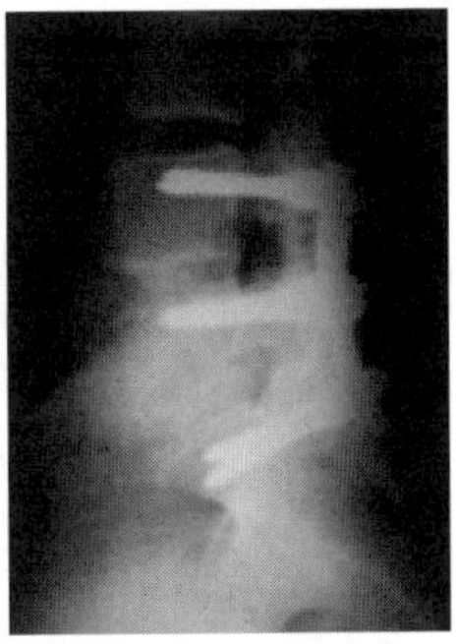

[그림 12-116]

12) CASE. F/52

- C/C : LBP & Lt. buttock pain
  c both leg pain
- onset : 1 YA
- P/Hx : N－C
- P/Ex : SLRT full / full
  Motor － intact
  Sensory － intact
  허리를 구부리면 요통 증가
  5분 이상 걸으면 하지 방사통 발생
  DTR Kj ++ / ++
  Aj ++ / ++
- X-ray

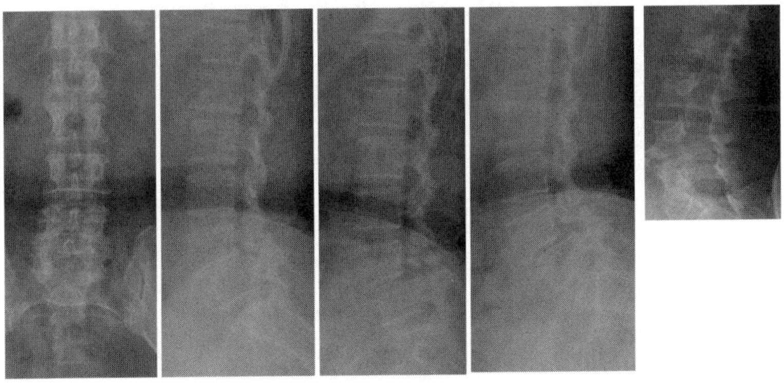

[그림 12-117]

• Isthmic spondylolisthesis L4-5

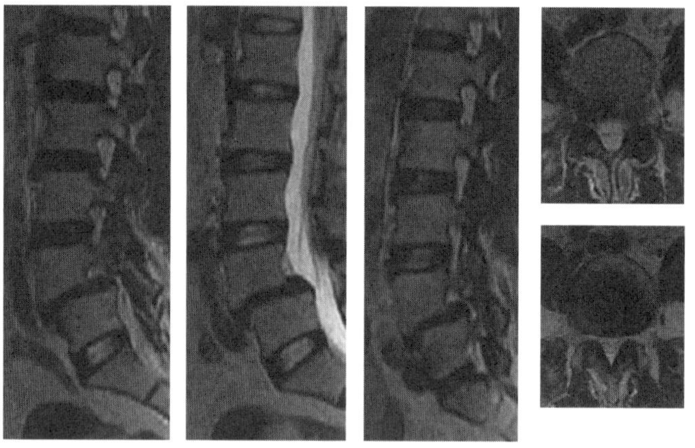

[그림 12-118]

• PLIF L4-5

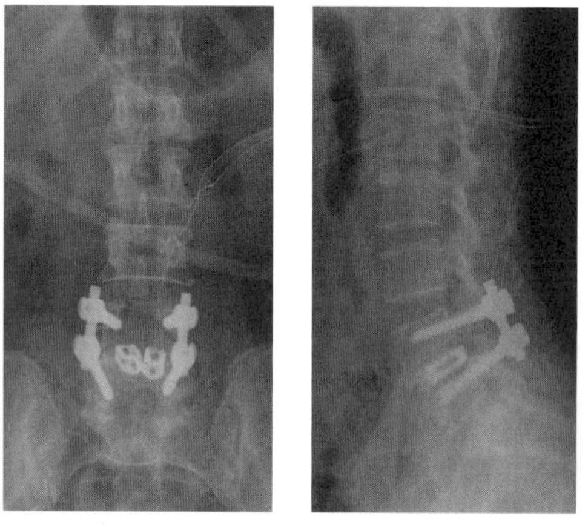

[그림 12-119]

13) Disease Review : Spondylolysis/Spondylolisthesis

(1) Definition

- Spondylosis : Defect in pars interarticularis of isthmus
- Spondylolisthesis : Anterior translation of the vertebra with the lysis

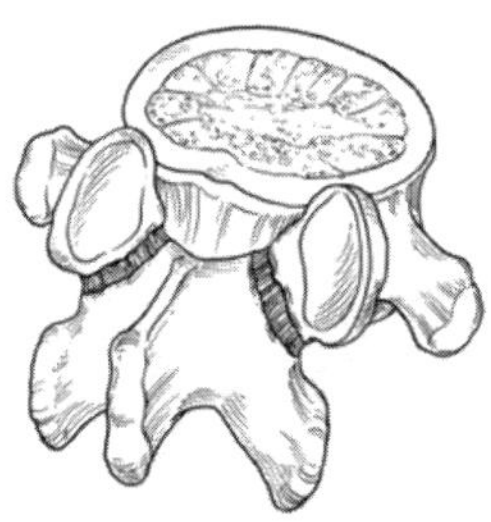

[그림 12-120]

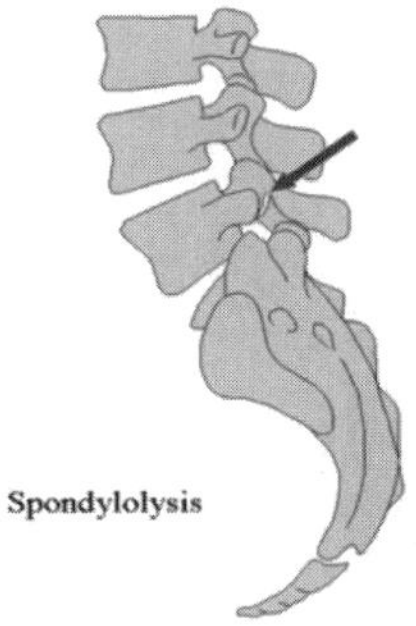

[그림 12-121]

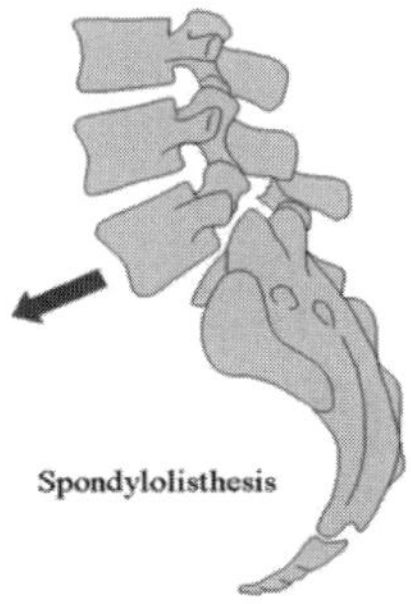

[그림 12-122]

Gradation of spondylolisthesis

– Meyerding's Scale

Grade 1 = up to 25%

Grade 2 = up to 50%

Grade 3 = up to 75%

Grade 4 = up to 100%

Grade 5 > 100%

(complete dislocation, spondyloloptosis)

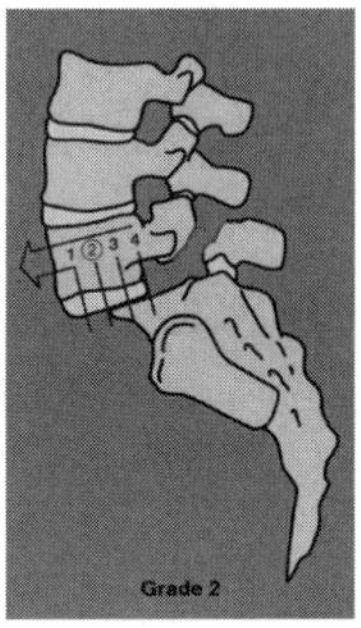

[그림 12-123]

(2) Symptoms

- Low back pain
- Pain aggravated by standing or walking
- Pain relieved by lying down
- Concomitant spinal stenosis

(3) Radiographic evaluation

- X-ray
  - Spondylolysis
    : Best viewed with oblique view
    : "Scottie dog and his collar"
  - Spondylolisthesis
    : Best viewed with lateral view
    : Ant. Translation

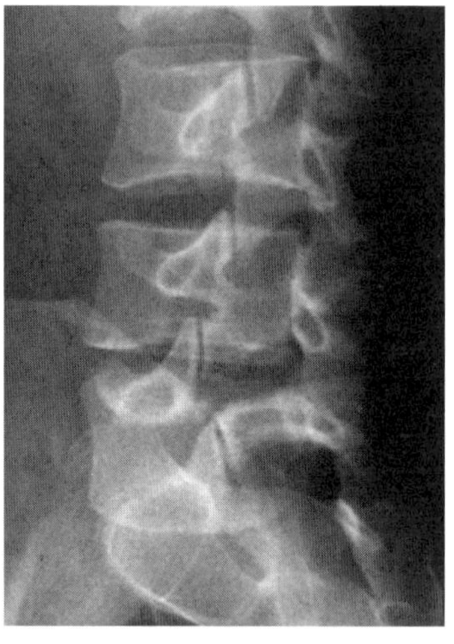

[그림 12-124]

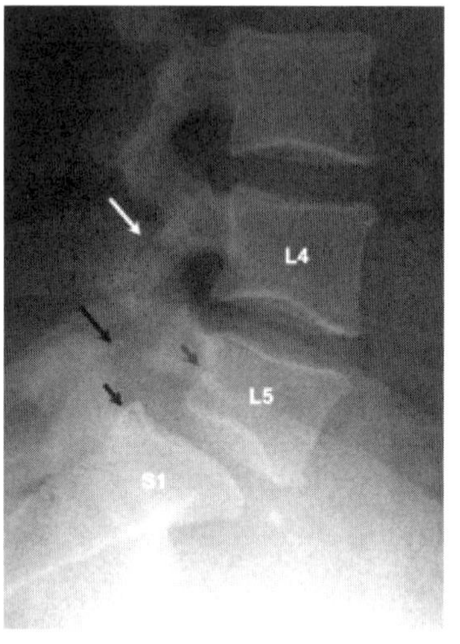

[그림 12-125]

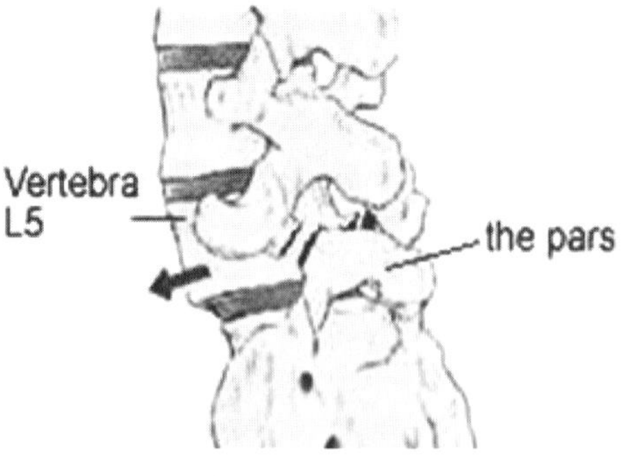

[그림 12-126]

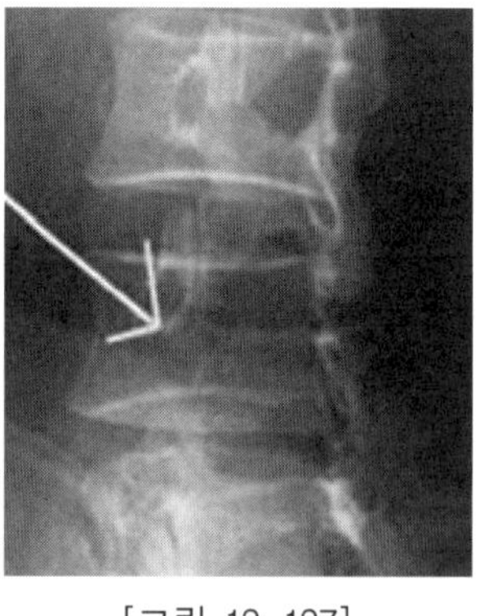

[그림 12-127]

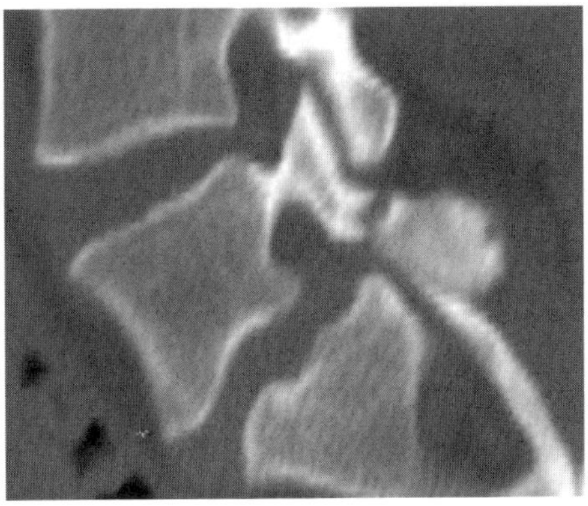

[그림 12-128]

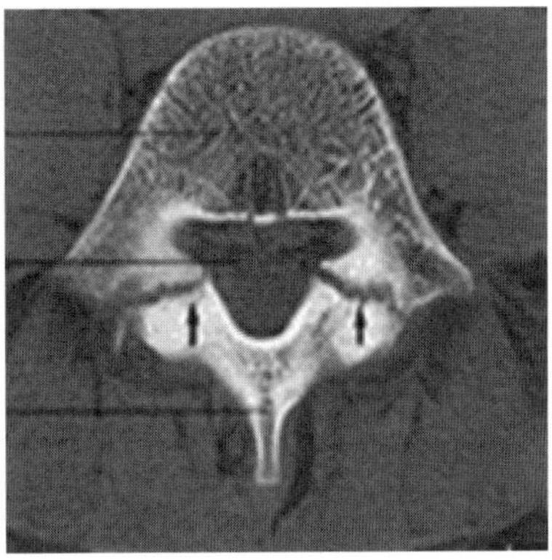

[그림 12-129]

(4) Conservative Treatment

- NSAIDS
- Weight loss
- Steroid injections
  - Acute phase
  - Not for long term use
- Bracing
- Physical therapy

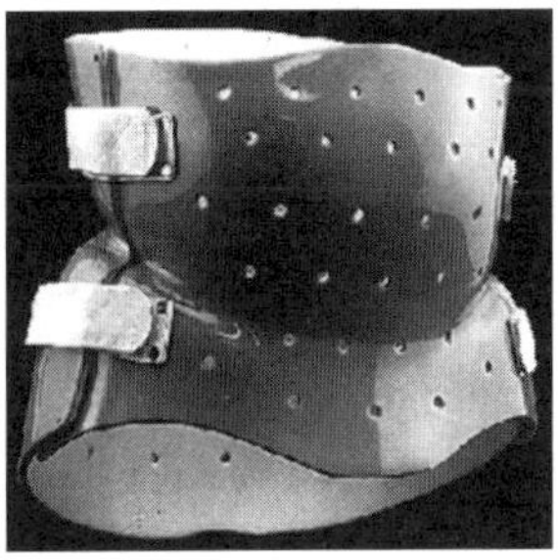

[그림 12-130]

(5) Surgical Intervention

① GOALS

- Stabilization
- Decompression of neural elements

② Indications : Failure of conservative management

- Severe pain
- Radiological evidence of instability
- Documented progression of slip
- Progression of neurologic signs

지은이 소개(집필순)

이상규

고려대학교 의과대학 졸업

한림대학교 의학박사

현재 한림대학교 춘천성심병원 정신과 교수

　　한림대학교 춘천성심병원 알코올상담센터장

손종희

한림대학교 의과대학 졸업

한림대학교 의과대학 대학원 졸업

현재 한림대학교 춘천성심병원 신경과(뇌졸중센터) 교수

홍경순

경북대학교 의과대학 졸업

경북대학교 의학박사

현재 한림대학교 춘천성심병원 심혈관센터 교수

이창률

연세대학교 의과대학 졸업

연세대학교 의과대학 대학원 졸업

현재 한림대학교 춘천성심병원 호흡기내과 조교수

석기태

연세대학교 원주의과대학 졸업

연세대학교 의학박사

현재 한림대학교 의과대학 내과학교실 조교수

김한준

한양대학교 의과대학 졸업

한양대학교 의학석사

현재 한림대학교 의과대학 외과학교실 부교수

윤종우

고려대학교 의과대학 졸업

고려대학교 의학박사

University California, Irvine(USA) 교환교수(2004~2006)

현재 한림대학교 의과대학 신장내과 교수

류옥현

고려대학교 의과대학 졸업

고려대학교 의학석사

현재 한림대학교 춘천성심병원 내분비대사내과 조교수

김미영

연세대학교 의과대학 졸업

연세대학교 의학박사

현재 한림대학교 한강성심병원 가정의학과 교수

노의선

충남대학교 의과대학 졸업

충남대학교 의학박사

현재 한림대학교 의과대학 교수

춘천성심병원 산부인과 과장

배은주

한림대학교 의과대학 졸업

성균관대학교 의학박사

현재 한림대학교 춘천성심병원 조교수

서은민

한림대학교 의과대학 졸업

현재 한림대학교 춘천성심병원 정형외과 조교수

국제진료 임상증례토의

초판 발행 2011년 3월 29일

지은이 홍경순 외
펴낸이 고화숙
펴낸곳 도서출판 소화
등록 제13-412호
주소 서울시 영등포구 영등포동 7가 94-97
전화 02-2677-5890
팩스 02-2636-6393
홈페이지 www.sowha.com

ISBN 978-89-8410-410-5 93510

값 23,000원